肾移植 经典病例 解析

主　　编　薛武军

副 主 编　戎瑞明　孙启全　张伟杰　林　涛　尚文俊　胡小鹏

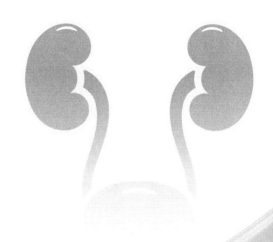

人民卫生出版社
·北京·

图书在版编目（CIP）数据

肾移植经典病例解析 / 薛武军主编 . —北京：人
民卫生出版社，2023.1
　ISBN 978-7-117-34402-9

　Ⅰ.①肾… 　Ⅱ.①薛… 　Ⅲ.①肾－移植术（医学）
Ⅳ.①R699.2

　中国国家版本馆 CIP 数据核字（2023）第 008716 号

| 人卫智网 | www.ipmph.com | 医学教育、学术、考试、健康，购书智慧智能综合服务平台 |
| 人卫官网 | www.pmph.com | 人卫官方资讯发布平台 |

肾移植经典病例解析
Shenyizhi Jingdian Bingli Jiexi

主　　编：薛武军
出版发行：人民卫生出版社（中继线 010-59780011）
地　　址：北京市朝阳区潘家园南里 19 号
邮　　编：100021
E - mail：pmph @ pmph.com
购书热线：010-59787592　　010-59787584　　010-65264830
印　　刷：北京华联印刷有限公司
经　　销：新华书店
开　　本：787×1092　1/16　　印张：17.5
字　　数：404 千字
版　　次：2023 年 1 月第 1 版
印　　次：2023 年 3 月第 1 次印刷
标准书号：ISBN 978-7-117-34402-9
定　　价：128.00 元

打击盗版举报电话：010-59787491　　E-mail：WQ @ pmph.com
质量问题联系电话：010-59787234　　E-mail：zhiliang @ pmph.com
数字融合服务电话：4001118166　　E-mail：zengzhi @ pmph.com

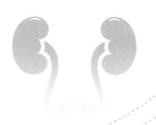

编委会名单

主　　编　薛武军

副 主 编　戎瑞明　孙启全　张伟杰　林　涛　尚文俊　胡小鹏

编　　者（以姓氏笔画为序）

丁　翔	中南大学湘雅医院	刘金瑞	郑州市第七人民医院
丁小明	西安交通大学第一附属医院	刘洪涛	中国科学技术大学附属第一医院，安徽省立医院
丁汉东	安徽医科大学第一附属医院		
丁晨光	西安交通大学第一附属医院	刘致中	内蒙古包钢医院
于胜强	烟台毓璜顶医院	孙启全	广东省人民医院
丰永花	郑州大学第一附属医院	孙煦勇	广西医科大学第二附属医院
王　泳	上海交通大学附属第一人民医院	寿张飞	树兰（杭州）医院
王　钢	吉林大学第一医院	李　凡	上海交通大学附属第一人民医院
王闪闪	厦门大学附属翔安医院	李　响	中国人民解放军总医院第八医学中心
王丽军	昆明理工大学附属安宁市第一人民医院	李立志	山西白求恩医院
王佳丽	山西白求恩医院	李新长	江西省人民医院
王於尘	南方医科大学南方医院	杨帅平	郑州市第七人民医院
王宣传	复旦大学附属中山医院	杨洪吉	四川省医学科学院，四川省人民医院
王振兴	山西白求恩医院	杨锦然	江西省人民医院
王振迪	华中科技大学同济医学院附属协和医院	邱　江	中山大学附属第一医院
王晓勃	郑州市第七人民医院	邱　涛	武汉大学人民医院
王清海	青岛大学附属医院	邱建新	上海交通大学附属第一人民医院
邓　灿	中山大学附属第一医院	张　更	空军军医大学西京医院
石韶华	山西省第二人民医院	张　磊	广州医科大学附属第二医院
叶少军	武汉大学中南医院	张伟杰	华中科技大学同济医学院附属同济医院
付迎欣	天津市第一中心医院	张和栋	中南大学湘雅二医院
戎瑞明	复旦大学附属中山医院	张朋朋	中南大学湘雅三医院
成　柯	中南大学湘雅三医院	张曙伟	宁波市泌尿肾病医院
朱　冬	复旦大学附属中山医院	陈　正	广州医科大学附属第二医院
朱　兰	华中科技大学同济医学院附属同济医院	陈　刚	华中科技大学同济医学院附属协和医院
刘　磊	郑州大学第一附属医院	陈　花	山西白求恩医院
刘永光	南方医科大学珠江医院	陈　松	华中科技大学同济医学院附属同济医院
刘志佳	中国人民解放军总医院第八医学中心	陈　凯	四川省医学科学院（四川省人民医院）

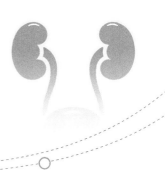

主编简介

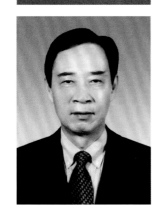

薛武军

主任医师,教授,博士研究生导师,西安交通大学器官移植研究所所长,西安交通大学第一附属医院肾脏病医院院长。现任中华医学会器官移植学分会候任主任委员,中国人体器官捐献与移植委员会委员,中国医疗保健国际交流促进会肾脏移植分会主任委员,中国医师协会器官移植医师分会副会长,中国生物医学工程学会透析移植分会副主任委员,中国研究型医院学会移植医学分会副主任委员。

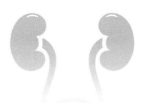

序

我国临床肾移植始于20世纪60年代，历经几代专家的艰辛探索，已经走向成熟并广泛应用于临床，成为我国移植例数最多，技术最为成熟的实体器官移植。我国成功建立了包括器官捐献、器官获取与分配体系，器官移植医疗服务体系，器官移植质控体系及器官移植监管体系等在内的完整的器官捐献与移植体系。公民逝世后器官捐献的快速、健康发展，越来越多的医院获得了肾移植临床应用资质，使肾移植临床应用更加普及，例数快速增长，近年来年手术例数逾万例，呈现出快速发展趋势。

2017年，国家卫生和计划生育委员会肾脏移植质量控制中心正式提出通过建设"中国肾脏移植质量提升计划"，不断推动中国肾脏移植的医疗质量改进。中华医学会器官移植学分会在2019年学术年会（CSOT）上提出，当前我国器官移植发展的总体目标是全面深化供给侧结构性改革，推动器官移植发展"由数量规模型向质量提升型转变"，促进器官移植科学、平衡、规范和高质量发展。该计划通过优化医疗质量评价方法，建设规范化诊疗体系，不断促进器官移植质量均衡发展。规范化诊疗体系的构建，强调了临床诊疗过程的规范化，其核心在于临床医师的培养和规范化诊疗技术的推广和应用。

我们应当充分认识到，肾移植外科技术虽已日臻成熟，并发症发生率亦在逐年减少，但是仍有很多严重影响受者预后的临床问题亟待解决。如排斥反应仍然是影响受者的独立风险因素，受者感染、肿瘤、移植肾保留功能死亡等也严重威胁受者的健康和生存。最后，尽管临床药物不断发展，新的治疗手段不断涌现，但肾移植的远期生存率近年来并没有显著的提升。早期识别并规范治疗肾移植相关并发症是提高临床疗效的重要手段，而通过各种形式推广标准化的诊疗方案，成为提高临床医疗质量的关键。

由于受者基础状态不同、供者质量有异、术后免疫状态调整的动态性和复杂性，肾移植受者相关疾病的诊治考验临床医师的思维能力。正确的临床思维有助于早期诊断，恰当治疗，改善受者的预后。本书从一个个生动的病例入手，以病例为导向，注重临床症状和体征等诊断线索的发掘，总结了作者在诊治过程中的体会，并提炼出相关疾病的诊治原则和处理经验,为青年医师展示正确处理肾移植相关并发症的临床思维过程。本书强调建立诊断和基于诊断的精准治疗,深入具体的诊治细节,使其具有较强的实用性和可读性,契合了当前青年医师培养中的薄弱环节。

我热忱地推荐此书,相信本书的出版将为青年医师提供肾移植相关疾病诊治的宝贵临床经验,并造福广大肾移植受者!

石炳毅

国家卫生健康委员会肾脏移植质量控制中心主任

中华医学会器官移植学分会主任委员

2021 年 11 月

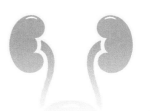

前　言

  本书是国内肾移植经典病例解析之集成。其创新之处不仅在于汇集了50多个疑难病例的解析，更将这些病例进行了系统的呈现、拆解和分析。用创新性的诊疗思维回顾与解析来展现每一个病例的诊疗过程。此外，本书还采用了传统纸媒与数字化手段相结合的方式，将病例的图片生成二维码，通过手机扫一扫呈现，既保证图片清晰，又方便阅读。

  正确的临床思维有助于早期诊断，恰当治疗，改善受者的预后。为了提高实用性，本书从一个个生动的病例入手，以病例为导向，注重临床症状和体征等诊断线索的发掘，总结了作者在诊治过程中的体会，并提炼出相关疾病的诊治原则和处理经验，为青年医师展示正确处理肾移植相关并发症的临床思维过程。本书强调建立诊断和基于诊断的精准治疗，深入具体的诊治细节，使其具有较强的实用性和可读性，契合了当前青年医师培养中的薄弱环节及迫切需求。

  本书分为六章，主要涉及移植肾排斥反应病例、移植肾肾病或肿瘤病例、移植术后感染病例、外科技术相关病例、特殊类型移植病例、其他病例等。书中病例的作者均为国内肾移植学科领域的中坚力量，具备扎实的专业素养，拥有过硬的临床诊疗基本功。

  每个病例都详细展现了"摘要""病例资料""诊断与鉴别诊断""治疗与转归"，同时在病例的最后有"诊疗思维""拓展"和"专家点评"部分，便于读者对每个病例进行系统地进行综合分析、推理判断、治疗处理、疗效分析等。希望通过这种形式，提升青年医师的临床思维、增强诊疗能力。

  希望该病例解析集成能够为医疗、科研、教学提供宝贵的基础资料，培养临床移植医师的临床思维，期待读者通过对这些病例资料的分析研究，可以得出新的经验，并且使新的经验推广于临床，能够以此提高医学技术水平，并为以后临床中遇到的病例寻求最佳的诊断及治疗方法。我们将搜集更多更有实战经验和体会的病例进行交流和分享，欢迎广大器官移植医师积极参与。

本书的编辑出版得到了白求恩公益基金会医学出版专委会的大力支持,在此予以致谢!

薛武军

西安交通大学第一附属医院

西安交通大学器官移植研究所

中华医学会器官移植学分会候任主任委员

2021 年 11 月

目　录

数字资源目录

扫二维码观看网络增值服务：

1. 首次观看需要激活,方法如下:①刮开带有涂层的二维码,用手机微信"扫一扫",按界面提示输入手机号及验证码登录,或点击"微信用户一键登录";②登录后点击"立即领取",再点击"查看"即可观看网络增值服务。

2. 激活后再次观看的方法有两种:①手机微信扫描书中任一二维码;②关注"人卫助手"微信公众号,选择"知识服务",进入"我的图书",即可查看已激活的网络增值服务。

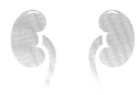

第一章　移植肾排斥反应病例

一、肾移植术后急性抗体介导排斥反应 1 例分析

【摘要】

急性抗体介导排斥反应（acute antibody-mediated rejection，AAMR）是肾移植术后临床医师面临的棘手问题，是导致移植肾丧失功能的主要原因之一，临床上缺乏有效的针对 AAMR 的治疗方案。随着固相抗体检测和移植病理学的发展，人们对 AAMR 产生机制和不同分型有了进一步认识，治疗方案也取得了较大进步。本例患者既往有输血史，移植术前检查未发现供者特异性抗体（donor specific antibody，DSA）。但肾移植术后早期出现 DSA 强阳性，经移植肾活体组织检查组织病理证实为 AAMR，经对症治疗后移植肾功能恢复。本文通过此病例进一步规范 AAMR 的诊断与治疗。

【病例资料】

主诉

血液透析 4 年，此次为行肾移植入院。

一般资料

患者，女性，50 岁，汉族，血型 B+，原发病为 IgA 肾病，透析类型为血液透析，等待移植时间为 12 个月。供者类型为公民逝世后捐献（deceased Donation，DD）。PRA Ⅰ类 20%，PRA Ⅱ类阴性。受者淋巴毒交叉反应 5%。致敏史为输血 1 次，孕 2 产 2。

术前配型及群体反应性抗体（panel reactive antibodies，PRA）情况。

PRA 细筛阳性位点：B44：2 046，B45：1 535，B13：1 500，A11：750，B40：665，B41：616。

受者配型：A2,24　B46,55　DR 9,14。

供者配型：A2,11　B40,46　DR 9,4。

分析细筛结果：A11 位点平均荧光强度（mean fluorescence intensity, MFI）值为 750,B40 位点 MFI 值为 665,均小于 1 000,不认为是 DSA 阳性。

淋巴毒交叉反应：阴性。

诱导方案：抗胸腺细胞免疫球蛋白（anti-thymocyte globulin, ATG）1.5mg/kg×4d。

甲泼尼龙：500mg×4d。

维持免疫方案：吗替麦考酚酯+他克莫司+激素。

临床表现

患者因慢性肾功能衰竭于 2020 年 8 月 5 日行全身麻醉下肾移植手术,术后恢复顺利,尿量正常,术后第 5 天肌酐降至 150μmol/L,他克莫司（tacrolimus, FK506）浓度 7.2ng/ml。术后第 10 天出现尿量减少至 600ml/d,利尿剂反应不佳,肌酐升高至 220μmol/L。体重增加,双下肢水肿。

实验室检查

尿素氮：14mmol/L。

血肌酐：220μmol/L。

他克莫司浓度：68ng/ml。

复查 PRA 细筛：A11 20 000,B40 11 000,出现 DSA 强阳性。

T 细胞亚群：B 淋巴细胞比例 55.87%。

辅助检查

移植肾超声：移植肾动脉血流阻力升高,阻力指数 0.85。术后 14d 行移植肾穿刺病理提示：穿刺肾组织 1 条,为皮髓质交界组织,可见 20 个肾小球,部分肾小球系膜基质增宽,伴有微血栓形成,可见淋巴细胞浸润,肾间质灶性散在淋巴细胞,中性粒细胞为主的炎细胞浸润；肾小管上皮水肿及空泡变性,刷状缘脱落；可见灶性轻度管周静脉炎。

评分：C4d 2,ptc1,g1,I1,t1,V0,cg0,ci0,ct0,cv0。

病理结果

急性抗体介导排斥反应。

体格检查

体温 37.1℃,脉搏 80 次/min,呼吸 15 次/min,血压 170/95mmHg,贫血貌,双肺呼吸音粗,未闻及明显干湿啰音,腹软,无压痛及反跳痛,移植肾区无肿胀,轻压痛,双下肢中度水肿。

【诊断与鉴别诊断】

诊断

急性抗体介导排斥反应。

诊断依据

患者肾移植术后10余天,出现尿量减少、体重增加、双下肢水肿、肌酐升高到220μmol/L等临床表现,无移植肾周血肿、尿瘘及尿路梗阻等外科并发症,结合移植肾超声血流高阻力、PRA检测出现DSA强阳性位点、移植肾穿刺病理表现为小球炎、管周静脉炎、C4d阳性,结合临床表现+病理结果+DSA强阳性,急性抗体介导排斥反应诊断明确。

鉴别诊断

1. 急性T细胞介导排斥反应　急性T细胞介导排斥反应临床也表现为尿量减少,肌酐升高,移植肾区肿胀,有时伴有发热,移植肾超声阻力高。鉴别诊断主要依靠移植肾病理,移植肾穿刺病理主要表现为小管炎和间质炎,严重时有血管炎。此患者术前有致敏病史,术后DSA阳性,病理诊断考虑急性抗体介导排斥反应。

2. 药物性肾损害　药物性肾损害也表现为肌酐轻度升高,伴有或不伴有尿量减少,有钙调神经蛋白抑制剂(calcineurin inhibitor,CNI)类药物浓度高或使用肾毒性药物病史,肾穿刺活检病理可见肾小管上皮空泡变性。此患者CNI浓度在正常范围,无其他肾毒性药物使用,暂不考虑此诊断。

3. 尿路梗阻　尿路梗阻可表现为进行性少尿或者突然无尿,血肌酐升高,可有移植肾区胀痛,合并感染可出现发热。多因输尿管外在压迫、吻合口狭窄、结石等引起。超声提示移植肾积水,磁共振成像(magnetic resonance imaging,MRI)、尿路超声造影有助于明确梗阻部位。此患者移植肾未见积水,暂不考虑该诊断。

【治疗与转归】

明确诊断后,隔日行血浆置换,置换量4 000ml每次,共5次。

每次血浆置换后给予小剂量静脉注射人免疫球蛋白:7.5g/次(100mg/kg),共5次。5次血浆置换以后给予利妥昔单抗500mg清除B细胞。治疗后复查DSA,DSA A11位点MFI值由20 000下降至5 000,B40 MFI值由11 000下降至3 500。T细胞亚群:B淋巴细胞比例下降到6.13%。联合治疗后尿量逐渐增多,肌酐下降至120μmol/L。水肿消失,体重减轻。

【诊疗思维】

该患者为女性,既往有输血史,孕2产2,存在致敏高危因素。术前PRA细筛弱阳性,DSA水平低于1 000,属于阴性。术中及术后给予ATG诱导,仍未能阻止AAMR发生。术后10天左右出现尿少,肌酐升高,复查PRA细筛出现了DSA强阳性,MFI值20 000。移植肾穿刺也证明为 AAMR。我们给予标准抗 AAMR 治疗:血浆置换+小剂量静脉注射人免疫球蛋白+利妥昔单抗,疗效良好。DSA 反弹的原因可能是患者既往致敏后,存在记忆性 B 细胞,再次接触抗原后迅速产生抗体导致 AAMR 发生。因此肾移植术前要仔细询问致敏病史,寻找能避开阳性位点的供者,必要时术前行脱敏治疗。

【拓展】

肾移植是治疗终末期肾病的最佳治疗方法,能显著改善患者生活质量和延长生存时间。慢性肾衰竭患者因输血、妊娠或者既往器官移植导致体内产生针对人类白细胞抗原(human leukocyte antigen,HLA)的抗体,称为 HLA 致敏,是阻止肾移植成功实施的主要免疫学障碍。致敏患者体内存在针对供者的供者特异性抗体,该抗体通过补体依赖或非补体依赖途径介导移植物血管内皮炎性损伤,是导致 AAMR 发生的主要机制。而 AAMR 是导致移植肾丢失的主要因素之一。随着荧光微球抗体检测技术的发展和移植病理的进步,AAMR 的诊断取得了重大的进步,但 AAMR 的治疗方案仍在不断探索中。血浆置换或免疫吸附联合静脉注射人免疫球蛋白已被作为标准方案,可以联合利妥昔单抗、硼替佐米清除 B 细胞或浆细胞。近年来新出现的 C5 抑制剂、C1 酯酶抑制剂、托珠单抗、贝拉西普、IdES 等新药进入临床试验阶段,疗效尚无明确定论,缺乏更多循证医学证据。

【专家点评】

肾移植术后抗体介导排斥反应是临床棘手的问题,也是导致移植肾丧失功能的主要原因之一。该患者虽然术前存在致敏病史,但术前检查 PRA 弱阳性,无 DSA;术后 1 周恢复顺利;术后 10d 左右出现尿少、水肿、体重增加,肌酐升高。首先要排除血管外并发症、尿瘘、尿路梗阻等外科并发症,也需要排除急性排斥反应和药物毒性反应。术后早期首先考虑急性 T 细胞介导排斥反应,此时移植肾穿刺活检病理检查能明确诊断。该病例比较特殊的地方是术前 PRA 弱阳性,无 DSA,术后早期出现强阳性 DSA。可能原因为存在记忆性 B 细胞,术后再次接触抗原后迅速产生抗体,导致 AAMR 发生。这就提示我们有致敏史的患者术后监测 DSA 的重要性,移植肾功能异常时应进行移植肾穿刺活检病理明确诊断,不能仅根据临床诊断就进行抗 T 细胞介导的排斥反应治疗。此病例经过规范的抗 AAMR 治疗取得了很好的预后。

(付迎欣)

参考文献

[1] OBRADOR G T,MACDOUGALL I C. Effect of red cell transfusions on future kidney transplantation [J]. Clinical Journal of the American Society of Nephrology,2013,8(5):852-860.

[2] BALDWIN Ⅲ W M,VALUJSKIKH A,FAIRCHILD R L. Mechanisms of antibody-mediated acute and chronic rejection of kidney allografts [J]. Curr Opin Organ Transplant,2016,211(1):7-14.

[3] VO A A,SINHA A,HAAS M,et al. Factors predicting risk for antibody-mediated rejection and graft loss in highly human leukocyte antigen sensitized patients transplanted after desensitization [J]. Transplantation,

2015,99(7):1423-1430.

[4] LOUPY A,LEFAUCHEUR C. Antibody-mediated rejection of solid-organ allografts [J]. New England Journal of Medicine,2018,379(12):1150-1160.

[5] MONTGOMERY R A,LOUPY A,SEGEV D L. Antibody-mediated rejection:new approaches in prevention and management [J]. American Journal of Transplantation,2018,18:3-17.

[6] DJAMALI A,KAUFMAN D B,ELLIS T M,et al. Diagnosis and management of antibody-mediated rejection: current status and novel approaches [J]. American Journal of Transplantation,2014,14(2):255-271.

二、肾移植术后 T 细胞介导的急性排斥反应 1 例分析

【摘要】

T 细胞介导的排斥反应(T cell-mediated rejection,TCMR)是肾移植术后临床上最常见的一种排斥反应类型。TCMR 通常发生在术后 1 周至半年以内,少数患者在术后数年时也可发生急性排斥反应。首次 TCMR 经及时有效的治疗,大多数可以逆转。在此我们总结 1 例肾移植术后的典型 T 细胞介导的急性排斥反应的病例,探讨肾移植术后细胞性急性排斥反应的诊断与治疗。

【病例资料】

主诉

肾移植术后 16d,尿量减少,血肌酐升高 2d。

一般资料

受者,男性,37 岁,汉族,血型 O,原发病为局灶节段性肾小球硬化,透析类型为血液透析,等待移植时间为 6 个月。供者类型 DCD。人类白细胞抗原(human leukocyte antigen,HLA)类型为 4 位点错配。PRA Ⅰ类 0,Ⅱ类 0。受者有原发性高血压病史 13 年,口服硝苯地平控释片和马来酸依那普利等效果不佳。青霉素过敏。

免疫抑制剂应用情况

患者免疫诱导治疗应用兔抗人胸腺细胞免疫球蛋白(rabbit anti-human thymocyte immunoglobulin,rATG),术中及术后第 1、2、3 天分别予 50mg 静脉滴注。初始免疫抑制剂方案为他克莫司胶囊[0.08mg/(kg·d)]、吗替麦考酚酯(750mg,每天 2 次)、醋酸泼尼松(35mg 起始,每周减 5mg)。恢复顺利,术后第 2 天肌酐即由术前的 460.97μmol/L 降为 124.5μmol/L,术后 1 周肌酐降为 91.45μmol/L,他克莫司浓度为 3.2ng/ml,术后第 12 天患者肌酐为 116.3μmol/L,他克莫司浓度为 5.5ng/ml,考虑他克莫司浓度偏低,属于快代谢型(CYP3A5 1*3),遂切换为环孢素 A,切换的初始剂量是 4mg/(kg·d)。

临床表现

患者自肾移植术后恢复顺利,术后第 2 天肌酐即明显下降至 124.5μmol/L,术后第 2 天起尿量每天约为 2 100~4 300ml,肌酐最低下降至 91.45μmol/L。术后第 12 天,因他克莫司血药浓度偏低,遂切换为环孢素 A[4mg/(kg·d)]。术后第 16 天患者尿量突然下降,减少至 1 510ml/d,复查血清肌酐浓度为 161.5μmol/L,患者无发热、乏力及关节肌肉酸痛,体重增加不明显,无血压升高(患者的术后肌酐尿量的变化如图 1-2-1 所示,手机扫描本章末二维码阅图)。

辅助检查

血常规:白细胞 12.16×10⁹/L,血红蛋白 101g/L,中性粒细胞 9.85×10⁹/L,淋巴细胞 1.03×10⁹/L,嗜酸性粒细胞 0.33×10⁹/L。

尿常规:尿白细胞 22.16/HP,尿蛋白(+)。

生化:总蛋白 57.2g/L,白蛋白 30.5g/L,肌酐 161.5μmol/L。

环孢素 A 浓度:C_0 145ng/ml,C_2 514ng/ml。

移植肾超声检查:

术后第 12 天移植肾 B 超:移植肾大小约 10.6cm×6.0cm×5.1cm,形态正常,肾皮髓质分界清晰,肾盂肾盏未见扩张,肾周未见液性暗区,肾门处可显示肾动静脉血流信号,未见五彩花色血流。收缩期峰速:29.0cm/s,舒张末流速:9.0cm/s,血流指数:0.69。

术后第 16 天,移植肾 B 超:移植肾大小:11.8cm×6.8cm×5.2cm,形态略饱满,实质点状回声,分布均匀,肾皮髓质分界清晰,肾盂肾盏未见扩张,肾周未见液性暗区,肾门处可显示肾动静脉血流信号,肾动静脉血流频谱大致正常。收缩期峰速:21.1cm/s,舒张末流速:4.2cm/s,移植肾各级动脉彩色血流阻力指数升高,血流指数:0.81。

移植肾穿刺活检病理提示:组织学符合移植肾急性 T 细胞介导性排斥反应ⅡB 级(acute T cell-mediated rejection ⅡB,Banff 2013 Schema,i2,t1,g2,v2,ptc1,C4d0)。

体格检查

体温 36.6,脉搏 80 次/min,呼吸 18 次/min,血压 130/90mmHg,双肺呼吸音清,未及明显干湿啰音。腹软,未及明显包块及反跳痛。左下腹部可见一个长约 12cm 的弧形切口,愈合良好,未见红肿及渗出,移植肾触诊略大,质地偏硬,轻度压痛。双下肢未见明显水肿。

【诊断与鉴别诊断】

诊断

异体肾移植状态;急性细胞性排斥反应。

诊断依据

1. 术后 14 天,尿量减少,肌酐升高(由术后第 7 天的肌酐值 91.45μmol/L 升高到

146.6μmol/L)。

2. 体格检查　移植肾略大,质地偏硬,轻度压痛。

3. 超声检查提示　移植肾体积增大(由术后第 2 天的 11.5cm×4.4cm×4.2cm,增大至 11.8cm×5.8cm×5.2cm),血流指数 0.81,移植肾各级动脉彩色血流阻力指数升高。

4. 移植肾病理穿刺　符合移植肾急性 T 细胞介导性排斥反应ⅡB 级(acute T cell-mediated rejection ⅡB,Banff 2013 Schema,i2,t1,g2,v2,ptc1,C4d0)。

综合以上特点,诊断为肾移植术后 T 细胞介导的急性排斥反应。

鉴别诊断

肾移植术后出现尿量突然下降和血肌酐升高,需鉴别以下情况。

1. 外科并发症

(1) 移植肾尿路梗阻:是肾移植术后常见的泌尿系并发症,可以发生在术后的任何时间。早期梗阻一般发生于术后 1 周内,急性梗阻表现为主,突然无尿或少尿,肌酐水平降低不明显或升高,B 超、CT 和磁共振检查显示肾盂输尿管扩张。晚期梗阻多发生于手术 3 个月以后。患者会有移植肾区胀满感,尿量减少或减少不明显,肌酐缓慢升高,B 超或其他影像学检查显示肾盂输尿管扩张。

(2) 移植肾动脉血栓:少见,多发生在术后 1~2 周。表现为尿量明显减少或无尿。查体:移植肾体积变小,质地软,肾区压痛,肌酐升高,血钾升高。B 超:肾动脉血流明显减弱或消失。

(3) 移植肾静脉血栓:多见于术后 1 周内,发生率较低,表现为无尿,少尿或血尿,移植肾区胀痛,血肌酐升高。查体:移植肾区肿胀伴同侧下肢水肿。B 超:血管阻力指数升高,肾静脉内有血栓形成。

(4) 移植肾动脉狭窄:主要是吻合口狭窄,常发生在术后 3~6 个月。表现为高血压,尿量减少,移植肾功能减退,移植肾血管 B 超造影及动脉血管造影对诊断与治疗有重要价值。

2. 内科并发症

(1) 局灶节段性肾小球硬化(focal segmented glomerulosclerosis,FSGS)复发或新发:患者原发病为 FSGS,围手术期内肌酐升高,要警惕该病在移植肾复发或新发。首次肾移植后数小时或数月内的复发率约 20%~40%。早期复发的临床表现包括,血压升高,大量蛋白尿,镜下血尿,水肿,移植肾功能不全等,移植肾穿刺可明确诊断。

(2) 药物性肾损害:他克莫司或环孢素 A 剂量过大或浓度过高对肾脏的直接毒性损伤或长期应用引起的肾脏血管病变。一般无尿量减少,仅表现肌酐、尿素氮和血尿酸的升高,也可伴有肝功能异常。B 超移植肾无异常,移植肾病理穿刺可明确诊断。

【治疗与转归】

患者诊断为急性细胞性排斥反应,给予糖皮质激素冲击治疗,方案为甲泼尼龙 500mg,连续 3 天。同时调整免疫抑制剂治疗方案,将环孢素 A 剂量由 4mg/(kg·d)增加至 4.5mg/(kg·d),2d 后复查环孢素 A 血药浓度 C_0 为:153.6ng/ml,C_2 为 1 195.6ng/ml。调整治疗方案 2 周后,血清肌酐逐渐下降至 114.1μmol/L 后出院。患者出院时环孢素 A 浓度 C_0 为 142.2ng/ml,C_2 为 1 095.6ng/ml。术后随访至今已 30 个月,肌酐稳定在 70.6~84.8μmol/,环孢素 A 浓度 C_0 为 71.4~84.1ng/ml,C_2 浓度为 574.5~690.1ng/ml。

【诊疗思维】

肾移植术后围手术期肌酐升高需要仔细甄别寻找原因,及时处理才能挽救移植肾功能甚至患者生命。由于新型免疫抑制剂的联合应用,肾移植术后急性排斥反应发生率已明显下降,并且缺乏发热、移植肾胀痛等典型症状,多表现为尿量突然下降和肌酐升高,需与术后早期会引起尿量下降和肌酐升高的其他并发症鉴别,早期准确诊断有一定困难。本例患者术后他克莫司血药浓度偏低,一直未能达到目标浓度,在术后第 14 天由他克莫司转换为环孢素 A 治疗期间,发生尿量减少、血肌酐缓慢升高等临床表现。因此,根据患者术后存在发生排斥反应的多种危险因素判断,如术后 2 周(移植术后早期排斥反应发生率最高)、HLA 错配 4 点、他克莫司血药浓度不达标、近期由他克莫司转换为环孢素 A,虽然该患者无发热、乏力、血压升高、关节和肌肉酸痛及体重增加等全身表现,但尿量较前减少,这是急性排斥的主要指标和最早症状,值得我们警惕。同时考虑到患者原发病经肾穿刺诊断为 FSGS,是否存在移植肾复发或新发 FSGS 同样也值得我们关注。

随着外科技术的成熟和临床经验的不断积累,肾移植术后的外科并发症发生率明显下降,但仍有部分 DCD 边缘供肾的血管条件较差,给外科医师带来一定的技术挑战,增加了外科并发症发生风险。围手术期的外科并发症不仅会造成移植肾功能不全或移植肾失去功能,甚至直接影响到患者的长期存活。及时、有针对性的影像学检查,如移植肾超声检查和其他影像学检查等,可以早期诊断外科并发症,如移植肾动、静脉狭窄等,具有重要的价值。移植肾穿刺病理不仅可以明确急性排斥反应的类型(T 细胞介导的排斥反应或抗体介导的排斥反应),还可以明确是否存在移植肾肾病复发或新发、药物中毒及病毒感染等,是指导临床治疗的重要手段。

【拓展】

T 细胞介导的排斥反应(TCMR)是肾移植术后最常见的一种急性排斥反应类型,是造成移植肾损伤的主要免疫性因素,约 10%~15% 的肾移植患者在移植术后 1 年内发生 TCMR。术后 3 个月内 TCMR 发生率较高,1 个月内最常见。少数患者也可在移植术后数年时发生 TCMR,越晚发生的 TCMR 对移植肾损伤越严重,治疗越困难,移植肾丢失的风险也越高。因此有效的预防与诊治 TCMR,是延长移植肾/患者长期存活的关键。

急性排斥反应与多种危险因素有关,本例中供受者 HLA 4 个位点错配,术后 2 周内因他克莫司浓度未达到目标浓度,进行了免疫抑制剂的转换,且时间节点又在最易发生 TCMR 的 2 周左右,这些因素可能是本例发生急性排斥的原因。

由于免疫诱导与新型免疫抑制剂的广泛应用,TCMR 发生的频率、强度、时间与临床表现也不尽相同,往往更加隐匿,不易被察觉。

本例患者无 TCMR 早期可能会出现的发热、乏力、血压升高、关节肌肉酸痛等全身症状,仅表现尿量略少、移植肾略大、质地偏硬,轻度压痛,出现蛋白尿,血肌酐缓慢升高,B超提示移植肾体积增大,移植肾各级动脉彩色血流阻力指数升高,立即行移植肾穿刺。

临床中,急性排斥反应约90%是TCMR,TCMR本质是在异种抗原刺激下T细胞的活化、致敏T细胞的大量克隆与增殖,以及IL-2、IL-6、IL-7等细胞因子直接或间接地损伤靶细胞。因此一旦确定TCMR的发生,主要的治疗方法是抑制细胞毒T淋巴细胞,减轻炎症反应,阻断细胞因子的产生。因此首选大剂量甲泼尼龙冲击治疗,作用机制主要是干扰IL-1mRNA的产生、减少HLA-Ⅱ类抗原表达及调节淋巴细胞再分布,从而中断急性排斥反应过程。甲泼尼龙起效快,价格低廉,副作用相对较小,85%以上的TCMR可以被逆转。本例患者给予甲泼尼龙500mg冲击治疗3天后,增加20%免疫抑制剂的用量,保持环孢素A药物浓度在目标浓度的上限,之后出现肌酐逐渐下降,尿量与肾功能逐渐恢复正常。本例病理证实为T细胞介导的排斥反应ⅡB级(Banff 2013 Schema,i2,t1,g2,v2,ptc1,C4d0)。在应用甲泼尼龙冲击治疗过程中,复查肌酐提示每天仍有小幅上升,但上升幅度没有超过基础值的10%,此时需要加强复查,耐心等待损伤的肾脏恢复,而暂时不需要考虑使用生物制剂进行冲击治疗。甲泼尼龙冲击治疗3天后,血肌酐逐渐下降,肾功能逐渐恢复。对于耐激素的急性排斥反应或严重的急性细胞性排斥反应或考虑伴有急性体液性排斥反应(约占急性排斥反应的20%~40%),激素冲击无效,表现为肌酐仍明显上升,尿量增加不明显,此时应首选生物制剂,包括抗T淋巴细胞抗体如rATG、抗人T淋巴细胞免疫球蛋白(antilymphocyte globulin,ALG)或单克隆抗体如OKT3治疗,但要注意后期出现巨细胞病毒(cytomegalovirus,CMV)感染及其他病原菌感染的风险。

TCMR与急性体液性排斥(抗体介导的急性排斥反应,占急性排斥反应的5%~10%)反应相比,治疗效果更好,更易逆转。但如果反复发生TCMR,往往最终会发展成为慢性排斥反应,并伴有抗体介导的混合型排斥反应,治疗效果差,预后不良,最终会造成移植肾丢失。

综上所述,对肾移植术后出现尿量减少,肌酐升高的临床表现要引起足够重视,有时TCMR临床表现不典型而其他原因引起的移植肾功能损害的临床表现与急性排斥反应非常相似,因此注意鉴别诊断非常关键。尽管目前有很多免疫学监测指标如IL-2、IL-6、IL-10、sCD30、CXCL9、CXCL10等生物标记物与移植肾急性排斥相关,它们在一定程度上是早期预测和诊断TCMR的重要方法,但仍无法替代移植肾穿刺活检这一诊断TCMR的金标准。TCMR的及时、有效治疗可以最大程度挽救移植肾功能,合理选用激素和/或多克隆抗体的冲击治疗并及时调整免疫抑制剂是治疗的关键。

【专家点评】

T细胞介导的排斥反应(TCMR)是肾移植术后最常见的一种急性排斥反应类型,是造成移植肾损伤的主要免疫性因素。由于新型强效免疫抑制剂及免疫诱导的广泛应用,TCMR的临床表现多不典型,而其他原因引起的移植肾功能损害的临床表现与急性排斥反应又非常相似,因此及时、准确的鉴别非常关键。

根据临床表现和相关检查一旦确定发生TCMR,及时、有效的治疗可以最大程度地挽救移植肾功能,而合理选用激素和/或多克隆抗体的冲击治疗并及时调整免疫抑制剂则是治疗的关键。

(李 响 刘志佳)

参考文献

［1］石炳毅,李宁.肾移植排斥反应临床诊疗技术规范(2019版)［J］.器官移植,2019,10(5):505-512.

［2］EL-ZOGHBY Z M,STEGALL M D,LAGER D J,et al. Identifying specific causes of kidney allograft loss［J］. Am J Transplant,2009,9(3):527-535.

［3］郭振宇,邓荣海.肾移植术后外科并发症处理技术操作规范(2019版)［J］.器官移植,2019,10(06): 653-660.

［4］WANG Q,LI X L,LIU Z J,et al. Diagnosis and Treatment of Renal Artery Stenosis in China in the Era of Donation After Cardiac Death［J］. Annals of Transplantation,2020,25(2):918076-981081.

［5］CYRIL G,GUILLAUME C,MATHIAS B,et al. Rituximab for recurrence of primary focal segmental glomerulosclerosis after kidney transplantation:clinical outcomes［J］. Transplantation,2017,101(3): 649-656.

［6］张小东.肾移植临床用药［M］.北京:人民卫生出版社,2018:39-42.

［7］中华医学会器官移植学分会,中国医师协会器官移植医师分会.中国肾移植排斥反应临床诊疗指南 (2016版)［J］.器官移植,2016,7(5):332-338.

［8］JALALZADEH M,MOUSAVINASAB N,PEYROVI S,et al. The impact of acute rejection in kidney transplantation on long-term allograft and patient outcome［J］. Nephrourol Mon,2015,7(1):e24439.

［9］Kidney Disease:Improving Global Outcomes(KDIGO)Transplant Work Group. KDIGO clinical practice guideline for the care of kidney transplant recipients［J］. Am J Transplant,2009,9(Suppl 3):S1-S155.

［10］BRIAN J N,STEPHEN I A. Rejection of the kidney allograft［J］. N Engl J Med,2010,363:1451-1462.

［11］朱有华,曾力.肾移植［M］.北京:人民卫生出版社,2017:455-460.

［12］MORATH C,ZEIER M. Transplantation:molecular diagnosis of kidney transplant rejection［J］. Nat Rev Nephrol,2014,10(8):429-430.

［13］朱亚香,赵帅林,杨关印,等.移植肾急性排斥反应生物学标记研究进展［J］.吉林大学学报(医学版), 2019,45(05):1182-1187.

三、ABO 血型不相容肾移植术后并发急性排斥反应致移植肾失去功能 1 例分析

【摘要】

ABO 血型不相容肾移植最大的障碍在于抗体介导的排斥反应。在此,我们总结 1 例 ABO 血型不相容(ABO-incompatible,ABOi)肾移植患者在稳定期发生抗体介导的排斥反应并导致移植肾切除的病例。经过多年临床实践显示,ABOi 肾移植术后血型抗体介导的排斥反应通常发生在 2 周以内,2 周以后进入免疫适应状态,称为稳定期,一般不再出现血型抗体反弹而发生抗体介导的排斥反应,肾功能可长期保持稳定。但本例患者术后 74d 出

现血型抗体反弹,产生大量新生抗 B 抗体,超过预处理前基础水平多倍(IgM、IgG、IgM+IgG 最高分别为 1:512,1:512,1:4 096),最终发生抗体介导的急性排斥反应,这种情况是罕见的。在应用甲泼尼龙冲击治疗、血浆置换清除抗体、静脉注射人免疫球蛋白(intravenous immunoglobulin,IVIG)及兔抗人胸腺细胞免疫球蛋白(rabbit anti-human thymocyte immunoglobulin,rATG)抗排异治疗之后,效果差,仅 4d 移植肾失去功能并行移植肾切除术,超出了目前对于"免疫适应"假说中血型抗体介导排斥反应发生时间及程度的认识,该案例表明 ABOi 肾移植术后在稳定期也可以出现导致移植肾丢失的严重排斥反应。

【病例资料】

一般资料

患者,女性,27 岁,汉族,血型 O,原发病为慢性肾小球肾炎,术前透析时间为 6 个月。供者类型亲属供肾。PRA I 类和 II 类均为阴性。DSA I 类和 II 类均为阴性。HLA 配型为 2/6 错配,淋巴毒交叉反应(CDC)为 5%。

供者为受者母亲,58 岁,汉族,血型 B,BMI 28,ECT(GFR)左侧 43ml/min,右侧 41ml/min。

术前预处理方案

1. 血浆置换及双膜血浆置换　患者术前血型抗体 IgM、IgG 分别为 1:16 和 1:32,经 2 次双重滤过血浆置换(double filtration plasmapheresis,DFPP)与 1 次单膜血浆置换(plasma exchange,PE)清除预存血型抗体,手术日血型抗体 IgM、IgG 分别降为 1:<2 及 1:2。

2. 利妥昔单抗的使用　术前 30d B 细胞百分比为 9.4%,绝对值为 182 个/μ,在术前 28d 使用利妥昔单抗 200mg 后 B 细胞百分比及绝对值均降至 0。术前 1 日 B 细胞百分比为 0.1%,B 细胞绝对值为 1 个/μ,加利妥昔单抗 100mg 等抑制前 B 细胞、成熟 B 细胞活化,抑制新生抗体的产生。

3. 免疫抑制剂方案　术前 2 周口服他克莫司(4mg/d)及麦考酚钠肠溶片(720mg/d),此后根据他克莫司谷浓度及 MPA-AUC 等调整免疫抑制剂剂量,术前他克莫司谷浓度波动于 35ng/ml,术前 1d 他克莫司(7mg/d)+麦考酚钠肠溶片(1 080mg/d)抑制 T 淋巴细胞、B 淋巴细胞的活化与增殖,抑制新生抗体的产生。

结果

1. 围手术期一般情况　手术过程顺利,给予注射用甲泼尼龙抗排斥,未使用巴利昔单抗、利妥昔单抗及 rATG 等抗体诱导。他克莫司、麦考酚钠肠溶片及甲泼尼龙片三联免疫抑制治疗方案来抗排异。术后他克莫司谷浓度波动于 10ng/ml 左右。低分子肝素抗凝(4 000IU/d,共 7d)治疗,头孢哌酮他唑巴坦(4.5g/d,共 7d)预防感染治疗。术后肾功能恢复良好,患者血肌酐由术前 565μmol/L 降至术后 4d 98μmol/L,此后波动于 70~110μmol/L。

2. 术后并发症及处理　人类细小病毒 B19 感染:患者血红蛋白术前最高为 101g/L,术后血红蛋白逐渐下降,排除其他原因,术后 15d 血红蛋白降至 52g/L,化验人类细小病毒 B19

(DNA)定量检测 >1×10^8 拷贝数,行骨髓穿刺提示:纯红细胞再生障碍性贫血,给予输血治疗,同时调整他克莫司(4.5mg/d,C_0 为 12ng/ml 左右)为环孢素 A(CyclosporineA,CsA)(250mg/d,C_0 术后 50d 内为 250ng/ml 左右)进行抗排斥治疗,予静脉注射人免疫球蛋白 20g,连用 5 日,此后血红蛋白上升至 80g/L 左右,于术后 45d 左右行人类细小病毒 B19(DNA)定性检测仍显示阳性,术后 3 周内血型抗体均无反弹(IgM、IgG 分别为 1∶<2 及 1∶2)(见图 1-3-1,手机扫描本章末二维码阅图)。

3. 泌尿系反复感染　于术后 14d、22d 及 55d 均发生上尿路感染(尿培养均为大肠埃希氏杆菌),给予头孢类抗生素、注射用美罗培南及静脉注射人免疫球蛋白进行抗感染治疗,术后 67d 治愈出院;同时由于反复泌尿系感染及人类细小病毒感染所致纯红细胞再生障碍性贫血,在术后 55 日将麦考酚钠肠溶片更换为咪唑立宾片(100mg/d),之后由环孢素 A(逐渐减量为 175mg/d,C_0 为 168ng/ml)、咪唑立宾及甲泼尼龙三联免疫抑制剂进行抗排异治疗。

4. 血型抗体介导急性排斥反应。

主诉

肾移植术后 74d,无尿及移植肾胀痛伴发热 1d。

临床表现

患者术后 73d 出现移植肾区肿胀,有压痛,尿量正常,体温上升至 37.4℃,于第 2 日高热(39℃)及突然无尿、移植肾区憋涨疼痛伴明显乏力、纳差及恶心。

体格检查

体温 38.3℃,脉搏 88 次/min,呼吸 20 次/min,血压 137/89mmHg,双肺呼吸音清,全腹软,腹部无明显压痛,无反跳痛,移植肾肿胀质硬,压痛明显。双下肢未见明显水肿。

实验室检查

白细胞 5.35×10^9/L,血红蛋白 64.0g/L,血小板数 165.00×10^9/L;肌酐测定 280.00μmol/L,尿素测定 16.70mmol/L,血清肌酐清除率 24.35ml/min;降钙素原检测 58.67ng/ml,C 反应蛋白测定 168.47mg/L;肌酐测定 550.00μmol/L,尿素测定 31.60mmol/L,血清肌酐清除率 6.35ml/min;血浆凝血酶原时间测定 14.6s,凝血酶时间测定 17.4s,血浆纤维蛋白原测定 2.44g/L,血浆 D-二聚体测定 2.9mg/L;环孢素 A 谷浓度(C_0)为 88.8ng/ml;抗 B 血型抗体效价 IgM、IgG、IgM+IgG 最高分别为 1∶512,1∶512,1∶4 096;PRA Ⅰ类及Ⅱ类抗体:阴性;主要组织相容性复合体 Ⅰ 类链相关基因 A(major histocompatibility complex class I chain-related molecues A,MICA)Ⅰ类及Ⅱ类抗体:阴性;血培养及尿培养:阴性。

辅助检查

移植肾彩超:大小约 12.2cm×6.0cm 移植肾实质回声欠均匀,肾盂未见分离,移植肾输尿管未见扩张,移植肾彩色血流信号呈星点状,各级动脉阻力指数增高,舒张末期无血流,肾门部肾动静脉与髂动脉吻合处未见血栓形成。

移植肾病理：移植肾切除后整体呈暗红色，镜下肾组织弥漫性灶状梗死，残存肾小球毛细血管腔内可见微血栓形成，肾小管上皮细胞弥漫性崩解、坏死；肾间质及血管周灶状淋巴细胞浸润，血管明显扩张淤血，部分小动脉管壁内皮细胞肿胀变性脱落，内皮下中性粒细胞聚集、血栓形成伴局灶管壁纤维素样坏死；输尿管上皮消失，管壁弥漫出血坏死伴血管扩张淤血；C4d（ptc+），结合临床症状，考虑抗体介导急性排斥反应（见图1-3-2，手机扫描本章末二维码阅图）。

【诊断与鉴别诊断】

诊断

血型抗体介导急性排斥反应。

诊断依据

高热、突然无尿、移植肾区憋胀质硬（压痛阳性，给予甲泼尼龙可缓解），血肌酐升高至280μmol/L，CsA C_0 为88.8ng/ml，抗B血型抗体IgM、IgG效价为1:128,1:128，给予甲泼尼龙冲击（500mg×1d+250mg×3d），DFPP2次，IVIG10g/d及rATG25mg抗排异治疗，血肌酐持续上升（可见图1-3-3，手机扫描本章末二维码阅图），尿量每日约为30~50ml，移植肾彩超示：移植肾整体血流由尚丰富至星点状再到无血流信号，同时排除移植肾动脉或静脉栓塞，抗供者特异性抗体及MICA抗体检测均为阴性，C反应蛋白最高196mg/L及降钙素原58ng/L，于无尿后4日行移植肾切除术，移植肾整体呈暗红色，大面积梗死，移植肾病理见图（见图1-3-2，手机扫描本章末二维码阅图）。行移植肾切除术前血型抗体效价IgM、IgG、IgM+IgG最高分别为1:512,1:512,1:4 096（术前及术后血型抗体见图1-3-4，手机扫描本章末二维码阅图）。综上，患者发生血型抗体介导的急性排斥反应致移植肾功能衰竭。

鉴别诊断

1. 钙调磷酸酶抑制剂中毒 肾移植患者术后长期口服此类药物抗排斥治疗，钙调磷酸酶抑制剂的肾毒性表现为肾功能受损，血肌酐缓慢升高，蛋白尿不明显，肾穿刺活检病理表现为中毒性肾小管病变，肾小管上皮细胞内甚至血管上皮细胞内充满大小均匀的小空泡，类似极度肿大的线粒体。本患者突然无尿、血肌酐快速升高、环孢素A谷浓度偏低及移植肾病理不支持该诊断。

2. 吻合口狭窄及尿路梗阻 临床表现为尿量减少，血肌酐升高，部分伴有移植肾胀痛。移植肾超声、MRI尿路成像、肾盂输尿管顺行造影可明确诊断。本例患者移植肾彩超无明显肾盂积水及移植肾输尿管扩张，发病时同时考虑存在尿路梗阻，行移植肾输尿管支架管置入术后症状无改善，故可排除该疾病。

3. 急性T细胞介导的排斥反应 是由细胞毒T淋巴细胞、活化的巨噬细胞以及NK细胞介导的细胞毒性免疫损伤。典型临床表现为无明确原因的尿量减少、连续几日体质量增加、已下降的血肌酐有持续回升、移植肾肿胀和压痛、发热(以低热为主)、乏力、关节酸痛、食欲减退、心动过速、躁动不安等。移植肾彩超示血流减少、血管阻力指数升高。特征性病理表现为:肾间质单核炎性细胞浸润、肾小管上皮炎、血管内皮炎,激素及 rATG 治疗佳。本例患者突然高热、无尿、抗排异治疗无效,同时移植肾彩超及移植肾病理不支持该诊断。

4. 急性抗体(HLA、非 HLA)介导的排斥反应　是由抗体、补体等多种体液免疫成分参与所致的免疫损伤。典型临床表现为尿量突然显著减少并进行性加重伴体质量增加、已经恢复正常或正在恢复中的血肌酐水平快速回升。大剂量激素冲击治疗或 ATG、ALG 治疗效果均不佳,需要进一步行血浆置换或 CD20 单抗使用。移植肾彩超早期无明显变化,随着排斥的进展,常出现移植肾肿胀、血流减少、血管阻力指数增高,甚至无明显血流。病理表现为:肾小球炎、肾小管周围毛细血管炎、动脉内膜炎甚至动脉管壁纤维素样坏死。免疫荧光可见肾小管周毛细血管内皮线样 C4d 阳性沉积。本例患者 PRA 抗体、MIC 抗体及非 HLA 抗体检查均为阴性,而血型抗 B 抗体明显反弹,IgM、IgG、IgM+IgG 最高为 1:512,1:512,1:4 096,故诊断为血型抗体介导急性排斥反应。

5. 细小病毒 B19 感染　导致移植相关性血栓性微血管病(transplant associated thrombotic microangiopathy,TA-TMA)及移植肾失去功能 TA-TMA 是在肾移植术后较少见的并发症,与钙调磷酸酶抑制剂、移植物抗宿主病(graft versus host disease,GVHD)、感染等因素相关。TA-TMA 在临床中表现为血小板减少、微血管性溶血性贫血、微血管血栓形成,存在补体系统异常激活、大量蛋白尿、难以控制的高血压、肾衰竭、心包腔积液等,以毛细血管内皮细胞肿胀、管腔狭窄并形成纤维蛋白性血栓为病理特征的临床病理综合征;该患者自发病来,血小板、乳酸脱氢酶及血清珠蛋白正常,无微血管溶血、未见大量蛋白尿及心包腔积液等,综上不考虑因人类细小病毒 B19 感染所致的 TA-TMA。

【治疗与转归】

患者肾移植术后肾功能恢复良好,2 个月内血肌酐波动于 80~90μmol/L,术后 74d 出现高热、突然无尿、移植肾区憋胀质硬,血肌酐升高至 280μmol/L,CsA C_0 为 88.8ng/ml,抗 B 血型抗体明显升高,给予甲泼尼龙冲击治疗,血浆置换清除抗体,静脉注射人免疫球蛋白及 rATG 进行抗排异治疗后,无尿及血肌酐进行性升高,效果较差,C 反应蛋白 196mg/L 及降钙素原 58ng/L,发生移植肾缺血性坏死,释放大量炎症介质,为防止移植肾坏死破裂出血危及患者生命,于术后 78d 行移植肾切除,发病 5d 后患者血肌酐升高至 570μmol/L,重新转回规律血液透析中。

【诊疗思维】

ABO 血型不相容的肾移植由于术前血浆置换及利妥昔单抗等预处理,感染率较 ABO 血型相容肾移植高。由于反复泌尿系感染及人类细小病毒 B19 感染所致纯红细胞再生障碍性贫血,在术后首先调整他克莫司为环孢素 A 进行抗排斥治疗,其后更替麦考酚钠肠溶片为咪唑立宾片抗排异治疗,在术后 74d 出现血型抗体明显反弹,原因考虑与人类细小病毒 B19 感染及多次泌尿系感染后免疫抑制剂替换而导致的免疫强度不足相关,临床症状、移植肾彩超及移植肾病理均提示血型抗体介导的急性排斥反应致移植肾功能衰竭。感染的诊疗与排斥的防治是矛盾对立的关系,平衡好两者关系有助于延长移植物存活。

【拓展】

ABOi-KT 在日本和欧美等国家目前已经常规开展,移植物存活和患者预后与 ABO 血型相容的肾移植相比,均没有差异,甚至更优,但由于术前血浆置换及利妥昔单抗等预处理,感染率较 ABO 血型相容肾移植高。

人类细小病毒 B19(human parvovirus B19,HPV B19),其受体 P 抗原在红细胞及肾脏内皮细胞均有表达,因此可直接累及红细胞及肾脏内皮细胞,导致单纯红细胞再生障碍性贫血(pure red cell aplasia,PRCA)。目前认为肾移植术后感染 HPV B19 的患者,当血红蛋白大于 90g/L 时不进行特殊治疗;当血红蛋白小于 60g/L 时行骨髓穿刺病理检查以排除其他原因引起贫血;确诊是纯红细胞再生障碍性贫血后,建议他克莫司减量或替换为环孢素 A,将霉酚酸酯类减量或停用,同时给予较大剂量静脉注射人免疫球蛋白(15~20g,10~14d)至 HPV B19 检测阴性及贫血症状改善。

本例 ABOi 肾移植患者,于肾移植术后血红蛋白呈现进行性下降,HPV B19 阳性,骨髓穿刺示纯红细胞再生障碍性贫血,于是调整免疫抑制剂方案。患者于术后 74d 出现血型抗体介导的急性排斥反应,发生移植肾缺血性坏死,释放大量炎症介质,为防止移植肾坏死破裂出血危及患者生命,于术后 78d 行移植肾切除。在感染 HPV B19 致纯红细胞再生障碍性贫血时,治疗上足疗程较大剂量的使用 IVIG 增加了肾移植术后患者的经济负担,同时降低免疫抑制强度为肾移植术后发生排斥反应带来极大的隐患,尤其对于经济水平较差的 ABOi 患者来讲,发生抗体介导排斥反应最终导致移植肾功能衰竭,是极大的损失及遗憾,故在降低免疫抑制强度后需严密观察血红蛋白水平、HPV B19 拷贝数及血肌酐水平。若血红蛋白上升、HPV B19 复制转阴,要及时加强免疫抑制强度调整免疫抑制剂方案。

如何预防肾移植术后 HPV B19 感染致纯红细胞再生障碍性贫血这种严重并发症的发生? 众所周知 PE 或 DFPP 均会丢失免疫球蛋白,导致病毒细菌等感染,建议在能达到术日的血型抗体效价小于等于 1:16 的前提下,减少血浆置换次数,同时在血浆置换等预处理后小剂量静脉注射人免疫球蛋白(5g/d)的使用可降低术后感染的发生。ABOi 肾移植最大障碍在于抗体介导排斥反应,发生机制首先是由抗体直接结合在微血管内皮细胞,启动补体级联反应、天然免疫反应及凝血系统级联反应。血管内皮损伤后,引起血小板活化和纤维素沉积,导致微血管内血栓形成和组织的缺血坏死。经过多年临床实践显示:严重血型抗体介导的急性体液排斥反应多发生在术后 2~14d 内;在 ABOi 肾移植术后的 1~2 周患者体内会对移植肾产生适应性反应,一旦适应性反应出现,AAMR 很难再发生,移植肾功能也会稳定,但本例患者术后发生血型抗体反弹,产生大量新生抗 B 抗体,超过预处理前基础水平多倍(IgM、IgG、IgM+IgG 最高分别为 1:512,1:512,1:4 096),最终发生抗体介导的急性排斥反应,是较为罕见的,考虑“免疫适应”被打破。这种“免疫适应”体现在移植物上有抗体及补体的结合,但是没有损伤排斥的变现,即移植物能够面临具有潜在攻击性的抗体,但不导致损伤,而“和谐共存”证明存在移植物自我调节的机制来使得移植物存活而导致适应。目前我们对"免疫适应"机制知之甚少,Kirk R 等认为"适应"状态的建立可能与术后抗体攻击急性期内移植物自身某些保护性基因产物的上调有关,包括:CD55、CD59、CD46 以及 HO-1。患者血型抗体反弹原因可能与人类细小病毒 B19 感染及多次泌尿系感染后免疫抑制剂替换导致免疫强度不足相关,术后出现大量新生血型抗体(IgM、IgG、IgM+IgG 效价最高分别为 1∶512,1∶512,1∶4 096),考虑 AAMR 的发生及"免疫适应"的打破与超高水平的血型抗体相关,那么在 ABOi 肾移植后血型抗体滴度多少作为分层危险因素来诱发 AAMR 的发生则需要继续摸索及探究。这种"免疫适应"被打破,可能是免疫抑制剂的强度被迫降低及反复感染所致。与 Just SA 提到术后血型抗体滴度高达 1∶512 导致典型的血型抗体介导的排斥反应类似,本例差别在于发生时间在术后 74d,超出了目前大家对于免疫适应假说中血型抗体介导排斥反应发生时间的认识,而远期血型抗体反弹引起移植肾急性排斥反应导致移植肾功能衰竭需要引起大家足够的重视。

【专家点评】

血型抗体介导的排斥反应具有级联反应的特点。一旦其被启动,迅速产生的大量新生抗体使得之前清除抗移植物抗体和针对 B 细胞的治疗措施无法与之抗衡。除了目前主流的针对减少抗体产生和清除循环抗体以保护内皮细胞免受损伤的治疗措施外,需寻找其他的治疗途径。目前认为补体的活化是抗体介导排斥反应中的关键机制,通过阻断补体活化途径来抑制体液性排斥的发生。新型靶向免疫抑制剂依库珠单抗(补体 5 转化酶抑制剂)能够抑制终末期补体活化,有效抑制抗体介导排斥反应发生。尽管患者术后 B 细胞绝对值为 0,由于浆细胞表面不表达 CD20 抗体,不能被利妥昔单抗清除,术后浆细胞仍可以分泌 ABO 血型抗体,蛋白酶体抑制剂硼替佐米可以清除浆细胞,减少术后血型抗体反弹,减少 AAMR 发生,这均有待我们在临床中进一步研究与探索。

（王振兴　王佳丽　陈　花　武政华　李立志）

参考文献

[1] ALMOND C S,GAUVREAU K,THIAGARAJAN R R,et al. Impact of ABO-incompatible listing on wait-list outcomes among infants listed for heart transplantation in the United States:a propensity analysis [J]. Circulation,2010,121(17):1926-1933.

[2] BARZON L,MURER L,PACENTI M,et al. Investigation of intrarenal viral infections in kidney transplant recipients unveils an association between parvovirus B19 and chronic allograft injury [J]. J Infect Dis,2009,199(3):372-380.

[3] 孝晨,刘龙山,傅茜,等. 肾移植后人类细小病毒B19感染及与贫血关系研究[J]. 中国病毒病杂志,2012,2(01):53-57.

[4] RYDBERG L. ABO-incompatibility in solid organ transplant-ation [J]. Transfus Med,2001,11(4):325-342.

[5] KIRK R,EDWARDS L B,KUCHERYAVAYA A Y,et al. The Registry of the International Society for Heart and Lung Transplantation:thirteenth official pediatric heart transplantation report(2010)[J]. J Heart Lung Transplant,2010,29(10):1119-1128.

[6] 郭庆华,岳中瑾.ABO血型不配的肾移植研究进展[J].中华医学杂志,2005,85(49):3523-352.

[7] TAKAHASHI K. Accommodation in ABO-incompatible kidney transplantation：why do kidney grafts survive? [J]. Tran-splant Proc，2004，36(2)：193S-196S.

[8] JUST S A，MARCUSSEN N，SPROGOE U，et al. Acute antibod-y-mediated rejection after ABO-incompatible kidney transplantation treated successfully with antigen-specific immunoadsorption [J]. Nephrol Dial Transplant，2010，25(1)：310-313.

四、肾移植术后主要组织相容性复合体Ⅰ类链相关基因 A 抗体介导排斥反应 1 例分析

【摘要】

主要组织相容性复合体Ⅰ类相关链 A(major histocompatibility complex class Ⅰ chain-related molecules A，MICA)抗体作为非 HLA 抗体的一种，早在 2002 年就被意识到可以导致抗体介导排斥反应的发生。国内 MICA 抗体介导排斥反应的报道并不多见。我们报道的这例患者完整地观察了肾移植术后 MICA 抗体的产生、MICA 抗体介导排斥反应及其治疗和 MICA 抗体的消失，同时连续的移植肾穿刺活检也从病理的层面对 MICA 抗体导致排斥反应病理变化及转归进行了观察。

【病例资料】

主诉

肾移植术后 10d，发热 1d 伴肌酐升高。

一般资料

受者，女性，29 岁，汉族，原发病不详。透析类型为血液透析，透析时间为 20 个月。供肾类型 DCD，HLA 配型为 5/6 错配。PRA Ⅰ类 0.78%，Ⅱ类 0.21%。诱导方案为抗 CD-25 单克隆抗体。

临床表现

患者手术当日及术后第 4 天接受抗 CD-25 单克隆抗体(巴利昔单抗 20mg)诱导治疗，手术日及术后第 1、2 天接受注射用甲泼尼龙 500mg 冲击治疗，术后第 3 天开始口服醋酸泼尼松 80mg/d，以后每天递减 10mg 直至 20mg/d 维持，免疫抑制方案选用他克莫司联合吗替麦考酚酯(mycophenolate mofetil，MMF)和醋酸泼尼松(prednisone，Pred)治疗。

该患者手术经过顺利，术后 1 周肌酐下降至 101.7μmol/L，术后第 10 天出现低热(体温 37.8℃)、少尿、血肌酐升高等临床表现，术后第 11 天肌酐上升至 262.5μmol/L。移植肾血管彩超提示阻力指数单峰样改变，术后第 12 天急诊行移植肾穿刺诊断提示存在急性体液性排斥可能。给予注射用甲泼尼龙 500mg 冲击治疗，效果明显，肌酐降至 115.8μmol/L。但术后第 20 天患者再次出现少尿、血肌酐升高，予注射用甲泼尼龙 3.0g 冲击治疗，然效果不佳，

术后第 30 天再次行移植肾穿刺,病理诊断为急性体液性排斥反应,先后予注射用甲泼尼龙 1.5g 冲击治疗并调整免疫抑制方案他克莫司、吗替麦考酚酯、醋酸泼尼松联合雷公藤多苷片 (tripterygium wilfordii,TW)(60mg/d)治疗,最终患者尿量增多,肌酐下降至正常水平,排斥反应逆转。术后 4.5 个月第 3 次行移植肾穿刺。而第 3 次移植肾穿刺提示未见明显排斥反应征象,我们对于患者的治疗有效果。

移植肾病理

供肾穿刺:光镜 皮质肾组织 1 条,13 个体积正常的肾小球。肾小球细胞数正常范围 (<80 个/球),系膜区无增宽,毛细血管祥开放欠好,轻度皱缩状,致使包囊腔扩大,一处球囊滴。肾小球包囊壁节段增厚。碘酸-银-乌洛托品(periodic acid-silver-methenamine, PASM)-Masson 染色阴性。肾小管上皮细胞扁平,灶性刷状缘消失,管腔相对扩大。肾间质小动脉无病变(见图 1-4-1,手机扫描本章末二维码阅图)。

免疫荧光:免疫球蛋白 G、A、M 及补体 C3、C4 染色均阴性。

小结:符合缺血再灌注损伤之改变。

第一次移植肾穿刺(肾移植术后第 12 天)

光镜:皮质肾组织 1 条,21 个肾小球。肾小球系膜区不增宽,毛细血管祥开放尚好,较多祥内皮细胞肿胀、成对,甚至 3 个,约 5~8 个小球内可见浸润的淋巴细胞 3~5 个/球,偶见中性粒细胞浸润,节段壁层上皮细胞增生,节段包囊壁增厚。PASM-Masson:阴性。灶性肾小管上皮细胞扁平,管腔扩大,未见"小管炎";间质水肿,浸润细胞多聚集在管周毛细血管内,以单个核细胞为主。可见中性粒细胞;肾间质小动脉内皮细胞炎症,表面可见单个核细胞(见图 1-4-2,手机扫描本章末二维码阅图)。

免疫荧光:各种免疫球蛋白染色均阴性;C3、C4 及 C1q 肾小球染色阴性,血管壁见 C3 阳性。C4d 染色阴性。

小结:①肾小球炎;②管周毛细血管单个核细胞聚集,可见中性粒细胞;③急性肾小管损伤。

第二次移植肾穿刺(肾移植术后 1 个月)

光镜:1 条皮质组织,15 个肾小球中 1 个球性废弃。余肾小球系膜区节段轻度增宽,毛细血管祥开放尚好,浸润细胞≥5 个/球,以单个核细胞为主,节段内皮细胞成对,细胞质肿胀,导致节段祥结构欠清晰。球囊壁节段增厚。PASM-Masson:阴性。肾小管急性病变,片状小管上皮细胞扁平,刷状缘脱落,少数小管扩张,偶见小管炎,管腔内少量蛋白管型,偶见脱落的小管上皮细胞。间质浸润细胞灶性聚集在小静脉周围,以单个核细胞为主,偶见中性粒细胞,管周毛细血管内较多单个核细胞及红细胞,有的红细胞溶解。多处动脉管腔及内皮细胞表面见单个核细胞浸润,内皮细胞炎症(见图 1-4-3,手机扫描本章末二维码阅图)。

免疫荧光:肾小球、肾小管及间质各种免疫球蛋白及补体染色均阴性,肾间质小动脉、血管壁 C3 阳性,管周毛细血管 C4d 染色弥漫阳性(见图 1-4-3,手机扫描本章末二维码阅图)。

小结:与 2008 年 11 月切片相比:①肾小球仍有小球炎;②肾间质动脉内皮细胞炎症,管周毛细血管浸润细胞及红细胞聚集;③急性肾小管损伤。

第三次移植肾穿刺(肾移植术后 4.5 个月,距第二次移植肾穿刺 3.5 个月)

光镜:皮质肾组织 2 条,22 个肾小球。肾小球节段系膜区轻度增宽,系膜基质增多,袢开放好,节段袢内红细胞聚集,囊壁节段增厚。PASM-Masson:阴性。小灶性肾小管萎缩、基膜增厚,间质灶性纤维化,小灶性单个核细胞聚集。一处静脉内见炎细胞聚集。

免疫荧光:肾小球、肾小管及间质各种免疫球蛋白及补体染色均阴性,肾间质小动脉、血管壁 C3 阳性,C4d 染色阴性。

供受者 HLA 基因分型,受者:A24/A31,B39/B61,DR9/DR15;供者:A2/A31,B62(B15)/B62(B15),DR4/DR11(DR5)。

供受体 MICA 基因分型,受者:MICA 010,MICA 010;供者:MICA 002/02*,MICA 008;MICA 抗体:MICA 02*,MICA19,MICA 07。

治疗方案调整和随访患者术后反复出现排斥反应,除接受注射用甲泼尼龙冲击及常规免疫抑制剂治疗外,还加用雷公藤多苷片治疗。最终患者血肌酐逐渐恢复至正常水平(见图 1-4-4,手机扫描本章末二维码阅图)。

【诊疗思维】

MICA 抗体介导的排斥反应本质上而言是抗体介导排斥反应的一种,在临床表现上与其他类型的抗体介导排斥反应并无太大区别,依然是肌酐升高、少尿,体温升高,移植肾区胀痛。识别排斥反应的临床表现的同时,需意识到肾移植术后抗体介导排斥反应的比例越来越高,因此一定要认真查找是否存在导致排斥反应的抗体,进行抗体的筛查是必须的。虽然抗 HLA 抗体目前仍是介导排斥反应的主流,但对于抗体的筛查不能局限于此,非 HLA 抗体的筛查必须进入我们的思考范围,比如抗 MICA 抗体以及其他的非 HLA 抗体。

对于筛查出的抗体需要明确是否为供体特异性的抗体。因此对于供者标本的留取和保留就显得非常重要,一般情况下我们对于供者的血样标本是行 HLA 基因分型检测。因此,在明确非 HLA 抗体是否为供体特异性的抗体时,建立生物标本库留取供者血样标本以备必要时使用就显得非常重要。我们这一例患者在明确 MICA 抗体为供体特异性的抗体的过程中,生物标本库留取的样本起着非常重要的作用。

最后需要明确的是移植肾穿刺仍然是诊断抗体介导排斥反应的金标准。因此对于怀疑是排斥反应的患者尽可能行移植肾穿刺以明确诊断,同时也通过病理明确非 HLA 抗体在排斥反应中的作用。

【拓展】

近年人们逐渐认识到除抗 HLA 抗体,一些非 HLA 抗体亦能介导急性或慢性体液性排斥反应。MICA〔major histocompatibility complex(MHC)class I-related chain(MIC)A〕抗体作为非 HLA 抗体的一种,引起了人们的关注。研究表明 MICA 基因表达产物位于内皮细胞表面,可以作为特异性 MICA 抗体的靶目标介导排斥反应。Zou 的研究表明 1 910 例肾移植患者中,11.4% 的患者体内可检测出 MICA 抗体,且证实 MICA 抗体阳性者和急性排斥反应明显关联。因此,Zou 认为在肾移植患者中,抗供体特异性 MICA 抗体参与了排斥反应。

患者术后 1 周移植肾功能恢复顺利,但随后反复出现排斥反应。患者在移植肾第 1 次和第 2 次穿刺期间,体内 MICA 抗体发生了变化,即由阴性转为阳性,FLOW-PRA、AECA 则始终为阴性结果(表 1-4-1)。进一步对患者、供者以及 MICA 抗体行基因分型检测我们可以发现 MICA 抗体为特异性针对 MICA19、MICA02、MICA07 基因位点,MICA02 为供者 MICA 基因位点之一,可以明确患者术后体内产生的抗供体特异性 MICA 抗体介导了术后急性体液性排斥反应的发生。一般认为抗体产生的高峰期是在接触抗原的 2 周左右。患者第 1 次排斥反应发生的时间为术后 12d,接近抗体产生的高峰时段。而第 2 次排斥反应的时间为术后 20d。同时前后两次移植肾穿刺病理形态也发生了变化,临床上表现出对注射用甲泼尼龙冲击治疗的反应性减弱。这是否与该患者体内抗 MICA 抗体滴度逐渐增加,从而介导 AMR 的强度增加有关。和典型的急性体液性排斥反应患者相比,该患者的临床表现缓和,这是否也与体内抗体的产生呈渐变过程有关。

表 1-4-1 患者抗体及移植肾病理变化情况

	移植前	7d	12d	30d	1.5 个月	4.5 个月
PRA Ⅰ类抗体	0.78	2.47	1.95	0.52	4.51	1.17
PRA Ⅱ类抗体	0.21	2.39	1.10	0.29	4.08	0.20
AECA	阴性	阴性	阴性	阴性	阴性	阴性
MICA	阴性	阴性	阴性	阳性	阳性	弱阳性
移植肾穿刺	—	—	第 1 次	第 2 次	—	第 3 次
病理诊断	—	—	ACR	AMR	—	无排斥反应
C4d	—	—	阴性	弥漫阳性	—	阴性

注:ACR.急性细胞性排斥反应;AMR.抗体介导的排斥反应。

通过 3 次移植肾穿刺,第 1 次移植肾穿刺的组织学改变包括:肾小球炎,管周毛细血管单个核细胞聚集,并见中性粒细胞浸润、肾间质动脉内皮细胞和急性肾小管损伤。根据组织学改变特点,符合急性体液性排斥反应诊断标准。第 2 次移植肾穿刺还证实患者肾小球炎、管周毛细血管细胞浸润,小动脉内膜炎均未改善,急性肾小管损伤也未见好转。此时免疫荧光染色虽未见肾小球免疫球蛋白和补体沉积,但 C4d 弥漫分布于管周毛细血管。符合急性体液性排斥反应诊断。从该患者系列(第 3 次)移植肾穿刺组织学、免疫荧光特点分析,诊断急性体液性排斥反应的证据充分,但程度较以往所见的急性体液性排斥反应轻,治疗效果也好。

在处理该患者过程中,多次给予注射用甲泼尼龙冲击治疗效果不佳,之后联合他克莫司、MMF、醋酸泼尼松和 TW 后,最终患者获得缓解。孙启全研究表明他克莫司+MMF+醋酸泼尼松对于移植术后早期急性体液性排斥反应能够逆转。但该例似乎在加用 TW 后病情得到缓解。已有研究证实 TW 作为免疫抑制剂与他克莫司之间存在协同效应,可以有效增加他克莫司浓度。然而,至今尚不明确 TW 在逆转 MICA 抗体介导排斥反应过程中究竟是增加了他克莫司的药物浓度,还是因其独特的免疫抑制作用(表 1-4-2)。

表 1-4-2　免疫抑制剂剂量及浓度

时间(术后)	0d	1d	4d	7d	14d	21d	28d	60d	90d	180d	360d
FK506 剂量(mg/d)	5	5	3	3	2.5	2.5	3	2.5	2.5	2.5
FK506 浓度(ng/ml)		17.6	5.3	11.8	8.6	4.7	11.6	5.1	7.3	8.1
MMF(g/d)		1.5	1.5	1.5	1.5	1.5	1.5	1.5	1.5	1.5
醋酸泼尼松		80	20	20	20	20	10	7.5	5	5

【专家点评】

MICA 抗体作为主要组织相容性抗体仍然可以导致抗体介导排斥反应(AMR)。对于 MICA 介导 AMR 的诊断严格意义上依然需要供者 MICA 基因型,MICA 抗体细分位点以及病理穿刺结果提示抗体介导排斥反应。该个案报道完整地展示了 MICA 抗体介导排斥反应诊断的整个过程,尤其是对于抗体的追踪检查,从而让我们能够细致地了解 MICA 抗体介导 AMR 的临床转归及病理发展过程。这里我们也可以认识到标本库建立的重要性,也只有建立了完善的移植血清标本库才使得我们能够回顾性地对于患者各个时间段血清样本进行检测。总而言之这是一个并不疑难但非常完整的病例,有着很好的学习价值。

(程东瑞)

参考文献

[1] SUMITRAN-HOLGERSSON S,WILCZEK H E,HOLGERSSON J,et al. Identification of the nonclassical HLA molecules,mica,as targets for humoral immunity associated with irreversible rejection of kidney allografts [J]. Transplantation,2002,74:268-77.

[2] ZOU Y Z,STASTNY P,SÜSAL C,et al. Antibodies against MICA Antigens and Kidney-Transplant Rejection [J]. N Engl J Med,2007,357:1293-300.

[3] 孙启全,刘志红,陈劲松. 移植肾组织 C4d 阳性急性排斥 21 例临床观察[J].肾脏病与透析肾移植杂志, 2005,14(1):12-17.

[4] WEN J,LI L,CHEN J,et al. Tripterygium Wilfordii Hook F Increase the Blood Concentration of Tacrolimus[J]. Transplantation proceedings,2008,40;3679-3682.

五、肾移植术后抗体介导慢性排斥反应(移植肾肾小球病)1 例分析

【摘要】

抗体介导的慢性排斥反应(chronic antibody-mediated rejcetion,CAMR)是远期移植肾失去功能的最主要病因。病理活体组织检查证实约有 60% 的远期移植肾失去功能与 CAMR 相关。CAMR 常发病隐蔽,无典型临床表现,患者常无自觉症状,仅检查发现肌酐缓慢进行

性升高。在此,我们总结 1 例肾移植术后 CAMR 病例,包括初始移植肾穿刺的病理诊断、抗供体特异性抗体(donor specific antibody,DSA)水平,抗排斥治疗方案,以及治疗后重复移植肾穿刺的病理改变。在接受系统抗排斥治疗后该患者目前移植肾功能稳定。通过此病例,意在探讨肾移植术后 CAMR 的诊断要点和治疗效果。

【病例资料】

主诉

肾移植术后 11 年余,门诊发现肌酐增高 1d。

一般资料

受者,女性,43 岁,汉族,血型 B+,原发病为慢性肾小球肾炎(无病理诊断)。透析类型为血液透析,移植等待时间为 1 个月。供者类型为亲属供肾(父亲)。HLA 配型为 3/6 错配,PRA I 类 0,II 类 0。受者 12 岁时有脑外伤病史,平时有右侧偏头痛。术后第 10 年患者出现发热、咳嗽咳痰,CT 示右下肺感染,予以抗生素治愈。患者近 5 年来复查不规律,每年仅复查 1~2 次。

免疫抑制剂应用情况

患者为亲属肾移植,未予以白介素-2 受体拮抗剂、兔抗人胸腺免疫球蛋白等免疫诱导药物。仅在术中和术后第 1、2、3 天分别予以甲泼尼龙 500mg、500mg、500mg、250mg 冲击治疗。初始免疫抑制剂方案为环孢素 A+吗替麦考酚酯+醋酸泼尼松。患者术后肾功能迅速恢复,无外科并发症。术后第 12 天患者出院,出院时血肌酐为 116μmol/L。患者术后第 2 年因毛发增生将环孢素 A 改为他克莫司,浓度维持在 5~7ng/ml。患者术后第 3 年,血肌酐维持在 140μmol/L 左右,并因经济原因,自行将吗替麦考酚酯改为咪唑立宾 50mg/d,维持免疫抑制治疗。

临床表现

自肾移植术后第 6 年开始,患者复查尿常规反复出现尿蛋白(+),近 7 年来肌酐波动在 140~180μmol/L,无其他不适。患者 2019 年 5 月复查肌酐为 170μmol/L,尿蛋白(+),之后半年未再复查。2019 年 11 月门诊复查肌酐 289μmol/L,门诊以"肌酐增高查因"收住中南大学湘雅医院器官移植中心。

消化道症状:病程中患者无慢性腹泻,腹痛。饮食、大便习惯正常。

呼吸道症状:患者无咳嗽咳痰、气促等症状,患者术后第 10 年发生右下肺感染,予以头孢哌酮舒巴坦治疗后痊愈。

血液系统症状:患者近 2 年来血红蛋白波动在 110~119g/L,无白细胞减少,无血小板减少。2019 年发病时血红蛋白降低为 96g/L。

移植肾相关症状:患者入院后血肌酐逐渐升高,由 289μmol/L 升高至 305μmol/L。无尿频尿急,无夜尿增多,无移植肾区不适。

辅助检查

移植肾彩超:移植肾大小 104mm×43mm×49mm,形态正常,实质回声正常,集合系统无分离。肾内血流分布正常,叶间动脉阻力指数 0.60,段动脉阻力指数 0.67,肾动脉主干阻力指数 0.72。

入院当天生化检测:他克莫司浓度 3.1ng/ml、白蛋白 37.2g/L、尿素氮 15.15mmol/L、肌酐 294.8μmol/L、尿酸 426μmol/L、血红蛋白 93g/L、尿蛋白(-)。

移植肾穿刺病理:常规组织染色和免疫组化染色显示移植肾间质炎症细胞浸润、管周毛细血管炎、肾小球炎、移植肾小动脉内膜纤维性增生。移植肾组织过碘酸-银-乌洛托品(periodic acid-silver-methenamine,PASM)染色显示移植肾小球基底膜出现双轨征,可诊断移植肾小球病(transplant glomerulopathy,TG),C4d 免疫组化染色阳性(见图 1-5-1,手机扫描本章末二维码阅图)。

DSA 检测患者入院后检测体内 DSA 水平,发现多个抗人类白细胞抗原(human leukocyte antigen,HLA)位点抗体显著增高(表 1-5-1),其中 DR10 为供受体错配 HLA 位点,其 DSA 免疫荧光强度为 5 711MIF。患者体内还存在较多抗 DQ 位点抗体,由于 11 年前未检测供体的 DQ 位点,无法判断是否为 DSA。

表 1-5-1　DSA 检测结果显示患者体内针对 HLA-Ⅱ类抗原的抗体水平显著增高

等位基因	血清等同抗原	抗体结果	MFI
DRB1*10:01	DR10	++	5 711
DRB4*01:01	DR53	++	6 550
DRB4*01:03	DR53	+	3 857
DQA1*03:01;DQB1*02:01	DQ2	++++	21 928
DQA1*02:01;DQB1*04:01	DQ4	+++	15 827
DQA1*03:03;DQB1*04:01	DQ4	+++	13 274
DQA1*02:01;DQB1*04:02	DQ4	+++	18 685
DQA1*04:01;DQB1*04:02	DQ4	+++	19 211
DQA1*02:01;DQB1*03:01	DQ7	++++	21 197
DQA1*05:03;DQB1*03:01	DQ7	+++	15 622
DQA1*03:01;DQB1*03:02	DQ8	+++	13 445
DQA1*03:02;DQB1*03:02	DQ8	++	9 076
DQA1*03:01;DQB1*03:03	DQ9	++	9 520
DQA1*03:02;DQB1*03:03	DQ9	+++	15 834

体格检查

体温 36.3℃,脉搏 80 次/min,呼吸 20 次/min,血压 139/79mmHg。贫血貌,腹软,右下腹移植肾区无压痛及反跳痛。移植肾触诊质偏韧,大小正常。双下肢未见明显水肿。

【诊断与鉴别诊断】

诊断

CAMR;移植肾功能不全。

诊断依据

根据患者 7 年前自行将吗替麦考酚酯改为咪唑立宾,近半年未按要求定期复查的病史可判定患者依从性差。患者长期服用咪唑立宾,其抗排斥作用相对较弱;同时患者入院时检测他克莫司浓度只有 3.1ng/ml,提示患者的他克莫司浓度可能长期偏低,免疫抑制强度不足。患者检查发现肌酐突然增高,结合病史、生化检测以及 DSA 的检验结果,高度怀疑肾移植术后 CAMR。

移植肾穿刺活检显示患者移植肾有肾小球炎、肾小管周围毛细血管炎、C4d 在管周毛细血管染色阳性等典型活动性抗体介导排斥反应的组织学表现,同时还存在移植肾动脉内膜纤维性增生、TG 等慢性病变证据。结合患者 DSA 的检测结果,可以明确诊断活动性 CAMR。移植肾病理染色显示患者移植肾纤维化面积超过 40%,提示移植肾慢性损害严重,移植肾功能难以恢复正常。

同时患者血肌酐升高至 305μmol/L,诊断为移植肾功能不全。

鉴别诊断

该患者临床表现仅为血肌酐增高,鉴别诊断较为复杂。

肾移植术后 CAMR 引起的血肌酐升高需与尿路细菌、真菌感染引起的移植肾慢性肾盂肾炎相鉴别。肾移植术后,因为移植肾输尿管膀胱吻合口无生理性抗反流机制,因此尿液容易反流。在老年男性患者中,可因前列腺肥大导致尿路梗阻,引起反复尿路感染。女性患者因为尿道短的解剖因素,更易发生尿路感染。如果尿路感染未经正规治疗,可以引起急性肾损伤和慢性肾盂肾炎,损害移植肾功能。尿路感染以发热为常见的临床表现,常伴有尿路刺激征。尿常规检测可见白细胞和脓细胞增多。尿液培养可帮助确诊尿路感染的病原菌并选择敏感抗生素治疗。

CAMR 还需要与 BK 病毒(Bovine Kobu virus,BK Virus)引起的肾病相鉴别。BK 病毒感染常见于肾移植术后 1 年以内,但是肾移植多年后发生 BK 感染的病例亦不罕见。肾移植术后 BK 肾病也常无明显症状和体征,仅表现为血肌酐进行性增高。因此在症状体征上无法与 CAMR 区分。通过多聚酶链式反应和基因测序等分子生物学方法检测患者血液和尿液中的 BK 病毒含量可监测患者发生 BK 肾病的风险。但是临床上也可见血尿 BK 检测阴性的 BK 病毒肾病,需要移植肾穿刺活检标本行 SV40 染色方可确诊。

CAMR 需与移植肾输尿管梗阻、移植肾动脉狭窄等外科并发症鉴别。尿路梗阻、移植肾动脉狭窄一般伴有尿量减少,可通过彩超、CT 等影像学检查诊断。

CAMR 还需与原有肾病复发、移植肾新发肾炎、钙调磷酸酶抑制剂肾毒性等移植肾慢性病变相鉴别。移植肾肾炎复发、药物毒性等病变也需行移植肾穿刺活检明确诊断。移植肾慢性病变的症状多不典型,虽然最近的研究发现通过检测血液、尿液中供体来源的游离 DNA 等新型分子标志物可能有助于鉴别诊断,但是病理穿刺活检仍是当前明确移植肾多种慢性病变的唯一方法。

【治疗与转归】

患者住院期间行移植肾穿刺活检,确诊肾移植术后 CAMR。我们立即调整了患者的基础免疫抑制方案:停用咪唑立宾,改用吗替麦考酚酯 1g/d;增加他克莫司用量,将药物浓度提升至 5~7ng/ml。患者住院期间分别予以甲泼尼龙 500mg、250mg、250mg 连续冲击治疗 3 次,之后继续予以静脉注射人免疫球蛋白(IVIG)0.2g/kg。患者每两周接受 1 次 IVIG 治疗,4 次为 1 疗程。患者完成激素冲击治疗后予以磺胺甲恶唑 0.48g/隔日 1 次口服。每月监测血液巨细胞病毒(cytomegalovirus,CMV)病毒复制情况,及时发现 CMV 感染。

患者接受抗排斥治疗后肌酐略下降至 256μmol/L,后继续波动在 292~309μmol/L 之间。在抗排斥治疗 5 个月后,患者再次入院行程序性病理穿刺活检。再次移植肾穿刺活检的病理结果显示移植肾慢性排斥的各项病变无明显改善(表 1-5-2),管周毛细血管炎和动脉内膜纤维性增生较前加重。遂决定改用抗白介素-6 受体单克隆抗体(托珠单抗)治疗。托珠单抗剂量为 8mg/kg,每月 1 次,疗程 6 个月。患者在托珠单抗治疗期间肌酐水平保持稳定,波动在 285~299μmol/L。患者抗排斥治疗的主要药物副作用为外周血白细胞减少和血红蛋白浓度下降。予以口服多糖铁、叶酸以及重组人促红细胞生成素以提高血红蛋白浓度。患者未发生 CMV 血症和肺孢子虫感染等相关并发症。患者完成 6 个月托珠单抗治疗后行第 3 次穿刺活检(第三次病理穿刺活检的 Banff2017 评分见表 1-5-2)。穿刺结果显示托珠单抗治疗后移植肾慢性间质炎症和小管萎缩较前加重,但管周毛细血管炎和动脉内膜纤维性增生较前减轻。患者目前肾功能仍保持稳定在 290μmol/L 左右。

表 1-5-2　患者重复移植肾穿刺活检标本的 Banff2017 病理评分

	i	t	g	v	ci	ct	cg	cv	ptc	C4d
第 1 次穿刺	1	0	1	0	1	1	1	1	1	++
第 2 次穿刺	1	0	1	0	1	1	1	2	2	+
第 3 次穿刺	2	0	1	0	2	2	0	1	1	-

i:间质炎;t:小管炎;g:小球炎;v:动脉炎;ci:间质纤维化;ct:小管萎缩;cg:移植肾小球病;cv:动脉内膜纤维性增生;ptc:管周毛细血管炎。

【诊疗思维】

现有的研究表明肾移植术后 CAMR 是引起移植肾功能慢性衰竭的主要原因。由于

CAMR 的症状体征多不典型,早期患者常无自觉症状,诊断较为困难。在病史方面,患者依从性欠佳与肾移植术后发生 CAMR 密切相关,因此对于怀疑 CAMR 的患者,应仔细询问患者是否按要求定期复查肾功能和药物浓度,是否遵医嘱服用免疫抑制剂,有无自行改药,停药,或者因感染、骨髓抑制等药物副作用而停撤免疫抑制药物的病史。本病例患者未规律复查药物浓度和肾功能,还自行停用吗替麦考酚酯,改用免疫抑制强度较弱的咪唑立宾,这些病史提示患者依从性差,可能长期存在免疫抑制不足,属于发生 CAMR 的高危患者。患者在起病时有肌酐水平增高、贫血等非特异性临床表现,移植肾超声影像学检查未发现移植肾肿胀,血管阻力指数增高等排斥表现。虽然移植肾超声检查对于诊断 CAMR 的作用有限,但是可以帮助排除移植肾输尿管梗阻,移植肾动脉狭窄等并发症,是临床鉴别诊断的重要依据。检测患者是否产生 DSA 是目前临床甚至病理诊断移植肾 CAMR 的重要依据。有条件的移植中心应定期检测肾移植患者术后是否新产生 DSA。本例患者 DSA 检测阳性,提示患者发生 CAMR 的可能性极高。移植肾穿刺活检是当前临床确诊移植肾 CAMR 的主要方法,也是评估 CAMR 严重程度及预后,鉴别移植肾新发或者复发肾炎,BK 病毒肾病等其他移植肾慢性病变的依据。移植肾穿刺活检虽是有创检查,但并发症的发生率低,因此对无禁忌证的患者应积极进行移植肾穿刺活检。肾移植术后 CAMR 的治疗方法有限,目前主要通过联合使用激素、IVIG、血浆置换,必要时联合使用抗 CD20 单克隆抗体(利妥昔单抗等)或蛋白酶抑制(硼替佐米等)进行治疗,其临床治疗效果并不令人满意。托珠单抗是人源化针对白介素-6 受体的单克隆抗体,有临床研究显示其对于 CAMR 的疗效好于传统治疗方案。在本病例的治疗过程中,我们初始使用激素+IVIG 的治疗方案,虽然 5 个月内患者的移植肾功能保持稳定,但是移植肾重复穿刺显示 CAMR 病变较前加重。因此我们后继尝试使用托珠单抗治疗。患者在托珠单抗治疗期间移植肾功能稳定,治疗 6 个月后第三次移植肾穿刺活检显示移植肾间质炎症和小管萎缩较前加重,而管周毛细血管炎和肾小球炎较前减轻,这些结果提示托珠单抗可能是今后 CAMR 治疗的一个新的选择,但是其疗效仍有待进一步的临床实验予以证实。

【拓展】

累积的研究表明,肾移植术后因受体依从性差等原因导致免疫抑制不足,进而受体体内产生针对错配 HLA 位点或者其他非 HLA 供体抗原的 DSA,是肾移植术后发生 CAMR 的主要原因。而 DSA 激活补体,引起炎症细胞浸润,从而导致毛细血管炎、肾小球炎和动脉内膜炎等以血管内皮细胞损伤为基础的微血管病变则是 CAMR 的主要病理机制。DSA 介导的排斥可以在移植术后的任何时间发生。其既可以表现为肾功能迅速恶化的急性排斥,又可以表现为隐蔽的移植肾微血管病变,并不伴有急性移植肾功能损伤。这种亚临床的 CAMR 可以持续存在,逐渐导致 TG、动脉内膜纤维性增生等慢性病变,引起移植肾功能衰竭。虽然大多数移植中心通过动态监测外周血 DSA 水平评估肾移植术后发生 CAMR 风险,以及通过移植肾穿刺活检病理确诊 CAMR,但是目前 CAMR 的临床预后很不理想。在大宗的临床病例研究中,无排斥的移植肾 8 年存活率可高达为 81%,而 CAMR 患者的移植肾 8 年生存率仅为 53%~64%。

CAMR 临床表现不典型,因而难以及时诊断。本例患者在起病初期仅有尿蛋白增多、肌酐增高、贫血等非特异性临床表现,同时移植肾超声影像学检查亦未发现移植肾排斥的特征性表现。在病史方面,患者依从性差,门诊随访不及时,导致免疫抑制药物浓度长期过低是引起 CAMR 的重要原因。因此,建议术前对患者进行社会关系和心理学评估,肾移植术后加强患者的健康教育,提高患者服药和定期复查的依从性。这有助于降低远期发生 CAMR 的风险和进一步改善肾移植长期预后。

定期复查 DSA 水平对于发现早期亚临床 CAMR,协助病理诊断 CAMR 具有重要的意义。现有的研究表明在术后肾功能稳定,但是体内有新生 DSA 的肾移植患者中,移植肾穿刺发现约 41% 的移植肾存在 CAMR。此外对于移植肾病理诊断而言,DSA 的检测结果也十分重要。虽然移植肾穿刺标本中存在管周毛细血管炎、肾小球炎、TG、动脉内膜纤维性增生等病理改变是目前诊断 CAMR 的主要病理学依据,但是这些病理改变均非 CAMR 所独有。因此当前的 CAMR 病理诊断还将 DSA 的检测结果被作为 CAMR 的重要诊断依据,纳入其诊断标准当中。

移植肾活体组织检查组织中 CAMR 慢性损伤的严重程度与移植肾功能衰竭密切相关。TG 是慢性移植肾损伤的常见病理表现,指因移植肾肾小球基底膜复制形成的,无免疫复合物沉积的双轨样病变。移植肾 TG 的病因包括 CAMR、免疫复合物或补体相关的膜性增生性肾小球病、血栓性微血管病以及细胞介导的排斥等,而移植肾活体组织检查病理显示超过一半的 TG 与 CAMR 相关。TG 可以导致肾性蛋白尿、高血压以及移植肾功能进行性恶化,与移植肾的恶劣预后相关。根据 TG 的临床表现、组织学、免疫学以及形态结构的特点,可将其分为 5 种亚型。其中类型 2,即以炎症和 C4d 染色阳性为主要组织学表现的 TG,对于抗排斥治疗的反应较好。本例患者的移植肾活体组织检查结果显示 C4d 染色强阳性,有明显的微血管炎症,符合 TG 第 2 型的标准。因此虽然患者的移植肾功能损害严重,我们仍对其进行了积极的治疗。

目前的 CAMR 的治疗策略主要包括抑制炎症,清除体内已有 DSA,以及阻止后继新产生 DSA。临床常用的 CAMR 治疗方案包括联合使用激素、血浆置换/免疫吸附和 IVIG,在此基础上还可酌情加用利妥昔单抗/硼替佐米清除产生 DSA 的免疫细胞。但是这种治疗方案的远期疗效欠佳。本例患者对于激素联合 IVIG 的治疗反应不佳,移植肾重复穿刺活检显示 CAMR 病变较前进展,因此后继改用托珠单抗治疗。新近的研究发现托珠单抗可通过阻断白介素-6 对 B 细胞和浆细胞的作用,抑制 DSA 生成,显著改善移植肾的预后。回顾性临床研究显示托珠单抗治疗 CAMR 的 6 年移植肾存活率可达到 80%。本例患者在使用托珠单抗 6 个疗程后移植肾功能保持稳定,第三次移植肾穿刺显示 CAMR 病变减轻,但是间质炎症和小管萎缩较前加重,这提示托珠单抗可能是今后 CAMR 治疗的一个新选择,但是其临床疗效仍有待进一步验证。

【专家点评】

CAMR 是当前移植肾远期失去功能的主要原因。患者常无明显症状体征,问诊常可发现患者依从性欠佳的病史。定期检测患者的 DSA 水平对于诊断 CAMR 至关重要,但肾移植术后 CAMR 诊断仍具有相当的难度。对于存在不明原因肌酐增高,DSA 阴性的肾移植患者仍应尽早选择移植肾穿刺活检明确诊断。当前多数中心联合使用激素+血浆置换+IVIG±利妥昔单抗/硼替佐米作为初始治疗方案,但疗效欠佳。新型的免疫抑制药物如托珠单抗等可能有助于改善 CAMR 的预后,在中国肾移植 CAMR 人群中的应用值得进一步研究。

(丁　翔)

参考文献

[1] SELLARES J,DE FREITAS D G,MENGEL M,et al. Understanding the causes of kidney transplant failure:the dominant role of antibody-mediated rejection and nonadherence [J]. Am J Transplant,2012,12(2):388-399.

[2] REDFIELD R R,MCCUNE K R,RAO A,et al. Nature,timing,and severity of complications from ultrasound-guided percutaneous renal transplant biopsy [J]. Transpl Int,2016,29(2):167-172.

[3] CHOI J,AUBERT O,VO A,et al. Assessment of Tocilizumab (Anti-Interleukin-6 Receptor Monoclonal) as a Potential Treatment for Chronic Antibody-Mediated Rejection and Transplant Glomerulopathy in HLA-Sensitized Renal Allograft Recipients [J]. Am J Transplant,2017,17(9):2381-2389.

[4] LEFAUCHEUR C,LOUPY A. Antibody-Mediated Rejection of Solid-Organ Allografts [J]. N Engl J Med,2018,379(26):2580-2582.

[5] LOUPY A,LEFAUCHEUR C. Antibody-Mediated Rejection of Solid-Organ Allografts [J]. N Engl J Med,2018,379(12):1150-1160.

[6] HAAS M,LOUPY A,LEFAUCHEUR C,et al. The Banff 2017 Kidney Meeting Report:Revised diagnostic criteria for chronic active T cell-mediated rejection,antibody-mediated rejection,and prospects for integrative endpoints for next-generation clinical trials [J]. Am J Transplant,2018,18(2):293-307.

[7] KIKIC Z,KAINZ A,KOZAKOWSKI N,et al. Capillary C4d and Kidney Allograft Outcome in Relation to Morphologic Lesions Suggestive of Antibody-Mediated Rejection [J]. Clin J Am Soc Nephrol,2015,10(8):1435-1443.

[8] WIEBE C,GIBSON I W,BLYDT-HANSEN T D,et al. Rates and determinants of progression to graft failure in kidney allograft recipients with de novo donor-specific antibody [J]. Am J Transplant,2015,15(11):2921-2930.

[9] NEVINS T E,NICKERSON P W,DEW M A. Understanding Medication Nonadherence after Kidney Transplant [J]. J Am Soc Nephrol,2017,28(8):2290-2301.

[10] BERTRAND D,GATAULT P,JAUREGUY M,et al. Protocol Biopsies in Patients With Subclinical De Novo Donor-specific Antibodies After Kidney Transplantation:A Multicentric Study [J]. Transplantation,2020,104(8):1726-1737.

[11] LOUPY A,HAAS M,ROUFOSSE C,et al. The Banff 2019 Kidney Meeting Report(I):Updates on and clarification of criteria for T cell- and antibody-mediated rejection [J]. Am J Transplant,2020,20(9):2318-2331.

[12] EINECKE G,REEVE J,GUPTA G,et al. Factors associated with kidney graft survival in pure antibody-mediated rejection at the time of indication biopsy:Importance of parenchymal injury but not disease activity [J]. Am J Transplant,2021,21(4):1391-1401.

[13] AUBERT O,HIGGINS S,BOUATOU Y,et al. Archetype Analysis Identifies Distinct Profiles in Renal Transplant Recipients with Transplant Glomerulopathy Associated with Allograft Survival [J]. J Am Soc Nephrol,2019,30(4):625-639.

六、肾移植术后新发特异性抗体治疗及效果观察 1 例分析

【摘要】

DSA 主要包括 HLA 抗体和非 HLA 抗体。AMR 主要是由患者体内的 DSA 介导的一类排斥反应。DSA 及 AMR 已经成为公认的影响移植物功能的重要因素。DSA 在 AMR 中发挥重要作用。移植前预存的 DSA 或移植后新产生的 DSA（de novo DSA，dnDSA），均对移植物的存活和功能产生不利影响。肾移植术后 10 年内，多达 25% 的患者会出现 dnDSA。在近60% 的肾移植患者中抗体介导的排斥反应导致了移植肾失去功能；抗体介导的排斥反应一直是近年来移植界关注的热点。通过此病例，我们探讨肾移植术后新生 DSA 抗体处理措施及预后，总结经验教训。

【病例资料】

主诉

肾移植术后 9 年，化验发现血肌酐升高 1d。

一般资料

受者，男性，56 岁，汉族，血型 A+，原发病不详。透析类型为血液透析，等待移植时间为12 个月。供肾类型为传统供肾。CYP3AS 基因型为 *1*3，无特殊病史。

免疫抑制剂应用情况

2005 年发现尿蛋白及尿隐血阳性，未行肾穿刺，2009 年进展为终末期肾病开始血液透析治疗。2010 年 11 月 27 日于我院行同种异体肾移植术，术前予以巴利昔单抗进行免疫诱导，甲泼尼龙总量 2.74g（术中 0.75g，术后 0.5g、0.5g、0.5g、0.25g、80mg、80mg、80mg），术后规律口服他克莫司、吗替麦考酚酯及醋松泼尼松进行三联抗排斥治疗。定期复查他克莫司谷浓度波动于 3.01~6.15ng/ml，血肌酐波动于 70~80μmol/L。2020 年 5 月 18 日常规复查血肌酐 191μmol/L，尿素氮 11.2mmol/L，GFR：45.9ml/min，血红蛋白：86g/L，他克莫司谷浓度2.13ng/ml，肝功能、血脂、血常规等化验未见异常。追问病史发现去年开始有漏服、自行减量免疫抑制剂的情况，肌酐增高前 10 天此现象更频繁。

临床表现

该患者临床主要表现为：化验示血肌酐急剧升高（术后血肌酐一直稳定且良好），不伴有发热、尿量减少、移植肾区不适、血压升高等其他临床表现。

辅助检查

（1）相关抗体检测结果，见表1-6-1

表1-6-1A　相关抗体检测结果（1）

时间	2019年11月18日	2020年5月26日	2020年6月23日	2020年7月21日	2020年9月15日
B*40:01	2 352	1 908	—	—	—
B*07:02	1 743	—	—	—	—
C*03:04	1 613	—	—	—	—
B*07:03	1 541	1 831	—	—	—
A*25:01	1 428	—	—	—	—
B*67:01	1 404	1 563	—	—	—
A*11:01	1 033	—	—	—	—
HLA-I抗体	7%	3%	0	0	0

表1-6-1B　相关抗体检测结果（2）

时间	2019年11月18日	2020年5月26日	2020年6月23日	2020年7月21日	2020年9月15日
DQA1*01:02	14 793	5 701	3 041	1 820	—
DQB1*06:04	14 793	5 701	3 041	1 820	—
DQB1*06:02	14 687	5 167	2 301	1 406	—
DQB1*05:01	13 123	4 087	—	—	—
DQA1*01:03	10 762	3 106	—	—	—
DQB1*06:03	10 762	3 106	1 182	606	—
DQB1*05:02	8 700	3 422	1 243	667	—
DQB1*06:01	8 595	2 281	—	—	—
DQA1*01:01	—	2 263	—	—	—
DQA1*01:04	—	1 457	—	—	—
DQB1*05:03	—	1 457	—	—	—
HLA-II抗体	18%	10%	5%	6%	0

四次检查结果如下：

2016年11月25日：DSA-I为阴性，FMI-I类值822；DSA-II为阴性，FMI-II类值1 721

2016年11月29日：PRA I类为阴性，PRA II类为阴性，HLA I类为阴性，HLA II类为阴性

2019年11月18日：PRA I类为阳性，FMI-I类值594；PRA II类为阳性，FMI-II类值8 758；HLA I类为阳性，HLA II类为阳性

2020年5月22日：HLA Ⅰ类10%，HLA Ⅱ类8%

（2）住院期间血常规、肝肾功能、血脂血糖、凝血、淋巴细胞亚群、尿常规（表1-6-2）

表1-6-2A 住院期间检查结果（1）

日期	5月18日	5月20日	5月22日	5月23日	5月25日	5月26日	5月27日	5月28日	5月30日	6月1日
白细胞（×10⁹/L）	7.8	6.74	7.13	6.05					12.31	
血红蛋白（g/L）	75	77	80	85					83	
血小板数（×10⁹/L）	197	219	228	241					206	
他克莫司谷浓度（ng/ml）					3.3					5.39
血肌酐（μmol/L）	110	109	91	148	183	191	173	163	194	
尿素氮（mol/L）	14.8	11		9.8	9.0	12.5	13.4	12	11.9	
尿酸（mol/L）	308	311		362	407	409	370	390	510	
β2-MG（mg/L）	7.62			5.79	5.82	6.55	7.52	6.69	9.63	
Cyc-C（mg/L）	1.7	1.79	1.76	1.84	1.74	1.77	1.85	1.86	1.91	
RBP（mg/L）	63.2			60.3	59.3	55.0	59.7	73.7	81.9	
GFR（ml/min）	44.37	41.79	42.62	40.47	43.19	42.34	40.21	39.96	38.73	
PT（s）	11.5	12.6		12.3					11.4	
APTT（s）	26.6	23.9		25.3					21.7	
TT（s）	19.7	29.7		24.1					20.3	
PRO（g/L）	–	–		–						–
BLD（RBC/μl）	+-	+-		–						–
CD3+T（个/u）	204								26	
CD4+T（个/u）	50								17	
CD8+T（个/u）	117								5	
CD19+B（个/u）	0								1	
CD56+NK（个/u）	40								5	

表1-6-2A 住院期间检查结果（2）

日期	6月2日	6月3日	6月5日	6月11日	6月19日	6月29日	7月17日	8月3日	9月14日	10月19日
白细胞（×10⁹/L）					6.5	7.12	7.08	7.69		8.77
血红蛋白（g/L）					108	102	110	113		122
血小板数（×10⁹/L）					263	200	199	187		202
他克莫司谷浓度（ng/ml）			4.38		7.77	5.45	4.67	3.13		2.93

续表

日期	6月2日	6月3日	6月5日	6月11日	6月19日	6月29日	7月17日	8月3日	9月14日	10月19日
血肌酐（μmol/L）	197	187	172	157	221	213	193	180		148
尿素氮（mol/L）	13.10	12.7	9.9	13.7	13.7	13.0	10	13.0		11.10
尿酸（mol/L）	518	479	442	397	465	296	274	281		388
β2-MG（mg/L）	8.09	7.35	10.29	9.28	7.84	8.79		5.41		4.37
Cyc-C（mg/L）	1.84	2.08	1.88	1.67	2.25	1.69	1.52	2.0		1.93
RBP（mg/L）	75.6	82.3	65	54.1	83.7	80.2	104.2	115.7		99.3
GFR（ml/min）	40.47	35.01	39.46	45.29	31.84	44.67	50.43	36.68		45.16
ALT（U/L）					33.0	20.1	12.4	10.0		11.0
AST（U/L）					22.8	20.0	17.10	20.6		13.4
TBIL（μmol/L）					4.5	5.5	6.90	6.7		8.0
LDH（U/L）										
TC（mol/L）					3.36	2.92	3.18	3.69		4.35
TG（mol/L）					2.35	0.99	1.57	1.14		1.76
GLU（mol/L）					5.34	5.17	5.25	5.85		5.66
CRP（mg/L）					0.53	0.61				
PT（s）			11	10.5						
APTT（s）			21.5	23.5						
TT（s）			17.2	17.8						
PRO（g/L）					－	－	－	+－		+－
BLD（RBC/μl）					－	－	－	－		－
CD3+T（个/u）					437					
CD4+T（个/u）					175					
CD8+T（个/u）					167					
CD19+B（个/u）					9					
CD56+NK（个/u）					51					

移植肾彩超：两次肾移植彩超结果如下：

2020 年 5 月 19 日：移植肾大小正常，移植肾积水，移植肾实质回声增强，移植肾输尿管未见明显扩张，移植肾肾周未见明显异常。移植肾彩色血流信号丰富。阻力指数（弓、叶、段）RI：1.0-0.72-0.72。肾门部动静脉彩色血流未见明显异常。残余尿量情况为排尿后，膀胱内可探及残余尿量约 19.0ml。

2020 年 6 月 16 日：移植肾大小正常，移植肾积水，移植肾输尿管未见明显扩张，移植肾肾周未见明显异常。移植肾彩色血流信号丰富。阻力指数（弓、叶、段）RI：0.55-0.69-0.69。

肾门部动静脉彩色血流未见明显异常。

移植肾穿刺活检病理(见图 1-6-1,手机扫描本章末二维码阅图):①移植肾轻度急性 T 细胞介导性排斥反应及局灶肾组织间质轻微基质增生和少许轻微萎缩性肾小管炎。②移植肾急性抗体介导性排斥反应及电镜可见少数管周毛细血管基膜轻度多层,提示轻微慢性活动性抗体介导性排斥反应因素。

体格检查

体温 36.5℃,脉搏 88 次/min,呼吸 20 次/min,血压 123/68mmHg,轻度贫血貌,神清语利,双肺呼吸音粗,未闻及干湿性啰音,心律齐,各瓣膜听诊区未闻及病理性杂音,左侧移植肾区触及移植肾大小正常,质地可,无压痛,听诊无血管杂音,双下肢无水肿,全身皮肤黏膜无出血点、瘀斑。

【诊断与鉴别诊断】

诊断

1. 异体肾移植状态,移植肾急性抗体介导性排斥反应。
2. 终末期肾病,肾性贫血,肾性高血压。
3. 心律失常,阵发性房颤。

诊断依据

1. 复查血肌酐突然增高,病史有较长时间不规律服用免疫抑制剂病史,近 10 天更频繁。
2. 移植肾彩超提示肾血管血流指数 RI 升高,并排除血管及输尿管等外科并发症。
3. 移植肾穿刺活检结果可明确诊断。
4. 化验移植肾功能提示血肌酐较基线明显升高。DSA 抗体水平较高。入院时移植肾彩超提示肾血管血流阻力指数升高(RI:1.0-0.72-0.72),并排除血管及输尿管等外科并发症。移植肾穿刺活检病理:移植肾轻度急性 T 细胞介导性排斥反应及局灶肾组织间质轻微基质增生和少许轻微萎缩性肾小管炎。移植肾急性抗体介导性排斥反应及电镜可见少数管周毛细血管基膜轻度多层,提示轻微慢性活动性抗体介导性排斥反应因素。

鉴别诊断

肾移植术后血肌酐升高的原因很多,主要有外科因素如移植肾积水、移植肾动脉狭窄等;内科因素如移植肾急性肾小管损伤、供肾因素、钙调神经蛋白抑制剂(calcineurin inhibitor,CNI)肾损害、移植肾排斥反应、移植肾新发或复发肾脏病等。

1. 外科因素　①移植肾积水:该患者行移植肾彩超未见肾盂扩张、输尿管狭窄等表现,故不支持此项诊断;②移植肾动脉狭窄:可表现为血肌酐升高,部分患者可表现为难以控制的高血压,该患者血压正常,移植肾血管彩超检查未见血流异常,故不考虑此诊断。

2. 内科因素　①溶血尿毒症综合征是一种罕见的疾病,典型的 HUS 系一种伴有红细胞形态异常、临床以溶血性贫血、血小板减少、急性肾衰竭为特征的综合征;血小板减少程度较轻,肾功能程度反应病情严重程度,药物(如 CNI)可引起;患者无血小板减少、皮肤黏膜紫癜、凝血等变化,病理无小动脉和肾小球毛细血管祥改变,故不考虑此诊断。②CNI 导致的肾损害:可发生在治疗时的任一时段,损伤致移植肾功能急性或慢性减退,虽 CNI 肾毒性并非呈剂量依赖性,但 CNI 浓度增高有助于确诊;病理可见近端肾小管上皮细胞均一空泡性变,患者他克莫司谷浓度 2.13ng/ml,无 CNI 高暴露,结合病理不考虑此病。③非 HLA 抗体及 MICA 抗体:肾脏移植物体液免疫的主要靶点是多态性的 HLA 抗原,在 AMR 过程中存在直接针对非 HLA 抗原的抗体,诸如:血管紧张素 1 类受体抗原、基底膜聚糖抗原、自身抗原等产生的抗体能够影响移植肾急性及慢性排斥反应的进程。MICA 抗体是人类主要组织相容复合体(MHC)Ⅰ类相关基因 A 编码的多态性细胞膜糖蛋白分子。在对移植物免疫反应过程中出现的自身抗体,其特异性多种多样,但并非所有存在抗体的患者均发生排斥反应或移植物功能障碍,肾移植术后新产生的 HLA 抗体或 MICA 抗体一般不会引起超急性或加速性排斥反应,但会有一个针对移植肾内皮细胞的慢性损伤过程,通常经历数年才导致移植肾排斥和移植失败。

【治疗与转归】

患者于 2020 年 5 月 19 日入院后予注射用甲泼尼龙 500mg、250mg、250mg 连续 3 天,血肌酐逐渐下降 110μmol/L、109μmol/L、91μmol/L,停用甲泼尼龙后血肌酐逐渐上升至入院时水平 191μmol/L;2d 时予移植肾穿刺,并发血尿,血红蛋白由 88g/L 降至 68g/L,予输注去白细胞悬浮红细胞及止血等对症治疗。入院 6 日时患者感心悸不适,心电图提示房颤,予去乙酰毛花苷注射液静脉滴注,后恢复窦性心律。因血肌酐反弹升高至 191μmol/L,建议患者应用兔抗人胸腺免疫球蛋白治疗,患者不同意,遂又追加甲泼尼龙 250mg 静点 1 日,复查血肌酐无下降趋势,遂应用兔抗人胸腺免疫球蛋白 50mg、25mg、25mg 连续 3d,血肌酐降至163μmol/L 后又升高至 194μmol/L,予以甲泼尼龙 500mg 静脉滴注 1d,同时开始应用静脉注射人免疫球蛋白开始治疗(初始使用 7d)。此时患者肾穿刺病理报告示:①移植肾轻度急性 T 细胞介导性排斥反应 IA 及局灶肾组织间质轻微基质增生和少许轻微萎缩肾小管炎。②移植肾急性抗体介导性排斥反应及电镜可见少数管周毛细血管基膜轻度多层,提示轻微慢性活动性抗体介导性排斥反应因素。开始 DFPP+IVIG 治疗,血浆置换 5 次,IVIG1g/kg,患者血肌酐波动于 170~215μmol/L 之间,患者出院定期随访,肌酐水平变化(见图 1-6-2,手机扫描本章末二维码阅图)。

2020 年 10 月 19 日门诊随诊血肌酐 148μmol/L,DSA 抗体测定转阴。

【诊疗思维】

根据病史本例患者有不规律服用、漏服免疫抑制剂病史,因复查时发现血肌酐增高入院,入院后先给予大量糖皮质激素治疗,前 3 天血肌酐下降疗效明显,考虑 T 细胞介导的排斥反应可能;但两天后血肌酐再次攀升,考虑短期内耐激素作用,又予兔抗人胸腺细胞免疫球蛋白治疗 3 天无效;入院 2 日即行移植肾穿刺活检术,10 天后病理结果报告示急性抗体介导性排斥反应及急性细胞介导性排斥反应，予血浆置换及注射用静脉用丙种球蛋白治疗，血肌酐波动于 200μmol/L 左右。患者依从性差、免疫抑制剂不足、频繁漏服免疫抑制剂，存在 T 细胞介导的排斥反应诱发体液排斥反应，结合 DSA 及病理结果提示存在移植肾急性抗体介导性排斥反应及轻微慢性活动性抗体介导性排斥反应。

【拓展】

近年来，免疫抑制治疗的进展显著降低了肾移植术后 T 细胞介导的排斥反应的发生率，并显著提高了肾移植的短期存活率，但长期预后并不令人满意。在晚期移植肾功能丢失中，有超过 60% 的病例是由抗体介导的体液免疫，主要是由于 B 细胞活化产生特异性抗体发挥免疫效应造成。抗体介导的排斥反应（AMR）逐渐成为肾移植术后发生功能障碍的最关键原因，占移植肾丢失的比例 50% 以上。AMR 主要是由供体特异性抗 HLA 抗原抗体在肾小球和肾小管间质中引起的，是一个复杂的多因素过程，涉及抗 HLA/抗非 HLA 抗体的激活，从而导致补体依赖性细胞毒性。肾移植术后 1 年内发生 AMR 的患者移植肾丧失功能率高达 20%~30%，而且抗体介导的免疫损伤是造成移植肾慢性丧失功能的主要原因，其关键在于供者特异性抗体的产生和效应，尤其是术后 dnDSA。约有 15% 的移植患者在术后平均 4.6 年的时间内出现 dnDSA。术前未致敏的肾移植患者，也可在术后产生 dnDSA，dnDSA 形成后将会显著降低移植肾的长期存活率。即使是移植后晚期形成的抗 HLA 抗体，也与移植物存活率的降低有相关性，Terasaki 等证明了移植后 DSA 与移植肾失去功能存在明显的因果关系。

DSA 可以通过激活补体，引发抗体依赖的细胞毒作用、调理作用、中和游离抗原等途径发挥效应，其中激活补体是其主要作用。若 DSA 符合下列三种情况，则移植肾失去功能的风险明显增高：①免疫主导特异性 DSA（iDSA）的平均荧光强度（MFI）；②是否可以结合补体 C1q；③抗体的 IgG 分类是否以 IgG3 为主（IgG 分为 IgG1、IgG2、IgG3、IgG4，其中和补体结合能力最强的是 IgG3）。

依从性差、免疫抑制不足以及术后发生急性排斥反应（AR）等是 dnDSA 形成的危险因素。远期急性 AMR 的发生常常伴有细胞性排斥反应，原因可能是抗体的形成与类别转换需要 T 细胞的辅助，所以 AMR 的发生恰恰是细胞免疫抑制不足的体现。患者此次入院前曾间断有漏服免疫抑制剂数次，是发生排斥反应的高危因素，病理结果提示伴有轻度 T 细胞介导的排斥反应。

现阶段针对 AMR 的主要预防及治疗方案主要有：①清除或中和体内已存在的抗体，比如血浆置换和静脉注射人免疫球蛋白；②抑制体内产生抗体细胞的增殖或去除细胞，比如利妥昔单抗、他克莫司、特异性针对淋巴细胞的单克隆或多克隆抗体；③抑制补体功能，降低自身固有的免疫功能或 T 细胞免疫功能。血浆置换可有效清除体内 DSA，但不能防止其产生；静脉注射免疫人球蛋白具有多重和长期的免疫调节作用，能中和自身抗体，下调由 B 细胞介导的抗体水平，通过抑制 C3 激活而阻止补体介导的免疫损伤；利妥昔单抗能结合 B 细胞的 CD20，介导细胞溶解，因而在致敏的患者中使用利妥昔单抗有效，并能消除脱敏治疗和抗 AMR 治疗中抗体的再产生；硼替佐米作用于浆细胞，用其治疗可使 DSA 水平下降，移植肾的功能得到改善。CNI、霉酚酸(mycophenolic acid, MPA),哺乳动物雷帕霉素靶蛋白(mammalian target of rapamycin, mTOR)抑制剂等能抑制 T 细胞和 B 细胞的功能,从而降低 DSA 的产生。

HLA 具有的显著多态性,与排斥反应密切相关,HLA 不完全相容往往持续存在,并且可以在术后的任何时期导致排斥反应的发生,因此预防 dnDSA 形成比治疗更为重要,是应对 AMR 的最佳措施。术前加强预存 DSA 的检测,避免 HLAⅡ类抗原的错配,避免免疫抑制不足,以及提高患者依从性等措施都将有助于预防 dnDSA 的形成。移植术后随访中应常规进行 dnDSA 的检测,有助于提前发现 AMR 并给予预防性处理,同时明确 dnDSA 形成的风险因素,采取合理的免疫抑制方案以减少 dnDSA 的形成。即使 DSA 阳性无症状患者也需要进行相应的抑制或清除抗体以及抗体分泌细胞的治疗,从而减少 DSA 诱发的 AMR 对移植物长期存活的影响。

在本病例里,在经过甲泼尼龙冲击治疗后血肌酐迅速恢复至正常,但冲击治疗后 2 天血肌酐再次迅速反弹,故予以静脉滴注兔抗人胸腺细胞免疫球蛋白(rATG)3 天,血肌酐下降不明显,继续给予血浆置换、静脉注射人免疫球蛋白治疗。经上述治疗后血肌酐缓慢下降,移植肾彩超提示血流阻力指数恢复正常,HLA-DSA 荧光值下降,提示发生急性排斥反应后更易产生 dnDSA,进而影响肾功能。

对于 dnDSA 的研究和 AMR 的机制的认识在近些年有明显的进展,其中基因编辑技术和分子免疫学的飞速发展大大丰富了 AMR 的治疗手段。推动基础研究成果更快地实现临床转化,为临床早期诊断、合理制定个体化治疗方案以及评估治疗效果提供客观的参考依据,将使更多的移植患者受益。

【专家点评】

关于肾移植的抗体介导的排斥反应(antibody-mediated rejection, AMR)目前尚无 FDA 批准的急性或慢性 AMR 治疗方法。与脱敏方案相似,血浆置换或高剂量 IVIG 构成了"标准治疗",每个中心偏好不同的辅助治疗。所以 AMR 仍然是移植医学面临的主要挑战之一。维持足够的免疫抑制强度(尤其是包含 CNI 的方案)是预防 TCMR 和新生 DSA 的关键策略,HLA-Ⅱ的匹配降低了 TCMR,dnDSA,AMR,移植肾肾小球疾病和移植物丢失的风险,尤其是 HLA-DQ/DQ 的匹配尤为重要。近年新的观点认为采用分子水平(比如氨基酸水平)的配型更为精准。例如 HLA-DR/DQ 的分子水平的匹配可以使受者使用低剂量的 CNI 而不发生免疫反应,从而可以使免疫抑制方案个体化。通常,晚期活动性和慢性活动性 AMR 被认为是 TCMR/AMR 混合表型,抗 IL6/IL-6R 治疗具有调节 B 细胞、浆细胞和 T 细胞的能力,也许会有更优的治疗潜力,成为治疗新策略。

(石韶华　赵凤)

参考文献

[1] JALALZADEH M, MOUSAVINASAB N, PEYROVI S, et al. The impact of acute rejection in kidney transplantation on long-term allograft and patient outcome [J]. Nephrourol Mon, 2015, 7(1): e24439.

［2］SANCHEZ-ESCUREDO A，ALSINA A，DIEKMANN F，et al. Polyclonal Versus Monoclonal Induction Therapy in a Calcineurin Inhibitor-Free Immunosuppressive Therapy in Renal Transplantation：A Comparison of Efficacy and Costs［C］// Transplantation Proceedings. Elsevier，2015，47（1）：45-49.

［3］YANG S，WU Z，WU W，et al. Characteristics of long-term immunosuppressive therapy in Chinese pediatric renal transplant patients：a single-center experience［C］// Transplantation proceedings. Elsevier，2009，41（10）：4169-4171.

［4］MORATH C，OPELZ G，ZEIER M，et al. Clinical relevance of HLA antibody monitoring after kidney transplantation［J］. J Immunol Res，2014：845040.

［5］MAUIYYEDI S，COLVIN RB. Humoral rejection in kidney transplantation：new concepts in diagnosis and treatment［J］. Curt Opin Nephrol Hypertens，2002，11（6）：609-618.

［6］TERASAKI P I，OZAWA M. Predicting kidney graft failure by HLA antibodies：aprospectivetrial［J］. Am J Transplant，2004，4（3）：438-443.

［7］STEGALL M D，NATALIE M，TIMUCIN T，et al. Down-regulating humoral immune responses：Implications for organ transplantation［J］. Transplantation，2014，97（3）：247-257.

［8］TERASAKI P I，CAI J. Human leukocyte antigen antibodies and chronic rejection：from association to causation［J］. Transplantation，2008，86（3）：377-383.

［9］VIGLIETTI D，LOUPY A，VEMEREY D，et al. Value of Donor-Specific Anti. HLA Antibody Monitoring and Characterization for Risk Stratification of Kidney Allogrnft Loss［J］. J Am Soc Nephrol，2017，28：702-715.

［10］于立新. 肾移植术后体液性排斥反应的研究进展［J］. 中华移植杂志（电子版），2015，9（3）：108-112.

第一章　病例插图

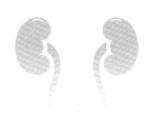

第二章　移植肾肾病或肿瘤

一、肾移植术后局灶节段性肾小球硬化复发 1 例诊治分析

【摘要】

局灶节段性肾小球硬化（focal segmental glomerulosclerosis，FSGS）是一种组织学病变，其病理表现为部分（局灶）肾小球和/或肾小球部分毛细血管袢（节段）发生病变。约 40% 的 FSGS 患者接受肾移植后会复发且严重影响移植肾预后。对于肾移植术后 FSGS 复发的治疗，除了包括血浆置换、利妥昔单抗等传统方法外，共刺激因子 B7-1 抑制剂阿巴西普近些年也被报道可以治疗复发性 FSGS，但其治疗效果在国际上仍然存在争议。在此，我们总结 1 例肾移植术后复发性 FSGS 的诊治经过，通过临床表现和病理学证据确诊为肾移植术后 FSGS 复发，在利妥昔单抗和血浆置换无明显治疗效果的前提下，我们进一步利用阿巴西普治疗并取得了良好的效果。通过此病例，我们意在分享肾移植术后 FSGS 复发的诊治经验。

【病例资料】

主诉

FSGS 病史 15 年，肾移植术后 3 个月余，发现大量蛋白尿 2 个月余。

一般资料

受者，男性，年龄 17 岁，汉族，血型 A+。原发病为 FSGS，透析类型为血液透析，供肾类型为 DCD，PRA 为阴性。

病史介绍

患者 15 年前因全身水肿到医院就诊,检查提示大量蛋白尿,行肾穿刺活检病理提示为 FSGS,给予药物治疗后控制良好,定期复查,血肌酐缓慢升高,2 年前发展为终末期肾病并开始规律血液透析治疗。3 个月前行尸体供肾异体肾移植术,手术过程顺利,术后恢复良好,服用 MMF+TAC+Pred 免疫抑制维持,血肌酐下降至 70μmol/L。术后 1 个月查尿常规发现尿蛋白(+++),进一步行尿蛋白定量检查提示 14.67g/L,血肌酐 110μmol/L,行移植肾穿刺活检,病理提示考虑为 FSGS 复发,复查尿蛋白定量为 25.60g/L,先后给予 1 次利妥昔单抗和 5 次血浆置换治疗未见明显效果,恢复规律血液透析、改用 CsA+Pred 免疫抑制维持后出院,透析后尿量逐渐减少,血肌酐升高并维持约 600μmol/L。此次(术后 3 个月)为进一步治疗入院。

辅助检查

原肾穿刺活检病理结果 符合 FSGS 诊断(见图 2-1-1A、B,手机扫描本章末二维码阅图)。

移植肾穿刺活检病理结果 符合 FSGS 病理特点,考虑 FSGS 复发(见图 2-1-1C、D,手机扫描本章末二维码阅图)。

尿蛋白定量 术后 30d 14.67g/L;术后 36d 25.60g/L。

体格检查

体温 36.5℃,脉搏 85 次/min,呼吸 16 次/min,血压 137/99mmHg。右侧下腹部可见已愈合手术瘢痕,移植肾区隆起,移植肾触诊质偏硬,稍大,无明显压痛,双下肢轻度水肿,余无异常。

【诊断与鉴别诊断】

诊断

局灶节段性肾小球硬化(肾移植术后复发)。

诊断依据

患者原发病确诊为 FSGS,结合病史,在肾移植术术后 1 个月出现大量蛋白尿,移植肾穿刺活检病理提示为 FSGS 复发,可明确该诊断。

鉴别诊断

1. 急性排斥反应 急性排斥反应主要表现为尿量减少,血肌酐水平升高,可有少量蛋白尿。本病例在肾移植术后 1 个月左右尿量正常,出现大量蛋白尿,血肌酐稍增高。行移植肾穿刺活检确诊为 FSGS 复发,未见明显排斥反应,可排除急性排斥反应。

2. CNI 类药物毒性 CNI 类药物毒性一般发生于其药物浓度过高,可导致尿量减少、血肌酐升高。本病例肾移植术后 1 个月尿量无明显变化且出现大量蛋白尿,移植肾穿刺活检病理未见 CNI 类药物毒性特点,可排除。

【治疗与转归】

入院后进一步完善检查。移植肾彩超提示移植肾稍增大,血流正常,各级移植肾动脉阻力指数无明显增高;尿蛋白定量为 36.25g/L;血肌酐 569μmol/L;尿量约 500ml/d。停止血液透析,给予单次阿巴西普治疗(10mg/kg)后尿蛋白水平显著下降,治疗 10 天后降低至 6.97g/L 左右并维持该水平,进一步给予 2 次阿巴西普治疗,尿蛋白水平未再明显下降(见图 2-1-2,手机扫描本章末二维码阅图)。停止血液透析后,患者免疫抑制维持方案改为 MMF+CsA+Pred,CsA C_0 维持 150~200ng/ml,患者尿量逐渐增多并可维持约 2 000~3 000ml/d,血肌酐水平下降并维持约 300μmol/L。阿巴西普治疗后患者尿蛋白水平在可接受范围,尿量和血肌酐稳定,摆脱透析治疗。

【诊疗思维】

FSGS 是常见的肾脏疾病病理表现,且其在肾移植术后容易复发,所以临床上对于终末期肾病的患者需要尽量追踪其原发病,如确定为 FSGS,需与患者多沟通,告知术后复发风险。需要注意的是,发病年纪小、尿蛋白量大和疾病进展快是 FSGS 复发的高危险因素,针对这类患者应该尽量避免肾移植手术。术后 FSGS 复发可发生在任意时间,一般以蛋白尿为首发症状,在术后随访期间出现蛋白尿的患者,应该及时行移植肾穿刺活检进一步明确诊断。针对肾移植术后 FSGS 复发的治疗,传统的方法包括血浆置换、利妥昔单抗和大剂量环孢素等,但是效果欠佳且副作用较大,利用 B7-1 抑制剂阿巴西普进行治疗是近些年报道的方法,但是其治疗效果和机制目前仍然存在争议。

【拓展】

FSGS 是导致终末期肾脏疾病的常见原因,在肾移植术后复发率高,特别是在年轻、病情进展快、大量蛋白尿和曾经肾移植术后复发过的患者中更容易复发。FSGS 复发可以发生在肾移植术后几小时至任意时间,其具体发病机制目前尚不完全清楚,认为与患者血液中存在的渗透因子损伤足细胞有关。其诊断依靠临床表现和病理学特点,临床表现主要为蛋白尿和肾病综合征。

血浆置换、利妥昔单抗和常规免疫抑制剂是目前治疗 FSGS 复发的传统方法。然而,这些方法特异性和治疗效果差,且容易引起感染等严重并发症,亟待进一步探索 FSGS 的发病机制和治疗新方法。2013 年在《新英格兰医学杂志》上发表的一篇论文指出共刺激因子 B7-1 拮抗剂阿巴西普可以有效治疗肾移植术后复发性 FSGS,文中进一步证实复发性 FSGS 患者肾脏足细胞内可表达 B7-1,认为足细胞上表达的 B7-1 在 FSGS 的发病中起重要作用,且可通过抑制 B7-1 起到治疗效果。后续更多的研究进一步重复和探索阿巴西普对肾移植术后 FSGS 复发的治疗效果,其有效性和无效性均有报道,目前仍然存在争议。

本病例针对肾移植术后复发性 FSGS,首先给予利妥昔单抗和血浆置换进行治疗,但是未能取得良好效果。在此前提下我们试用了阿巴西普并取得了较好的治疗效果。然而,我们进一步对移植肾进行免疫组化染色,未能检测出足细胞上 B7-1 表达,这与文献报道不一致,可能是我们石蜡包埋一段时间后导致 B7-1 降解,也可能是阿巴西普通过其他机制治疗肾移植术后复发性 FSGS,如抑制 T 细胞活化等,这需要进一步的研究探索。

　　综上所述我们认为,终末期肾病患者应尽可能明确其原发病。针对原发病为 FSGS 的患者,尽量避免高复发风险的患者手术以及有必要与患者充分沟通术后复发的风险。FSGS术后复发可依据蛋白尿的典型临床表现和病理特点进行诊断。其治疗在常规方法的基础上,也可以试用 B7-1 抑制剂阿巴西普。

【专家点评】

　　FSGS 患者肾移植术后复发是临床上比较常见和棘手的问题,且严重影响移植肾存活。本文分享了 1 例肾移植术后复发 FSGS 的诊治经历,在常规治疗方法无明显效果的前提下,使用了近些年报道的阿巴西普进行治疗且取得了较好的效果,为肾移植临床医师对此类病例的诊治提供参考。

(廖 涛　孙启全)

参考文献

［1］D'AGATI V D,KASKEL F J,FALK R J. Focal segmental glomerulosclerosis［J］. New England Journal of Medicine,2011,365(25):2398-2411.

［2］VINAI M,WABER P,SEIKALY M G. Recurrence of focal segmental glomerulosclerosis in renal allograft:An in-depth review［J］. Pediatric transplantation,2010,14(3):314-325.

［3］MCCARTHY E T,SHARMA M,SAVIN V J. Circulating permeability factors in idiopathic nephrotic syndrome and focal segmental glomerulosclerosis［J］. Clinical Journal of the American Society of Nephrology,2010,5(11):2115-2121.

［4］ARAYA C E,DHARNIDHARKA V R . The Factors That May Predict Response to Rituximab Therapy in Recurrent Focal Segmental Glomerulosclerosis:A Systematic Review［J］. Journal of Transplantation,2011,2011(3):374213.

［5］OTSUBO S,TANABE K,SHINMURA H,et al. Effect of post-transplant double filtration plasmapheresis on recurrent focal and segmental glomerulosclerosis in renal transplant recipients［J］. Therapeutic Apheresis and Dialysis,2004,8(4):299-304.

［6］RAAFAT R H,KALIA A,TRAVIS L B,et al. High-dose oral cyclosporin therapy for recurrent focal segmental glomerulosclerosis in children［J］. American journal of kidney diseases,2004,44(1):50-56.

［7］YU C C,FORNONI A,WEINS A,et al. Abatacept in B7-1-positive proteinuric kidney disease［J］. New England Journal of Medicine,2013,369(25):2416-2423.

［8］DELVILLE M,BAYE E,DURRBACH A,et al. B7-1 blockade does not improve post-transplant nephrotic syndrome caused by recurrent FSGS［J］. Journal of the American Society of Nephrology,2016,27(8):2520-2527.

［9］ GRELLIER J,DEL BELLO A,MILONGO D,et al. Belatacept in recurrent focal segmental glomerulosclerosis after kidney transplantation［J］. Transplant International,2015,28（9）:1109-1110.

［10］ SHAH Y,ALMESHARI K,ALEID H,et al. Successful Treatment With Abatacept in Recurrent Focal Segmental Glomerulosclerosis After Kidney Transplant［J］. Experimental and Clinical Transplantation: Official Journal of the Middle East Society for Organ Transplantation,2019,17（Suppl 1）:178-180.

二、人异基因骨髓间充质干细胞治疗肾移植术后局灶节段性肾小球硬化复发 1 例分析

【摘要】

局灶节段性肾小球硬化（focal segmental glomerulosclerosis,FSGS）是一种罕见但主要的 ESRD 病因。与成人和接受后续肾移植的患者相比,儿童的复发率更高。此外,肾移植后,大约 30%~40% 的 FSGS 患者会出现复发性 FSGS。其发病率在世界范围内呈上升趋势。在文献中很少有评估 MSC 输注在 FSGS 体内模型中的有益作用的临床前研究,但都呈现有希望的结果,从而转化为临床。

【病例资料】

主诉

肾移植术后 19 个月,发现尿蛋白加重 1 周。

一般资料

受者,男性,出生年月为 2006 年 4 月 17 日,年龄 12 岁,汉族。原发病为肾病综合征［FSGS（细胞型）］,供肾类型为 DCD（儿童）。HLA 配型为 2/6 错配,PRA Ⅰ类 0,Ⅱ类 0。突变基因: COL4A5 基因 Exon4:c.262C>T（p.Pro88Ser）。

患者,6 岁（2012 年 7 月 29 日）时因"肾病综合征［FSGS（细胞型）］"在我院分别接受甲泼尼龙、环磷酰胺以及口服激素治疗,7 岁（2013 年 9 月 26 日）进展到终末期肾病,在北京大学第一医院接受腹膜透析治疗。2015 年 12 月 29 日在我院接受"同种异体肾移植术"。2016 年 6 月 27 日因"蛋白尿"行移植肾穿刺,病理诊断为:①局灶节段性肾小球硬化症（非特殊型）。②可疑急性 T 细胞介导的排斥反应（临界改变）。予以利妥昔单抗、甲泼尼龙治疗,对症支持治疗。

病史介绍

患者因患尿毒症于 19 个月前行同种异体肾移植术,手术过程顺利,术后恢复良好,出院后规律服用免疫抑制剂。术后 6 个月因"蛋白尿",在我院接受移植肾穿刺,病理诊断为: ①局灶节段性肾小球硬化症（非特殊型）;②可疑急性 T 细胞介导的排斥反应（临界改变）,

给予 RTX 200mg（375mg·m^{-2}）+甲泼尼龙 40mg 治疗，累计 2 次，24h 尿蛋白降至 2.9~3.3g。1 周前患者在门诊复查时，发现 24h 尿蛋白 4.6g。现为求进一步治疗，门诊以"移植肾肾病：FSGS 复发可能"收入我院。入院以来，患者意识清，精神可，食欲可，睡眠正常，大小便正常，体重 28kg。

辅助检查

血常规：红细胞 $3.89×10^{12}$/L，血红蛋白 110g/L，血小板数 $299×10^9$/L。

尿常规：隐血 3+，蛋白 2+。

肝肾功能：肌酐 59μmol/L，总蛋白 41g/L，白蛋白 23.6g/L。

环孢素谷浓度：168ng/ml

凝血功能：凝血酶原时间 10.60s；国际标准化比值（INR）0.96；凝血酶原时间活动度 107%；部分凝血酶原时间 38.3s；纤维蛋白原 3.86g/L；凝血酶时间 17s；D-二聚体 0.12mg/L；纤维蛋白降解产物 1.38mg/L

24h 尿蛋白量：4.6g

体格检查

体温 36.5℃，脉搏 80 次/min，呼吸 20 次/min，血压 126/80mmHg。

发育尚可，营养中等，意识清楚，自主体位，正常面容，表情自如，查体合作。全身皮肤黏膜无明显水肿，腹部有移动性浊音，右侧下腹部可见约 10cm 长手术瘢痕。移植肾区无压痛及反跳痛。

【诊断与鉴别诊断】

诊断

移植肾肾病；FSGS 复发可能。

诊断依据

①24h 尿蛋白 4.6g；②血清白蛋白 <25g/L；③原发病史：COL4A5 基因 Exon4:c.262C>T（p.Pro88Ser）变异、自体肾穿刺病理结果：FSGS（细胞型）、激素治疗抵抗；④既往肾移植术后半年 FSGS 复发。

鉴别诊断

肾移植术后 20 个月，血肌酐 59μmol/L，环孢素 A 谷浓度 168ng/ml，尿量未减少。近一周门诊复查 PRA I 类 0，II 类 0；是否存在 T 细胞急性排斥以及高 CNI 浓度引起的毒性反应，需要移植肾超声及病理穿刺鉴别诊断。

【治疗与转归】

入院当天移植肾彩超结果：肾脏大小约 107mm×44mm×50mm，实质厚 13mm，血流灌注达皮质边缘，移植肾动脉阻力指数（RI）低于 0.7；行移植肾穿刺病理，结果提示：①轻微病变肾小球病，结合上次肾穿刺活检资料考虑 FSGS 复发；②不排除免疫抑制剂肾毒性改变。结合入院检查大量蛋白尿、低蛋白血症，诊断为"移植肾肾病；FSGS 复发"。术后 6 个月首次复发时给予 RTX 200mg（375mg·m^{-2}）+甲泼尼龙 40mg，累计 2 次，尿蛋白量维持稳定 15 个月期间，患者分别出现肺部感染 1 次，上呼吸道感染 2 次，考虑 RTX 治疗后 B 淋巴细胞长期低下，恢复至正常水平时间较长，感染风险增高。

我院血液科、儿科联合会诊后，选择给予 HUC-MSCs 治疗 2 次（剂量 1×10^8 个细胞），间隔 1 周。治疗后患者 24h 尿蛋白持续下降，低至 1.08；尿蛋白维持稳定 38 个月间（2017 年 8 月至 2020 年 8 月），血清白蛋白 28~36g/L，血肌酐 64~116μmol/L，整体状况良好。

【诊疗思维】

患者原发病是 FSGS 型肾病综合征，术后半年病理证实为 FSGS 复发，更换环孢素 A，甲泼尼龙联合 RTX 治疗，临床疗效明显；基于文献多次报道 FSGS 易于反复复发的风险，且患者临床表现为低蛋白血症、大量蛋白尿、血肌酐正常、尿量正常、近 1 周门诊复查 PRA Ⅰ类 0，Ⅱ类 0，首先考虑原发病复发，行移植肾穿刺活检证实。另外，患者合并低蛋白血症，营养较差，再次接受 RTX 治疗存在感染风险。因此，在与患者家属充分沟通后，尝试新的治疗方案。

【拓展】

小儿肾病综合征中 FSGS 占 4%~10%，占我国小儿肾脏病肾活体组织检查病理诊断的 7%。FSGS 进展到终末期肾病的比例为 50%~70%。肾移植手术是终末期肾病的最佳治疗手段。大量文献已证实 FSGS 肾移植术后存在复发风险，识别复发的高危风险因素，有助于 FSGS 复发的预防和治疗。发病年龄较早（尤其是儿童期发病）、原肾中存在肾小球系膜增生、原发病快速进展至终末期肾病（尤其是在原发病后 3 年内）、移植前双肾切除、白种人、携带特殊基因、移植前大量蛋白尿、既往因复发导致移植肾功能丢失等均为常见的高危因素。本例患者 6 岁，以大量蛋白尿为首发症状，且存在 COL4A5 基因 Exon4：c.262C>T（p.Pro88Ser）变异，给予甲泼尼龙、环磷酰胺足量冲击治疗，蛋白尿下降不明显，历时 14 个月进展至终末期肾病。

国内外多家移植中心报道证实，预处理可以降低肾移植 FSGS 复发风险。国外一项早期队列研究证实，围手术期血浆置换可为 FSGS 提供保护。另一项回顾性研究则显示，围手术期血浆置换无法明显降低 FSGS 的复发率。国外文献报道，肾移植术后 24h 内给予 RTX 治疗，可有效降低肾移植术后蛋白尿的发生率，维持移植肾功能稳定。本例患者围手术期及术后未进行血浆置换治疗，术后半年发现尿蛋白后予高剂量的环孢素 A 治疗，谷浓度维持在 100~200ng/ml，RTX 200mg（375mg·m^{-2}）+甲泼尼龙 40mg，累计 2 次，24h 蛋白尿维持在

2.9~3.3g(见图2-2-1,手机扫描本章末二维码阅图)。对于儿童肾移植新发/复发FSGS的治疗,国际尚无统一的标准治疗。我们中心的经验是早期发现有大量蛋白尿,排除继发性因素后,常规高浓度环孢素A联合RTX,结合循环通透因子结果,考虑是否血浆置换。

本例患者第二次FSGS复发,使用HUC-MSCs治疗,主要参考两项研究:2013年,意大利首次报道1例FSGS复发,传统治疗效果不佳,使用MSCs治疗,疗效明显。该患者为13岁FSGS患儿,行肾移植后FSGS复发,RTX治疗两次无明显临床疗效;5个月后开始予MSCs输注3次[1×10^6细胞/(kg·次)],结果显示:①MSCs治疗是安全的;②治疗后尿蛋白下降及肾功能稳定。另外,我国学者2016年报道了MSCs治疗30例难治性肾病综合征的安全性及疗效观察。这30例患者的病理类型为:系膜增生性肾小球肾炎15例,微小病变6例,膜增殖性肾小球肾炎2例,FSCS 2例,膜性肾病5例。治疗方案为每周静脉滴注$(1~2)\times10^6$细胞/kg,连续4周;共观察24周。结果显示:①MSCs治疗的不良反应轻微,对症处理后均痊愈;②50%患者完全缓解,20%患者部分缓解,30%患者无效。这两项研究均支持MSCs可能成为FSGS的治疗手段。

本例患者术后6月FSGS首次复发,环孢素联合RTX治疗后,24h尿蛋白下降至2.9g,维持稳定15个月。FSGS第2次复发,MSCs治疗后,尿蛋白维持稳定26个月。随访至2020年8月,患者再次出现尿蛋白(24h尿蛋白8g)伴有血肌酐缓慢上升,再次行移植肾穿刺病理,结果为肾小球多数硬化,考虑因素有:①患者随访不规律,环孢素A谷浓度持续较低(48~85ng/ml),存在排斥反应;②FSGS反复复发对肾小球的损害;③治疗FSGS复发过程中高浓度环孢素A治疗对肾小球的毒性损害(见图2-2-2,图2-2-3,手机扫描本章末二维码阅图)。

小结

肾移植术后FSGS较易反复复发,以大量蛋白尿为首发症状,结合原发病病史、基因诊断和病理可及早诊断,给予血浆置换预处理,环孢素A、利妥昔单抗联合治疗,如复发病变仍有进展,可使用HUC-MSCs作为治疗的一项选择。

【专家点评】

FSGS是导致儿童慢性肾功能衰竭的重要原发病,非遗传因素导致的肾衰竭移植后复发率高,复发后治疗难度大,成为儿童肾移植后肾功能丢失的重要原因。目前常用的治疗方法有:利妥昔单抗、血浆置换和大剂量环孢素A。早期复发后由于利妥昔单抗对足细胞表面的保护作用,血浆置换可以清除循环中的致病因子,这两种治疗方法普遍使用。高浓度的环孢素A稳定系膜细胞的作用也取得了一定的效果。

间充质干细胞治疗肾脏纤维化和FSGS目前还存在争议。Ru-Chun Yang和Hualin Ma分别报道在大鼠模型中利用HUC-MSCs治疗FSGS,24h尿蛋白定量、血肌酐和尿素氮都有所降低,但临床上具体治疗效果还存在争议。此患者在术后早期尿蛋白定量持续升高,且有病理证实为FSGS复发,确诊没有问题。在使用激素、环磷酰胺和利妥昔单抗的基础上,又使用了两个治疗量的HUC-MSCs,最后尿蛋白获得了一定程度的缓解,肾功能也维持在了稳定水平。在保证患者无其他副作用的基础上,使用 HUC-MSCs 治疗 FSGS 是一次有益的临床探索。

因为缺乏阴性对照,或者治疗前后的病理及其他方面的对照研究,此病例并不能充分证明 MSCs 对肾脏纤维化或者 FSGS 进展的保护作用。MSCs 在临床上获得广泛应用尚需要更多病例的研究。

(丰永花　刘　磊　尚文俊)

参考文献

[1] 易著文,何庆南. 小儿临床肾脏病学[M].2 版. 北京:人民卫生出版社,2016:194.

[2] VINAI M,WABER P,SEIKALY MG. Recurrence of focal segmental glomerulosclerosis in renal allograft:an in-depth review [J]. Pediatr Transplant,2010,14(3):314-325.

[3] FORNONI A,SAGESHIMA J,WEI C,et al. Rituximab targets podocytes in recurrent focal segmental glomerulosclerosis [J]. Sci Transl Med,2011,3(85):85ra46.

[4] BELINGHERI M,LAZZARI L,PARAZZI V,et al. Allogeneic mesenchymal stem cell infusion for the stabilization of focal segmental glomerulosclerosis [J]. Biologicals,2013,41(6):439-445.

[5] 李俊霞,周欣谕,丘美兰,等. 脐带间充质干细胞对难治性肾病综合征的疗效观察[J]. 中华细胞与干细胞杂志(电子版),2016,6(2):92-96.

[6] YANG RC,ZHU XL,WANG J. et al. Bone marrow mesenchymal stem cells attenuate the progression of focal segmental glomerulosclerosis in rat models [J]. BMC Nephrol,2018,19(1):335.

[7] HUALIN M A,YAOJIONG W U,YING X U,et al. Human umbilical mesenchymal stem cells attenuate the progression of focal segmental glomerulosclerosis [J]. Am J Med Sci,2013,346(6):486-93.

三、肾移植术后 IgA 肾病复发 1 例分析

【摘要】

IgA 肾病(IgA nephropathy)是最常见的原发性肾小球疾病。肾移植术后 IgA 肾病复发率从 4.5%~70.5% 不等。随着近年来的研究深入,人们认识到 IgA 肾病复发是影响移植肾长期存活的重要因素之一,造成移植肾功能衰竭的风险为 1.6%~19.1%。移植肾 IgA 肾病复发时间由 3~67.7 个月不等,其诊断主要依据患者原肾、供肾零点穿刺和移植肾病理结合临床表现来进行综合诊断。目前推荐的移植肾 IgA 肾病治疗方案包括控制蛋白尿、免疫抑制剂调整,抗 CD20 单抗、依库珠单抗等治疗。

在此,我们对 1 例肾移植术后 IgA 肾病复发的案例进行分析,包括病理诊断和临床诊断及治疗。通过此病例探讨肾移植术后 IgA 肾病复发的临床病理特点,为移植肾 IgA 肾病的临床治疗和预后判断提供依据。

【病例资料】

主诉

肾移植术后 16 个月余,发现蛋白尿、血尿 3 个月。

一般资料

受者,性别,女性,年龄 29 岁,汉族,血型 O+,原发病为 IgA 肾病。透析类型为血液透析,等待移植时间为 2 年。供肾类型为 DCD,HLA 配型为 2/6 错配,PRA 为阴性,无特殊病史。

免疫抑制剂应用情况

患者免疫诱导治疗应用兔抗人胸腺细胞免疫球蛋白(rATG),手术中、术后第 1 天分别使用 rATG(50mg,1 次/d),术后第 2 天、第 3 天分别使用 rATG(25mg,1 次/d)和甲泼尼龙(术中 500mg,术后第 1 天 250mg、第 2 天 120mg、第 3 天 80mg)。初始免疫抑制剂方案为他克莫司(TAC)、吗替麦考酚酯(MMF)和醋酸泼尼松(Pred)。术后第 7 天患者肾功能恢复正常,第 10 天出院,出院时血肌酐为 110μmol/L。患者移植后至此次发病,肾功能波动于 103~117μmol/L,未见血尿、蛋白尿。

临床表现

患者肾移植术后 16 个月,近 3 月来患者出现血肌酐逐渐升高,由 115μmol/L 升高至 242μmol/L,伴有进行性加重的镜下血尿(+~+++)和蛋白尿(+~+++)。服用厄贝沙坦(150mg,b.i.d.),倍他乐克(25mg,b.i.d.)控制血压在 140~160mmHg/80~90mmHg 之间。

辅助检查

血常规:血红蛋白 90g/L。

尿常规:隐血+++。

24h 尿蛋白定量:24h 尿蛋白 1.93g。

尿红细胞位相:5~10/HP,正常红细胞 15%,棘形红细胞 30%,小红细胞 20%,皱缩红细胞 25%,圈型红细胞 10%。

群体反应抗体(PRA):阴性。

尿 BKV 核酸检测:<$1.0×10^3$。

血 BKV 核酸检测:<$1.0×10^3$。

自体肾穿刺病理表现为肾小球系膜弥漫中至重度增生、灶状肾小管萎缩及间质纤维化,Masson 染色在系膜区出现团块状嗜复红蛋白沉积,免疫荧光染色显示肾小球系膜区有高强度 IgA 团块状沉积。

供肾移植前穿刺病理表现为肾小球未见系膜增生、基底膜不厚、部分肾小管上皮细胞刷状缘脱落、间质未见炎细胞浸润及纤维化、小动脉大致正常。免疫荧光染色(IgA,IgG,IgM、

C3、C1q、FRA)均为阴性(见图 2-3-1,手机扫描本章末二维码阅图)。

移植肾穿刺病理主要表现为肾小球系膜弥漫轻度增生、局灶肾小管萎缩及间质纤维化,Masson 染色在系膜区出现块状嗜复红蛋白沉积,免疫荧光染色显示肾小球系膜区有中至高强度 IgA 团块状沉积,电镜观察示肾小球系膜区有高电子致密物沉积(见图 2-3-2,手机扫描本章末二维码阅图)。

体格检查

体温 36.3℃,脉搏 87 次/min,呼吸 18 次/min,血压 145/90mmHg,双肺呼吸音未及干湿啰音。腹软,未及明显包块及反跳痛。移植肾触诊质韧,大小正常,未及压痛。双下肢未见明显水肿。

【诊断与鉴别诊断】

诊断

移植肾 IgA 肾病复发,移植肾功能不全。

诊断依据

根据患者血尿和蛋白尿、血肌酐升高等临床症状,结合实验室检查及患者原发病病理诊断为 IgA 肾病,怀疑移植肾 IgA 肾病复发。移植肾病理学主要表现为肾小球系膜弥漫轻度增生、局灶肾小管萎缩及间质纤维化,Masson 染色在系膜区出现块状嗜复红蛋白沉积,免疫荧光染色显示肾小球系膜区有中至高强度 IgA 团块状沉积,电镜观察示肾小球系膜区有高电子致密物沉积。综上,患者移植肾 IgA 肾病复发诊断成立。

鉴别诊断

内科 IgA 肾病的鉴别诊断

由于合并移植肾免疫及患者长期服用免疫抑制剂等因素,移植肾 IgA 肾病病理表现更为复杂多样,鉴别诊断主要通过患者临床表现,实验室检查和病理穿刺综合评价。

1. 抗体介导排斥反应　临床表现有少尿,体温升高,血肌酐短期内急剧上升;彩超检查阻力指数增高(RI>0.8),供体特异性抗体(DSA)阳性;病理表现肾小球毛细血管内皮细胞增生、管周毛细血管炎、免疫组化 C4d+等;如合并慢性抗体介导排斥反应,会出现肾小球毛细血管基底膜双轨征,与单纯性膜增生性 IgA 肾病难以区别,这就需要结合是否伴有 C4d 沉积及 DSA 等指标综合判断是复合性病变还是单纯病变。

2. T 细胞介导排斥反应　有近期漏服免疫抑制剂或腹泻等病史。病理表现间质炎、肾小管炎,组织学特征与 IgA 肾病重叠,也要结合有无动脉内膜炎、动脉内膜纤维化等病理损伤进行综合评估。

3. BK 病毒感染　由于移植肾 IgA 肾病患者免疫力低下,易合并病毒感染,表现为重度肾间质和肾小管炎,可通过 SV40 免疫组化染色和检测血清和尿液中 BK 病毒拷贝数,与 T

细胞介导排斥反应相区别。

4. 肾移植术后继发性 IgA 肾病 和 IgA 肾病复发 在临床表现和移植肾病理特征性改变类似。主要通过患者原发病是否为 IgA 肾病来鉴别诊断。但是在实际临床工作中,由于大多数患者就诊时已经进入终末期肾病阶段,未行肾穿刺,无法明确其原发疾病,给肾移植术后继发性 IgA 肾病和 IgA 肾病复发的鉴别诊断带来困难。目前研究发现与 IgA 肾病相关的患者特定的 HLA 类型,在患者及其未受影响的家庭成员血清中发现的高 IgA 浓度,以及潜在遗传缺陷的差异可能是造成 IgA 肾病的一些遗传因素,可以在缺少原肾病理诊断的情况下作为参考。

【治疗与转归】

患者术后免疫抑制方案为 MMF+TAC+Pred 方案,MPA AUC 术后 1 周检测为 48mg/(ml·min),TAC 药物浓度波动在 5~7ng/ml 之间,Pred 术后从 20mg/d 逐渐调整至 10mg/d。患者肾移植术后 16 个月,发现血尿、蛋白尿,血肌酐在发病初始 1 月余相对稳定,根据患者原发病为 IgA 肾病,怀疑移植肾 IgA 肾病复发,免疫抑制剂方案调整为,Pred 从 10mg/d 增至 15mg/d,继续口服厄贝沙坦,倍他乐克降压治疗,将血压控制在 130/85mmHg 以下,加用雷公藤(20mg,t.i.d.)治疗,效果不佳,血肌酐缓慢上升,患者入院进一步诊疗。移植肾穿刺活检明确诊断为移植肾 IgA 肾病复发。在上述治疗的基础上给予抗 CD20 单抗 200mg 治疗,随后 24h 尿蛋白定量逐渐降低至 0.5g,血肌酐缓慢降至 145μmol/L,但尿隐血持续阳性,随后进行扁桃体切除术,3 个月后尿隐血转阴,24h 尿蛋白定量进一步下降至 0.2g,继续维持原治疗方案,1 年后血肌酐降至 131μmol/L,定期随访。

【诊疗思维】

IgA 肾病是常见的原发性肾小球肾炎之一,临床病程多变,最常见的临床表现为发作性肉眼血尿和无症状性血尿和/或蛋白尿。部分患者肾功能多年维持正常,部分患者肾功能迅速恶化,约 15%~40% 的患者进展至终末期肾病。肾移植是 IgA 肾病所致终末期肾病患者的首选治疗方法,但肾移植术后 IgA 肾病的复发率在 15%~78%。本例患者原发病为 IgA 肾病,在肾移植术后 16 个月出现无症状性血尿和蛋白尿。患者原肾和移植肾活体组织检查是明确诊断的重要方法。肾移植术后 IgA 肾病的治疗同非移植患者原发性 IgA 肾病类似,包括减轻蛋白尿、控制血压、控制炎症反应等对症治疗。降压药建议选择 RASS 阻断剂,对于难治性的移植后 IgA 肾病患者,建议采用血浆置换及抗 CD20 单抗等治疗。如果患者 IgA 肾病的发生和扁桃体炎有关,或扁桃体炎与临床血尿蛋白尿的出现和程度相关,建议进行扁桃体切除。另外,还需密切监测肾功能、免疫抑制剂浓度、PRA、DSA 等实验室检查。

【拓展】

肾移植是 IgA 肾病所致终末期肾病患者的首选治疗方法,但肾移植术后 IgA 肾病的复发率在 15%~78%。移植肾新发 IgA 肾病是指移植前自体肾无 IgA 肾病,供肾无 IgA 肾病,而在肾移植术后发生 IgA 肾病,在实际临床工作中,由于大多数患者就诊时已经进入终末期肾病阶段,无法明确其原发疾病,或既往未行肾活体组织检查而无法明确原发病等因素的影响,目前尚难以确定移植肾新发 IgA 肾病比率。

IgA 肾病是一种由循环中含有 IgA 的免疫复合物介导的全身性疾病。尽管肾移植术后服用大量免疫抑制剂,但是患者产生免疫复合物的倾向仍然存在。循环免疫复合物是否沉积在肾小球系膜中,免疫抑制如何改变这一点,以及随后的系膜细胞和招募的炎症细胞的反应可能决定 IgA 肾病是否复发和复发的结果。IgA 肾病发病机制非常复杂,目前仍未完全明确。移植肾 IgA 肾病复发的危险因素包括供肾 IgA 沉积、亲属供者、受者年龄较小、原发病病程短、蛋白尿、具有 IgA 肾病代表性的发病基因、术后过早停用激素、供者 HLA 错配位点多等。部分 IgA 肾病患者存在遗传易感性,尽管这种易感性如何表现尚不清楚。目前关于 IgA 肾病发病机制的研究包括在遗传关联研究中发现的与 IgA 肾病相关的患者特定的 HLA 类型,以及在患者及其未受影响的家庭成员血清中发现的高 IgA 浓度。潜在遗传缺陷的差异可能是造成 IgA 肾病中常见的一些人口统计学和临床变异的部分原因。

移植肾 IgA 肾病的确诊需要活体组织检查证实在移植肾中存在 IgA 沉积的组织学证据。虽然临床实践中偶尔使用临床标准如血尿、蛋白尿进行诊断,但并不可靠,会导致误诊或肾病分类错误。而确诊移植肾 IgA 肾病复发距离肾移植手术的时间各家报道也不一致,Lionaki 等总结了 1995—2015 年 32 篇国外文献,确诊时间由 3~67.7 个月不等,国内季曙明等报告的 1 组病例中肾移植受者组织学上的 IgA 肾病复发的时间为术后(9.3±3.6)个月,这是因为部分患者未出现临床症状或者在移植后仅表现为轻度蛋白尿或镜下血尿时,往往不肯接受肾活体组织检查,所以早期移植肾 IgA 肾病的诊断还依赖于术后程序化肾活体组织检查。

无论复发或新发性移植肾 IgA 肾病,临床表现均与普通人群原发性 IgA 肾病类似,以血尿及蛋白尿最常见,并且随着病情进展,血肌酐和尿素氮水平逐渐升高。文献报道原发性 IgA 肾病血尿患者占 75%~85%,24h 尿蛋白 0.6~2.6g 不等,但移植肾 IgA 肾病是在患者长期使用免疫抑制剂、机体处于免疫抑制状态下发生的,因此其临床病程、肾功能损害程度与原发性 IgA 肾病有所不同,Ortiz 等报告了一组移植肾复发 IgA 肾病早期阶段的病例,仅 36% 患者出现血尿,24h 尿蛋白平均(0.10±0.34)g,血肌酐平均(119±29)μmol/L,另有 52% 患者无症状,但随着移植时间延长,血尿及 24h 尿蛋白定量均明显加重。

移植肾 IgA 肾病病理表现较普通人群 IgA 肾病的病理表现更为复杂。移植肾 IgA 肾病常常伴有急性或慢性排斥反应,会出现间质炎、肾小管炎,动脉炎,肾小球毛细血管内皮细胞增生、管周毛细血管炎等急性排斥反应的病理特征。移植肾 IgA 肾病也会合并有慢性排斥反应的病理特征,出现肾小球毛细血管基底膜双轨征,与单纯性膜增生性 IgA 肾病难以区别,这就需要结合是否伴有 C4d 沉积及 DSA 等指标综合判断是复合性病变还是单纯病变。另外,由于移植肾 IgA 肾病患者免疫力低下,还易合并病毒或细菌感染,如 IgA 肾病合并 BK 病毒肾病,则需要和 T 细胞介导的排斥反应进行鉴别诊断。

目前国际上尚未达成对移植肾复发 IgA 肾病的防治共识,近年来报道在肾移植应用抗人胸腺细胞免疫球蛋白、低剂量类固醇、扁桃体切除可以有效降低 IgA 肾病的复发率。治疗方法依然同非移植患者原发性 IgA 肾病类似,包括减轻蛋白尿、RAAS 抑制剂控制血压、控制炎症反应等对症治疗及采用环孢素、他克莫司或醋酸泼尼松等免疫抑制治疗。对于难治性的移植后 IgA 肾病患者,建议血浆置换,抗 CD20 单抗治疗。2017 年 Lancet 上发表的靶向释放布地奈德 TRF-布地奈德(targeted-release formulation of budesonide,TRF-budesonide)的Ⅱ期临床研究发现,TRF-布地奈德治疗有利于移植肾 IgA 肾病患者尿蛋白肌酐比值的下降和肾小球滤过率的提高。

关于移植肾的存活率,文献报道术后伴有 IgA 肾病组和非伴发组 10 年移植肾的存活率相似;但 10 年以后,伴有 IgA 肾病组的移植肾存活率逐渐低于非伴发组。同时研究显示肾小球硬化、间质纤维化、系膜细胞增生、新月体形成等病理损害都与移植肾失去功能有关,特别伴新月体的复发 IgA 肾病患者移植肾失去功能的比率达到 88.8%。

综上所述,移植肾 IgA 肾病复发的早期诊断和治疗依赖于术前和术后程序化肾活体组织检查及临床、检验、病理等多学科合作,目前仍需开展大型、随机化研究,以期达成诊疗共识,进一步改善患者预后。

【专家点评】

肾移植术后 IgA 肾病的复发率高,由于合并移植肾免疫及患者长期服用免疫抑制剂等因素,移植肾 IgA 肾病临床及病理表现更为复杂多样,因此,移植肾 IgA 肾病复发的早期诊断和治疗依赖于术前和术后程序化肾活体组织检查及临床、检验、病理等多学科合作。IgA 肾病的治疗方法与非移植患者原发性 IgA 肾病类似,主要包括减轻蛋白尿、控制血压、控制炎症反应等对症治疗。对于原发病为 IgA 肾病的肾移植患者,术后应用抗胸腺细胞球蛋白、低剂量类固醇、扁桃体切除等可以有效减少 IgA 肾病的复发率。对于难治性的移植后 IgA 肾病患者,建议血浆置换,抗 CD20 单抗治疗。另外,还需加强这一类患者术后随访,定期检测肾功能、血尿常规、免疫抑制血药浓度、PRA、DSA 和 BK 病毒等实验室检查。

（郑 瑾 丁晨光 丁小明）

参考文献

[1] SHABAKA A,PEREZ-FLORES I,CORTES JA,et al. De Novo IgA Nephropathy in a Renal Allograft [J]. Exp Clin Transplant,2019,17(4):550-553.

[2] ABBAS F,KOSSI M E,JIN J K,et al. Recurrence of primary glomerulonephritis:Review of the current evidence [J]. World Journal of Transplantation,2017,7(6):301-316.

[3] ROBERTS IS,COOK HT. Working Group of the International IgA Nephropathy Networkand the Renal Pathology Society,et al. The Oxford classification of IgA nephropathy:pathology definitions,correlations,and reproducibility [J]. Kidney Int,2009,6(5):546-56.

[4] HAAS M,SIS B,RACUSEN L C,et al. Banff 2013 meeting report:inclusion of c4d-negative antibody-mediated rejection and antibody-associated arterial lesions [J]. Am J Transplant,2014,14(2):272-283.

[5] LIONAKI S,PANAGIOTELLIS K,MELEXOPOULOU C,et al. The clinical course of IgA nephropathy after kidney transplantation and its management [J]. Transplant Rev,2017:106-114.

[6] NIJIM S,VUJJINI V,ALASFAR S,et al. Recurrent IgA Nephropathy After Kidney Transplantation [J]. Transplant Proc,2016,48(8):2689-2694.

[7] WYLD ML, CHADBAN SJ. Recurrent IgA Nephropathy After Kidney Transplantation [J]. Transplantation. 2016, 100(9): 1827-1832.

[8] 季曙明, 倪雪峰, 谢轲楠, 等. 肾移植术后 IgA 肾病复发并非总是良性预后[J]. 器官移植杂志, 2016, 7(2): 94-99.

[9] SUZUKI H. IgA nephropathy [J]. Nihon Jinzo Gakkai Shi, 2015, 57(8): 1349-1353.

[10] COPPO R, TROYANOV S, BELLUR S, et al. Validation of the Oxford classification of IgA nephropathy in cohorts with different presentations and treatments [J]. Kidney Int, 2014, 86(4): 828-836.

[11] ORTIZ F, GELPI R, KOSKINEN P, et al. IgA nephropathy recurs early in the graft when assessed by protocol biopsy [J]. Nephrol Dial Transplant, 2012, 27(6): 2553-2558.

[12] DUAN Z Y, CAI G Y, CHEN Y Z, et al. Aging Promotes Progression of IgA Nephropathy: A Systematic Review and Meta-Analysis [J]. Am J Nephrol, 2013, 38(3): 241-252.

[13] SOARES MFS, ROBERTS ISD. Histologic Classification of IgA Nephropathy: Past, Present, and Future [J]. Semin Nephrol, 2018, 38(5): 477-484.

[14] MAGISTRONI R, D'AGATI VD, APPEL GB, et al. New development in the genetics, pathogenesis, and therapy of IgA nephropathy Kidneys [J]. Kidney Int. 2015, 88(5): 974-989.

[15] FELLSTRÖM B C, BARRATT J, COOK H, et al. Targeted-release budesonide versus placebo in patients with IgA nephropathy (NEFIGAN): a double-blind, randomised, placebo-controlled phase 2b trial [J]. Lancet, 2017, 389(10084): 2117-2127.

[16] MORONI G, LONGHI S, QUAGLINI S, et al. The long-term outcome of renal transplantation of IgA nephropathy and the impact of recurrence on graft survival [J]. Nephrol Dial Transplant, 2013, 28(5): 1305-1314.

四、移植肾复发性肾小球疾病膜增生性肾小球肾炎 1 例分析

【摘要】

膜增生性肾小球肾炎(membranoproliferative glomerulonephritis, MPGN)常常进展迅速, 是导致终末期肾病(end stage renal disease, ESRD)的常见病理类型。MPGN 可由感染、自身免疫性疾病、单克隆免疫球蛋白血症以及补体调节异常等多种原因所致, 无明显原因所致者为特发性 MPGN。特发性 MPGN 和补体调节异常所致的 MPGN 会导致 ESRD 患者接受肾移植后常出现复发。我们对 1 例特发性 MPGN 患者肾移植后复发的病例进行总结分析。

【病例资料】

主诉

同种异体肾移植术后 2 年, 颜面双下肢水肿伴持续性蛋白尿、血尿 8 个月。

一般资料

受者, 男性, 年龄 56 岁, 汉族, 血型 A+, 原发病为膜增生性肾小球肾炎。透析类型为血液透析, 等待移植时间为 133 天。供者类型 DCD。HLA 配型为 3/6 错配, PRA Ⅰ类 0, Ⅱ类 0。

受者 2012 年膜增生性肾小球肾炎,慢性肾脏病(chronic kidney disease,CKD)4 期,迅速进展为终末期肾病,开始血液透析。痛风性关节炎病史。

临床表现

患者于 2012 年明确诊断为慢性肾功能不全 CKD 4 期,膜增生性肾小球肾炎(见图 2-4-1,手机扫描本章末二维码阅图),虽经标准治疗仍迅速进展为终末期肾病开始维持性血液透析,透析期间无尿,补体 C3 0.81g/L。2018 年 8 月 1 日行同种异体肾移植术,术后肾功能延迟恢复(delayed graft function,DGF)。肾移植术后初期尿蛋白(±),2018 年 10 月(术后 2 个月)尿蛋白和尿红细胞持续阴性。2019 年 10 月(术后 14 个月)常规随访:尿蛋白(+),尿红细胞阴性,24h 尿蛋白定量 510mg,给予单倍逐渐增加到双倍剂量血管紧张素 Ⅱ 受体阻滞剂(angiotensin Ⅱ receptor blocker,ARB),但尿蛋白缓慢增加,至 2020 年 5 月(术后 21 个月)患者自觉颜面眼睑、双下肢水肿,查尿蛋白(+),尿红细胞少量,随后自觉水肿进行性加重,24h 尿蛋白定量 2 072mg,给予足量激素治疗。2020 年 6 月,4 小时尿蛋白 5 579mg,尿红细胞 67/μl,伴血白蛋白逐渐下降达到肾病综合征水平。血肌酐(Serum creatinine,Scr)波动在 150~200μmol/L。遂于 2020 年 6 月行肾穿刺。

免疫抑制剂应用情况

初始免疫抑制剂方案为他克莫司、吗替麦考酚酯、甲泼尼龙。术后 DGF,第 26 天开始有尿,肾功能恢复可,因合并肺部真菌感染,住院治疗至第 57 天出院,出院时肌酐 146μmol/L。出院后维持泊沙康唑抗肺部真菌治疗半年。由于血糖高,调整免疫抑制剂方案为环孢素 A、吗替麦考酚酯、甲泼尼龙 4mg。

体格检查

体温 36.9℃,脉搏 78 次/min,呼吸 20 次/min,血压 120/78mmHg(三联降压药),颜面眼睑水肿,双肺呼吸音稍粗,未闻及干湿啰音。腹软,全腹无压痛、反跳痛,未扪及包块,移动性浊音(−)。移植肾触诊大小正常,无压痛。双下肢轻度压陷性水肿。

辅助检查

补体 C3:0.69g/L。
补体 C4:0.24g/L。
血沉:12mm/h。
类风湿因子:<20IU/ml。
抗链球菌溶血素 O(antistreptohaemolysin O,ASO):35.50IU/ml。
抗核抗体(Antinuclear antibody,ANA)、抗肾小球基底膜(glomerular basement membrane,GBM)抗体、抗中性粒细胞胞质抗体(anti-neutrophil cytoplasmic antibody,ANCA)均为(−)。Scr、血白蛋白、血红蛋白以及尿蛋白定量结果趋势图(见图 2-4-1 至图 2-4-3,手机扫描本章末二维码阅图)。

外周血抗体滴度:可见其中部分位点 DSA 滴度强阳性(表 2-4-1)。

乙肝标志物:HbsAb(+),余(−),丙肝和 HIV(−)。

彩超:移植肾 122mm×63mm,实质厚 18mm,形态饱满,实质回声稍增强,移植肾血流充盈尚可。肾动脉 V_{max}=89cm/s,RI=0.86,段动脉 V_{max}=36cm/s,RI=0.77,叶间动脉 V_{max}=36cm/s,RI=0.70。彩超提示移植肾形态饱满,实质回声稍增强;移植肾动脉阻力指数稍增高。

胸部 CT:双下肺纤维灶,右侧胸膜增厚;主动脉硬化。

移植肾病理(2020 年 6 月):8 个肾小球,2/8 球性硬化,1 个细胞性小新月体伴节段硬化,1 个细胞性大新月体,肾小球系膜细胞和基质显著增生,毛细血管祥见双轨征;管周毛细血管炎(ptc1),肾小球炎(t1);肾小管萎缩-间质纤维化及炎细胞浸润;免疫荧光:IgA(−),IgG(++),C4d(−),C3(++),PLA2R(−)。诊断考虑免疫复合物介导的膜增生性肾小球肾炎,伴新月体形成。电镜结果:①肾小球系膜区可见电子致密物沉积,需结合患者原发病除外传入、复发或新发肾小球肾炎;②可见小球炎、小管炎及管周毛细血管炎,ptc 增厚、分层(≥7 层),节段性内皮下间隙轻度增宽,系膜插入及双轨形成(见图 2-4-4 至图 2-4-9,手机扫描本章末二维码阅图)。

表 2-4-1 外周血抗体部分位点 DSA 滴度强阳性

特异性 specificity		血清学 serology	荧光中位值 MFI	结果判读 Result
DQA1*03:02	DQB1*03:01	DQ7(3)	15 697	强阳
DQA1*03:02	DQB1*02:02	DQ2	15 621	强阳
DQA1*03:01	DQB1*03:01	DQ7(3)	13 812	强阳
DQA1*03:01	DQB1*04:02	DQ4	13 509	强阳
DQA1*03:02	DQB1*03:02	DQ8(3)	13 270	强阳
DQA1*03:01	DQB1*03:02	DQ8(3)	11 890	强阳
DQA1*03:02	DQB1*03:03	DQ9(3)	10 760	强阳
DRB4*01:01		DR53	4 381	中阳
DRB1*08:01		DR8	1 235	弱阳
DRB1*13:01		DR13(6)	794	弱阳
DQA1*02:01	DQB1*03:02	DQ8(3)	650	weak
DQA1*01:01	DQB1*05:01	DQ5(1)	614	weak
DPA1*02:02	DPB1*01:01	DPW1	593	weak
DQA1*01:02	DQB1*05:02	DQ5(1)	538	weak
DPA1*02:02	DPB1*05:01	DPW5	479	阴性
DPA1*02:01	DPB1*01:01	DPW1	446	阴性
DQA1*01:02	DQB1*05:01	DQ5(1)	442	阴性
DQA1*02:01	DQB1*04:01	DQ4	376	阴性
DQA1*04:01	DQB1*04:01	DQ4	335	阴性
DQA1*04:01	DQB1*03:03	DQ9(3)	334	阴性

续表

特异性 specificity		血清学 serology	荧光中位值 MFI	结果判读 Result
DQA1*04:01	DQB1*04:02	DQ4	329	阴性
DQA1*06:01	DQB1*03:03	DQ9(3)	317	阴性
DQA1*01:02	DQB1*06:04	DQ6(1)	306	阴性
DQA1*05:01	DQB1*04:01	DQ4	291	阴性
DPA1*01:03	DPB1*01:01	DPW1	287	阴性
DQA1*06:01	DQB1*04:02	DQ4	271	阴性
DRB1*14:01		DR14(6)	267	阴性
DQA1*02:01	DQB1*02:02	DQ2	249	阴性
DRB1*11:03		DR11(5)	241	阴性
DQA1*02:01	DQB1*02:01	DQ2	236	阴性
DRB1*11:04		DR11(5)	198	阴性
DQA1*05:01	DQB1*02:02	DQ2	197	阴性
DQA1*01:02	DQB1*06:02	DQ6(1)	197	阴性
DQA1*05:01	DQB1*02:01	DQ2	183	阴性
DRB1*13:05		DR13(6)	152	阴性
DQA1*05:01	DQB1*03:01	DQ7(3)	151	阴性

【诊断与鉴别诊断】

诊断

移植肾功能不全;肾病综合征,肾移植后特发性 MPGN 复发;抗体介导的排斥反应。

诊断依据

肾移植后特发性 MPGN 复发。

1. 患者自体肾有 MPGN 病史。既往患者 2012 年肾穿刺活检病理明确诊断为膜增生性肾小球肾炎,CKD4 期,大量蛋白尿,虽经标准 MPGN 治疗,仍快速进展至 CKD5 期,开始行血液透析治疗。

2. 移植后逐渐出现蛋白尿和血尿,进而达到肾病综合征。患者移植术后初期至术后 14 个月,尿蛋白和尿红细胞均阴性,在移植后第 14 个月开始出现尿蛋白(+),并进行性增多,至移植后 21 个月出现颜面眼睑、双下肢水肿且进行性加重。查尿蛋白定量 2 072~5 579mg/24h,伴镜下血尿,血白蛋白逐渐下降,达到肾病综合征水平(低于 30g/L)。

3. 移植后出现低补体血症。移植前补体 C3 正常为 0.81g/L,随着术后尿蛋白逐渐增加,补体 C3 下降到 0.69g/L。

4. 移植肾活体组织检查病理证实免疫复合物介导的膜增生性肾小球肾炎,伴新月体形成。抗体介导的排斥反应(AMR)。

(1) 肾功能缓慢进展,不能排除排斥反应可能性。

(2) 移植肾活体组织检查电镜:可见 ptc 显著多层(>7 层),高度提示持续的慢性 AMR 的损伤所致 ptc 多层改变。

(3) 外周血抗体滴度可见部分位点 DSA 滴度显著阳性。

鉴别诊断

诊断特发性 MPGN 复发,需要鉴别移植肾发生蛋白尿、血尿和肾功能不全的其他原因、移植肾继发性 MPGN、移植肾新发 MPGN、慢性移植肾小球病等。

1. 继发性 MPGN

(1) 感染相关的继发性 MPGN:筛查乙型和丙型肝炎病毒、HIV 等,以排除感染相关的继发性 MPGN。该患者均为阴性故可排除。

(2) 自身免疫性疾病相关性 MPGN:最常见系统性红斑狼疮(systemic lupus erythematosus,SLE),狼疮性肾炎(Lupus nephritis,LN)。该患者虽然补体 C3 稍下降,但无 SLE 相关症状体征,且 ANA、dsDNA 等阴性,故可排除。其他自身免疫性疾病(如干燥综合征和系统性硬化症等)相关 MPGN,均有其特征性病史或者体格检查,本例均可排除。

(3) 单克隆免疫球蛋白血症相关性 MPGN:该患者血清蛋白电泳和血清游离轻链和尿蛋白电泳检查均未见异常,可排除。

2. 移植肾新发 MPGN 自体肾虽有其他原发性肾小球疾病,在肾移植后偶可出现移植肾新发免疫复合物介导性的 MPGN,通常继发于感染,如细菌或真菌感染。本例患者移植后肺部真菌感染,抗真菌治疗半年后未再出现感染;感染诱发的新发肾小球肾炎通常在感染后较短潜伏期之后快速出现,本例患者真菌感染与尿蛋白出现之间相隔数月,与之不相符,移植肾新发 MPGN 可排除。

3. 慢性移植肾肾病 该患者肾组织病理见肾小球毛细血管袢呈双轨征,免疫荧光染色显示 IgG、C3 阳性。肾小球毛细血管壁增厚,类似于 MPGN 的表现。但慢性移植肾肾病通常无致密沉积物。慢性移植肾肾病的病理特征还包括间质不同程度片状纤维化及局部淋巴细胞和浆细胞浸润,并伴不同程度的肾小管萎缩和肾小管细胞脱落。肾小管周围毛细血管基底膜断裂和分层可能相对具有特异性。该患者组织学有慢性移植肾肾病证据存在。但同时该患者的电镜结果又见免疫复合物沉积。因此本例患者在 MPGN 复发的同时合并慢性移植肾肾病。

【治疗与转归】

目前尚无经过证实的针对特发性 MPGN 复发的有效治疗方法,治疗常常反应差。本例由于既往有肺部感染史,故针对特发性 MPGN 复发给予减量的甲泼尼龙 250mg/d 冲击 3d,续贯环磷酰胺(cyclophosphamide,CTX)400mg/d 冲击 3d,接续醋酸泼尼松 60mg/d,口服,4 周,逐渐减量至 15mg/d 维持;大剂量 IVIG 20g/d 冲击 7d;隔日血浆置换共 7 次;环孢素 A 联合吗替麦考酚酯。治疗 1 个月后尿蛋白无明显好转,血白蛋白虽缓慢升高但仍维持较低水平,肌酐有短暂的下降,随之在肾穿刺后第 50d 开始明显升高,从基线的 180μmol/L 上升至 260μmol/L,疗效欠佳。

【诊疗思维】

MPGN 是一种通过肾活体组织检查在光镜下观察到的肾小球损伤模式,分为不同的亚型,包括免疫复合物介导性 MPGN 和 C3 肾小球病。肾移植后特发性 MPGN 和补体调节异常所致 MPGN 常出现复发。大多数复发性 MPGN 患者表现为蛋白尿、血尿、肾小球滤过率下降和高血压,还可出现低补体血症。诊断思路是:当自体肾有 MPGN 病史,接受肾移植后出现新发的蛋白尿、血尿和/或肾小球滤过率降低,则高度怀疑为特发性 MPGN 复发,需肾活体组织检查明确诊断。鉴别诊断过程中,移植肾 MPGN 复发和慢性移植肾肾病常相伴而行,本例即如此,无论病理结果还是血清学检测都提示移植肾 MPGN 复发和 ABMR 相伴。目前尚无经过证实的针对特发性 MPGN 复发的有效治疗方法,尤其是增生显著、伴有新月体、肾功能快速进展患者,或者穿刺时已有显著慢性化改变者,常常对治疗无效而丢失移植肾功能。因此,在移植后尿检异常,和/或肾功能恶化时及时肾穿刺明确诊断,及早抢救治疗。

【拓展】

多数 MPGN 患者都能找到基础病因,包括慢性感染、自身免疫性疾病(狼疮、干燥综合征和系统性硬化症等)和单克隆免疫球蛋白血症。少数患者无法明确原因,即诊断为特发性 MPGN,因此特发性 MPGN 是一种排除性诊断。旧的分类系统根据电镜下观察到的肾脏超微结构特点,将 MPGN 分为Ⅰ、Ⅱ、Ⅲ共 3 个亚型。目前虽然已有新的分类方法,但有关移植肾 MPGN 复发的大多数研究都采用以电镜为基础的分类。

肾移植后特发性 MPGN 和补体调节异常所致 MPGN 常出现复发,总体复发率为 19%~48%,儿童的复发率可能略高。但是这些报道的移植后复发率可能高估真实复发率,因为 MPGN 的诊断是依靠移植肾活体组织检查,而 MPGN 中观察到的一些组织学变化与慢性移植肾肾病类似。本例患者即如此,同时具有特发性 MPGN 复发和慢性移植肾肾病的证据。因此,一些被诊断为复发性 MPGN 的患者可能实际上是慢性移植肾肾病。但电镜下的表现有助于鉴别这两种疾病。与接受尸体供肾的患者相比,接受活体亲缘供肾的患者复发率可能更高。

大多数肾移植后特发性 MPGN 复发的患者表现为蛋白尿、血尿、高血压和肾小球滤过率降低。尿蛋白通常大于 1g/d。MPGN 患者常出现低补体血症,并且可能早于复发相关的肾脏表现,本例患者移植前血补体 C3 正常,出现蛋白尿后补体 C3 显著下降。

如果患者自体肾有 MPGN 病史,在移植后任意时间现新发蛋白尿、血尿和/或肾小球滤过率降低,则高度怀疑为特发性 MPGN 复发,通过移植肾活体组织检查作出诊断。所有因特发性 MPGN 导致 ESRD 而进行肾移植的患者,若出现不明原因的新发或加重的蛋白尿、血尿或肾小球滤过率下降,都应行移植肾活体组织检查。移植肾肾病与复发性 MPGN 组织学特征相似,可能较难鉴别,电镜下表现有助鉴别[18]:电镜下电子致密物沉积一般见于 MPGN 中,而在慢性移植肾肾病中则没有;在慢性移植肾肾病中可见肾间质纤维化、肾小管萎缩以及小管基底膜分层,MPGN 则没有;在慢性移植肾肾病中可观察到管周毛细血管的 C4d 染色阳性,并通常存在供者特异性抗体(donor-specific antibodies,DSA)。若诊断复发性 MPGN,还需排除继发性 MPGN,即使在自体肾为特发性 MPGN 患者,移植后也有可能发生继发性 MPGN,需筛查乙型和丙型肝炎病毒、HIV,以排除感染相关的继发性 MPGN;测定 ANA、dsDNA、补体 C3 和 C4 筛查 SLE 及其他自身免疫性疾病,不过自身免疫性疾病常有特征性病史和体征较容易排除;测定血清蛋白电泳或者血清游离轻链和尿电泳检查排除单克隆免疫球蛋白血症。

特发性 MPGN 复发目前尚无有效治疗方法。根据临床表现的严重程度对患者进行治疗:①如果患者肾小球滤过率稳定且蛋白尿小于 3.5g/d,通常不改变免疫抑制方案,建议 ACEI 或 ARB 治疗,目标血压低于 130/80mmHg。②如果尿蛋白≥3.5g/d,肾小球滤过率稳定或缓慢下降,建议增加泼尼松剂量至 1mg/(kg·d)(最大剂量 60~80mg/d),持续 16 周,之后几周内逐渐减量至基础剂量(5~10mg/d)。如果增加激素剂量后尿蛋白未减少和肾小球滤过率未稳定,建议增加抗代谢药物剂量,如果正在使用硫唑嘌呤,则在可耐受范围内增加剂量,最高可加至 2.5mg/kg。如果正在使用吗替麦考酚酯,在可耐受范围内增加剂量,最高 3 000mg/d,但需警惕骨髓抑制和感染等副作用。③如果患者肾小球滤过率迅速下降,建议采用血浆置换、静脉 CTX 和类固醇激素静脉冲击治疗。每日或隔日白蛋白置换液进行血浆置换治疗。静脉 CTX(单剂 500~1 000mg/m²)加甲泼尼龙静脉冲击治疗(500~1 000mg/d,3d),之后改为口服泼尼松 1mg/(kg·d),最大剂量 60~80mg/d。使用 CTX 治疗患者应停用抗排斥反应的抗代谢药物。

综上,复发的 MPGN 预后差,常会出现移植肾功能丢失,需要早期识别和诊断。

【专家点评】

移植肾特发性 MPGN 复发常见,易导致移植肾功能丢失。本例移植患者自体肾为肾穿刺确诊的 MPGN。肾移植术后肾功能稳定,尿检阴性,随着移植时间推移,逐渐出现蛋白尿和血尿,蛋白尿逐渐加重至肾病综合征水平和低白蛋白血症,肾功能恶化,移植肾活体组织检查证实膜增生性肾小球肾炎,肾组织电镜显示免疫复合物沉积,诊断移植肾 MPGN 复发成立。但该患者同时伴发 ABMR,结合外周血 DSA 滴度部分位点显著阳性,活体组织检查中电镜见 PTC 显著多层(大于 7 层),高度提示持续的慢性 ABMR 的损伤所致。因此本例考虑移植肾 MPGN 合并 ABMR。综合治疗策略是激素冲击后增大激素剂量,环磷酰胺冲击,血浆置换,调整免疫抑制方案。但总体预后不容乐观,需早期识别和移植肾活体组织检查明确,早抢救性治疗,尽力挽救肾功能。

(赵洪雯)

参考文献

[1] SETHI S,FERVENZA FC,ZHANG Y,et al. Proliferative glomerulonephritis secondary to dysfunction of the alternative pathway of complement [J]. Clin J Am Soc Nephrol,2011,6(5):1009-1017.

［ 2 ］ SETHI S,FERVENZA F C. Membranoproliferative glomerulonephritis:pathogenetic heterogeneity and proposal for a new classification ［ J ］. Semin Nephrol,2011,31(4):341-348.

［ 3 ］ GLASSOCK R J,BARGMAN J M,PALMER B F,et al. Nephrology Quiz and Questionnaire:2009 ［ J ］. Clinical Journal of the American Society of Nephrology Cjasn,2010,5(6):1141-1160.

［ 4 ］ BOSEMAN P,LEWIN M,DILLON J,e t al. Marfan syndrome,MPGN,and bacterial endocarditis ［ J ］. Am J Kidney Dis,2008,51(4):697-701.

［ 5 ］ YAMABE H,JOHNSON R J,GRETCH D R,et al. Hepatitis C virus infection and membranoproliferative glomerulonephritis in Japan ［ J ］. J Am Soc Nephrol,1995,6(2):220-223.

［ 6 ］ ALPERS C E,SMITH K D. Cryoglobulinemia and renal disease［ J ］. Curr Opin Nephrol Hypertens,2008,17(3): 243-249.

［ 7 ］ SETHI S,ZAND L,LEUNG N,et al. Membranoproliferative glomerulonephritis secondary to monoclonal gammopathy ［ J ］. Clin J Am Soc Nephrol,2010,5(5):770-782.

［ 8 ］ ZAND L,FERVENZA F C,NASR SH,et al. Membranoproliferative glomerulonephritis associated with autoimmune diseases ［ J ］. J Nephrol,2014,27(2):165-171.

［ 9 ］ FERVENZA F C,SETHI S,GLASSOCK R J. Idiopathic membrano proliferative glomerulonephritis:does it exist? ［ J ］. Nephrol Dial Transplant,2012,27(12):4288-4294.

［ 10 ］ DENTON MD,SINGH AK. Recurrent and de novo glomerulonephritis in the renal allograft ［ J ］. Semin Nephrol,2000,20(2):164-175.

［ 11 ］ FLOEGE J. Recurrent glomerulonephritis following renal transplantation:an update ［ J ］. Nephrol Dial Transplant,2003,18(7):1260-1265.

［ 12 ］ KOTANKO P,PUSEY C D,LEVY J B. Recurrent glomerulonephritis following renal transplantation ［ J ］. Transplantation,1997,63(8):1045-1052.

［ 13 ］ HABIB R,ANTIGNAC C,HINGLAIS N,et al. Glomerular lesions in the transplanted kidney in children ［ J ］. Am J Kidney Dis,1987,10(3):198-207

［ 14 ］ CHEIGH J S,MOURADIAN J,SUSIN M,et al. Kidney transplant nephrotic syndrome:relationship between allograft histopathology and natural course ［ J ］. Kidney Int,1980,18(3):358-365.

［ 15 ］ ANDRESDOTTIR M B,ASSMANN K J,KOENE RA,et al. Immunohistological and ultrastructural differences between recurrent type Ⅰ membranoproliferative glomerulonephritis and chronic transplant glomerulopathy［ J ］. Am J Kidney Dis,1998,32(4):582-588.

［ 16 ］ ANDRESDOTTIR M B,ASSMANN K J,HOITSMA A J,et al. Recurrence of type Ⅰ membranoproliferative glomerulonephritis after renal transplantation:analysis of the incidence,risk factors,and impact on graft survival ［ J ］. Transplantation,1997,63(11):1628-1633.

［ 17 ］ LORENZ EC,SETHI S,LEUNG N,et al. Recurrent membranoproliferative glomerulonephritis after kidney transplantation ［ J ］. Kidney Int,2010,77(8):721-728.

［ 18 ］ ANDRESDOTTIR M B,ASSMANN K J,KOENE R A,et al. Immunohistological and ultrastructural differences between recurrent type Ⅰ membranoproliferative glomerulonephritis and chronic transplant glomerulopathy［ J ］. Am J Kidney Dis,1998,32(4):582-588.

［ 19 ］ LIEN Y H,SCOTT K. Long-term cyclophosphamide treatment for recurrent type Ⅰ membranoproliferative glomerulonephritis after transplantation ［ J ］. Am J Kidney Dis,2000,35(3):539-543.

五、草酸盐肾病与肾移植 2 例分析

【摘要】

草酸盐肾病是由原发性或者继发性因素引起高草酸尿症(hyperoxaluria),导致草酸盐沉积在肾脏,进而损伤肾功能,持续草酸钙沉积可引起肾纤维化,甚至进展为终末期肾病。草酸盐肾病不仅发生在自体肾,移植肾同样存在,是导致移植肾功能不全的原因之一。高草酸尿症(尿草酸 >40mg/d)的原因包括:①原发性高草酸尿症(primary hyperoxaluria,PH);②肠源性高草酸尿症(enteric hyperoxaluria);③食源性高草酸尿症(dietary hyperoxaluria)。我们回顾诊治过的两例草酸盐肾病患者的资料,并结合文献,分析三种类型草酸盐肾病与肾移植的关系,强调肾移植术前对原发性草酸盐肾病的筛查的重要性,提高对肾移植术后肠道源性和食源性草酸尿症的诊疗水平。

【病例资料一】

原发性高草酸尿症(primary hyperoxaluria,PH)

主诉

反复肾结石伴肌酐升高 4 年,加重 6 个月。

病史特点

患者,女性,31 岁。

因肾功能不全,尿毒症期,维持性血透 6 个月至我院就诊,欲行肾移植,既往有反复发作双肾结石病史,自 2014 年始因肾结石、输尿管结石多次行体外冲击波碎石(extracorporeal shock wave lithotripsy,ESWL)及输尿管镜碎石术,结石成分为一水草酸钙。后肾功能逐渐减退,进展至尿毒症期,于 2019 年 3 月维持性血透治疗。

既往有桥本甲状腺炎病史,服用左甲状腺素钠控制良好,否认高血压、糖尿病。否认泌尿系结石家族史,否认慢性肾病家族史。

辅助检查:①血检:肌酐 825.2μmol/L,尿酸 317.4μmol/L,肾小球滤过率 11ml/(min·1.73m^{-2}),24h 尿蛋白 0.56g,Hb 109g/L。B 超:左肾大小 100mm×35mm×50mm,右肾 81mm×34mm×40mm,双肾皮质回声增强,双肾缩小,双肾结石。②CT:双肾多发结石,双肾钙质沉积(见图 2-5-1,手机扫描本章末二维码阅图)。

初步诊断:慢性肾功能不全,尿毒症期;双肾结石;肾性贫血。

【病例资料二】

肠源性高草酸尿症（enteric hyperoxaluria）

主诉

亲属肾移植术后 5 年,血肌酐升高 1 个月。

病史特点

患者,男性,28 岁。

于 2014 年外院行亲属肾移植,母亲供肾。术后移植肾功能迅速恢复,两周出院,出院时肌酐为 115μmol/L,后定期门诊随访,肌酐波动在 120~160μmol/L 之间。维持性免疫抑制方案为吗替麦考酚酯+他克莫司+醋酸泼尼松。一月前患者饮酒后出现反复腹泻,每日 4~5 次,为稀便,自行服用蒙脱石散、小檗碱后好转。一周前常规复查发现肌酐升高至 467μmol/L,至我院就诊。

既往有双肾结石病史;否认高血压、糖尿病病史。否认泌尿系结石家族史。

辅助检查:①血生化:肌酐467.7μmol/L,尿酸483.5μmol/L,肾小球滤过率 15.64ml/(min·1.73m^{-2}),24h 尿蛋白 0.32g,血红蛋白 91g/L,他克莫司浓度:5.2ng/ml。②CT:双肾结石,双肾萎缩,移植肾内小结石(见图 2-5-2,手机扫描本章末二维码阅图)。③PRA:阴性。④尿 BK 病毒:阴性。

初步诊断:肾移植状态;移植肾功能不全;移植肾结石;双肾结石;肾性贫血。

为了进一步明确患者肌酐升高原因,收住院治疗,完善相关检查后,行移植肾穿刺活检。穿刺活检病理提示:(肾移植术后 5 年穿刺)送检肾组织内可见 39 个肾小球,31 个小球硬化,未见明显小球炎(g0),部分小球内可见透明血栓形成趋势,部分小管内可见结晶物,偏振光显微镜下见草酸盐结晶(见图 2-5-3,手机扫描本章末二维码阅图)。肾小管形态正常,未见小管炎(t0),未见小管萎缩(ct0),肾小管未见微空泡变性。间质可见较多炎症细胞浸润(i2),无间质纤维化(ti0)。小动脉内膜炎未见(v0),部分小动脉有透明样增厚(ah1),肾小管周围毛细血管炎(ptc2)。免疫组化:C4d(少量小管毛细血管+,个别小动脉内膜+),SV40(−)。病理诊断:细胞性排斥的组织学证据不足,抗体相关排斥不能除外,移植肾草酸盐肾病可能。

由于穿刺病理提示移植肾草酸盐肾病可能,我们进一步筛查患者是否为高草酸尿症,并明确是原发性还是继发性高草酸尿症。24h 尿草酸 69.2mg(偏高),24h 枸橼酸 189.5mg(偏低)。患者既往有结石自行排出,并曾行结石成分分析,为一水草酸钙结石。行基因检测提示丙氨酸草酸氨基转移酶(alanin glioxalate aminotransferase,AGXT)杂合突变;但未发现与疾病表型相关的明确致病性变异;该患者外周血样本分析到 AGXT 基因有一个杂合突变:c.508G>A(编码区第 508 号核苷酸由鸟嘌呤变异为腺嘌呤),为错义突变。根据美国医学遗传学与基因组学(American College of Medical Genetics and Genomics,ACMG)指南,该变异初步判定为疑似致病性变异,在正常人群数据库中的频率为 0.001 00,为低频变异。依据基因检测结果排除患者为原发性高草酸尿症,结合患者饮酒后腹泻病史,初步诊断为继发性高草酸尿症。

【治疗与转归】

明确诊断后,我们给予该患者的治疗方案为:①建议大量饮水(每日 2 500~3 000ml);②口服呋塞米,20mg,b.i.d.,利尿,目的是避免尿液草酸饱和同时促进草酸排出。③限制摄入高草酸的食物,如肉类、菠菜、茶和巧克力等。④口服骨化三醇,1 粒,qd,目的是补钙结合肠道内的草酸,降低尿草酸钙含量。⑤口服柠檬酸钾碱化尿液,增加草酸盐溶解度,抑制结晶成石和与钙形成络合物。⑥口服维生素 B_6,5mg/(kg·d)。经过上述治疗,1 个月后复查肾功能,肌酐降低至 368μmol/L,3 个月后肾功能稳定在肌酐 200~250μmol/L 之间,复测 24h 尿草酸36.8mg(正常),枸橼酸 468mg(正常)。目前门诊随访中,给予继续长期服用维生素 B6 治疗。本例患者通过移植肾穿刺,尿液草酸代谢检测,结合病史及时明确诊断移植肾肠源性草酸盐肾病,经过针对性治疗和支持治疗,移植肾功能有所好转。

【诊疗思维】

病例 1 由于反复肾结石、输尿管结石多次行 ESWL 及输尿管镜手术,手术解除了结石导致的梗阻,但由于对草酸盐肾病的诊治经验不足,没有采取合理的预防和治疗措施,患者迅速进展至终末期肾病(end stage renal disease,ESRD),并开始肾脏替代治疗。PH 导致的肾功能衰竭较为少见,移植医师对其认识往往不足,对于该类患者术前评估的疏忽,进行单独肾移植,容易出现移植肾钙质沉积,移植肾结石,甚至移植肾功能衰竭。该患者为年轻女性,终末期肾病,既往有双肾结石,结石成分为一水草酸钙,CT 提示双肾结石和肾钙质沉积。由于就诊时已经为终末期肾病、无尿状态,我们无法对其尿液代谢进行分析,但从病史和影像学检查资料判断,高度怀疑为原发性高草酸尿症,因此,进一步对其草酸盐代谢基因进行检测。基因检测报告提示 AGXT 基因纯合突变;诊断为原发性高草酸尿症Ⅰ型。那么该患者是否能够行肾移植?

PH1 患者由于代谢草酸的肝酶缺陷,导致草酸过度产生,即使行肾移植,由于其体内草酸的产生量大于清除量,容易出现草酸蓄积,并在组织中沉积下来,导致移植肾草酸盐肾病,甚至移植肾结石,最终导致移植物失去功能。由于草酸盐肾病引起的移植肾损伤过程缓慢,难以及时诊断和治疗。据文献报道:PH1 导致 ESRD 的患者行肾移植后,移植肾 3 年存活率17%~23%,5 年存活率仅 10%。而肝肾联合移植对 PH Ⅰ型 ESRD 患者远期预后较单独肾移植效果好,移植肾 5 年存活率高达 80%,10 年存活率高达 70%。因此,我们推荐该患者同期行肝肾联合移植,不建议行单独肾移植。

病例 2 因肌酐升高就诊,行移植肾穿刺未见明显排斥和 CNI 肾毒性,发现部分肾小管结晶物,偏振光显微镜提示为草酸钙结晶,进一步行尿结石代谢成分分析提示:尿草酸增高,枸橼酸降低;患者既往有双肾结石病史,有肾结石排出,成分为一水草酸钙。患者亲属肾移植术后 5 年,移植肾出现结石和钙化,结合尿液检测,诊断为高草酸尿症,移植肾草酸盐肾病。为了明确是否为原发性高草酸尿症,我们对其进行草酸盐代谢相关基因检测,发现 AGXT 杂合突变,但不具有致病性,排除了患者为原发性高草酸尿症。患者 1 个月前有饮酒后反复腹泻病史,且穿刺提示移植肾小球硬化,移植肾已经存在慢性病变,肾小球滤过率较低。腹泻导致肠道草酸盐吸收代谢紊乱,草酸盐吸收过多。由于患者存在移植肾功能不全,不足以将血液中多余的草酸盐排出体外,导致草酸盐在移植肾中沉积,形成移植肾草酸盐肾病。其次,患者无长期服用维生素 C、高草酸食物病史,可以排除食源性高草酸尿症可能,因此,本例患者最终考虑肠源性高草酸尿症导致移植肾功能损伤。

【拓展】

肾移植存在一些禁忌,移植前对禁忌证的筛查是确保肾移植成功的重要保障,对于肾结石或肾钙质沉积引起的 ESRD 是否能够行肾移植尚存在分歧,国内外部分指南将进行性代谢性疾病认为是肾移植的绝对禁忌证,例如I型原发性高草酸尿症。因此,肾移植前对疑似高草酸尿症患者进行详细评估和筛查,排除移植禁忌,是确保肾移植成功的重要措施。原发性高草酸尿症是常染色体隐性遗传病,病因是肝脏乙醛酸盐代谢障碍,导致内源性草酸产生过量,出现进行性加重的钙质沉积症。流行病学调查发现:PH1 最为常见,约占 80%。根据缺陷酶种类分为 3 型:PH1 型是 AGXT 基因突变;PH2 型是乙醛酸还原酶/羟基丙酮酸还原酶(glyoxalate reductase/hydroxy pyruvate reductase,GRHPR)基因突变;PH3 型是 4-OH-2-酮戊二酸醛缩酶(4-OH-2-oxoglutarate aldolase,HOGA1)基因突变。原发性高草尿症临床表现为进行性加重的肾钙质沉积症,反复发作性尿路结石,进行性肾功能减退,甚至 ESRD。高草酸尿症诊断可通过尿草酸测定(一般 24h 尿草酸 >40mg)、结石成分分析(95% 为一水草酸钙)、影像学检查(例如 CT、X 线平片和 B 超)等辅助检查进行诊断,但确诊依赖基因检测(包括 AGXT,GRHPR,HOGA)。

既往经验表明,单独肾移植治疗 PH1 效果不理想,移植肾不足以清除过多的草酸盐物质,导致草酸盐在移植肾沉积,损伤肾功能,单独肾移植仅仅适用于对维生素 B_6 治疗敏感且病程进展缓慢的患者。可以考虑同期肝肾联合移植和肝肾序贯移植。肝肾序贯移植,从代谢角度看,先肝移植纠正代谢酶活性,治疗高草酸尿症,可以减少后续肾移植中草酸盐在移植肾的蓄积,但要获得合适的肝、肾非常困难。

正常人每日尿草酸排泄量约为 15~60mg,肾功能正常者能将肝脏每日产生的草酸完全清除。继发性高草酸尿症多见于肠道草酸吸收异常或富含草酸食物过多摄入。正常人肠腔内钙与草酸结合可阻止草酸吸收,但一些肠道疾病患者,例如回肠疾病(如回肠切除、空-回肠旁路形成术后)、感染性小肠疾病、慢性胰腺和胆管疾病、长期使用广谱抗生素、急慢性腹泻等患者,肠道对脂肪吸收减少导致脂肪与钙结合,以致没有足够的钙与草酸结合,过多的草酸被结肠吸收;同时未吸收的脂肪酸和胆盐本身还可损害结肠黏膜,促使结肠草酸吸收增多。继发性高草酸尿症偶尔还见于因草酸摄入过多、维生素 C 摄入过多等情况。本例患者肾移植术后 5 年,移植肾功能减退,由于饮酒后反复腹泻,导致肠道吸收草酸过多,超过移植肾对其清除能力,草酸盐蓄积,沉积在移植肾中,导致移植肾草酸盐肾病。对于肾移植术后长期腹泻患者,其移植肾功能衰退需要考虑草酸盐肾病的可能,通过检测尿液草酸水平、移植肾穿刺活检等措施能明确诊断。

肠源性高草酸尿症的治疗措施有:①降低血中草酸钙浓度,防止尿中草酸过饱和。②避免长期广谱抗生素使用,口服草酸杆菌。③口服柠檬酸钾或者碳酸氢钠碱化尿液。④积极治疗急、慢性腹泻。⑤减少草酸生物合成:服用大剂量维生素 B_6。⑥血液透析:伴急性肾功能不全时,可考虑血液透析治疗。因此,对于肾移植术后肠源性草酸盐肾病患者,应该给予合理治疗,降低尿液草酸水平,减少草酸摄入和抑制草酸生成,可以改善移植肾功能。

肾移植术后食源性高草酸尿症较为少见,笔者尚未治疗过,通过查阅文献,发现龚劭敏等报道:一例 34 岁男性肾移植患者,因外源性草酸盐摄入过多,导致移植肾急性肾损伤,由于及时移植肾穿刺活检,通过对病史的详细了解,患者具有长期大量摄入富含维生素 C 和草酸盐的食物,通过鉴别诊断,诊断为草酸盐肾病,得到及时诊断和治疗,经过水化、碱化尿液等治疗后移植肾功能恢复。

【专家点评】

原发性高草酸尿症为罕见病,尤其 PH I 型终末期肾病患者行单纯肾移植,容易早期移植肾失去功能,导致肾移植失败,肝肾联合移植可以提高移植肾和患者的生存率。肾移植术后继发性高草酸尿症并不少见,但由于较少对患者进行尿液草酸代谢检测和常规穿刺活检,多数患者漏诊和误诊。对于存在肠道疾病的肾移植患者,需要重视肠源性高草酸尿症导致的移植肾功能减退,详细了解患者病史,结合尿草酸检测和移植肾穿刺病理,可以做出诊断。该病例分析了高草酸尿症与肾移植的关系,强调肾移植术前对原发性高草酸尿症患者的筛查的重要性,能够提高对肠道源性和食源性草酸尿症的诊疗认识。

(胡林昆)

参考文献

[1] DELL'AQUILA R,FERIANI M,MASCALZONI E,et al. Oxalate removal by differing dialysis techniques [J]. ASAIO journal,1992,38(4):797-800.

[2] COCHAT P,DELORAINE A,OLIVE F,et al. Primary hyperoxaluria type 1:the therapeutic dilemma [J]. Advances in Nephrology From the Necker Hospital,1995,24:227-242.

[3] BROYER M,BRUNNER F P,BRYNGER H,et al. Kidney transplantation in primary oxalosis:data from the EDTA Registry [J]. Nephrology Dialysis Transplantation,1990,5(5):332-336.

[4] COCHAT P,RUMSBY G. Primary hyperoxaluria [J]. The New England journal of medicine,2013,369(7): 649-658.

[5] LIESKE J C,MONICO C G,HOLMES W S,et al. International registry for primary hyperoxaluria [J]. American journal of nephrology,2005,25(3):290-296.

[6] 龚劭敏,骆伟丽,金是,等. 继发性草酸盐肾病致移植肾急性肾损伤一例[J]. 中华肾脏病杂志,2019,35 (1):53-54.

六、自身免疫功能重建辅助治疗晚期移植肾乳头状肾细胞癌1例分析

【摘要】

移植肾原发的肾肿瘤在同种异体肾移植术后极为少见,目前世界范围内仅有60余例病例的报道。乳头状肾细胞癌(papillary renal cell carcinoma,PRCC)是肾脏肿瘤中较为少见的一种,为肾癌的亚型,在肾细胞癌类型中占7%~14%。PRCC根据细胞学分类分为Ⅰ型和Ⅱ型,Ⅰ型预后好于Ⅱ型。晚期乳头状肾癌预后差,根据纪念斯隆-凯特琳肿瘤中心(Memorial Sloan Kettering Cancer Center,MSKCC)肾癌预后系统评估,靶向药物治疗高危组中位生存时间仅为7.8个月。我院2018年12月收治1例晚期T3aN1M0肾移植术后肾乳头状肾细胞癌患者,对其进行了移植肾切除并肿瘤姑息性切除,切除后移植肾病理活体组织检查报告符合肾细胞癌,考虑为乳头状肾细胞癌,Ⅱ型。术后停用免疫抑制剂、恢复规律血透治疗,并予胸腺五肽增强患者细胞免疫功能,第1周每天1次,第2周改为每周两次,1个月后改为每周1次,1年后改为每2周1次维持;同时服用培唑帕尼片400mg,q.d.。重建自体免疫功能及增强免疫治疗,患者带瘤生存,残留肿瘤显著缩小,生存质量良好。分析此病例,意在探讨通过重建自身免疫功能及增强免疫功能辅助治疗从而对抗肿瘤,获得患者带瘤生存,可能是移植术后供体器官源性的晚期恶性肿瘤一个新的治疗思路。

【病例资料】

主诉

肾移植术后8年,发现移植肾肿瘤1周。

一般资料

受者,男性,32岁,汉族,血型A+,原发病为移植肾肿瘤。供肾类型为DCD。受者肾移植术前无肾脏肿瘤病史,肾移植术前检查均无提示患者有肿瘤病史。

免疫抑制剂应用情况:术后规律服用环孢素A+吗替麦考酚酯+泼尼松三联免疫抑制方案。

临床表现

患者4月前因双肺肺炎发现肌酐升高至300μmol/L,对症治疗后下降至200μmol/L。一周前患者发现移植肾区隆起,无疼痛、血尿、尿量无明显减少。当地查血肌酐700μmol/L。查体移植肾区显著膨隆,局部皮肤色泽无异常,局部无压痛、反跳痛,双下肢无明显水肿。查移植肾彩超提示:移植肾内占位性病变,肾实质回声改变,右髂血管周围低回声包块结节,考虑来源于腹膜后。

体格检查

体温 36.8℃,脉搏 80 次/min,呼吸 20 次/min,血压 142/93mmHg。发育正常,营养中等,精神可,自主体位,查体合作。全身皮肤及黏膜无发绀、黄染、苍白,全身浅表淋巴结未触及肿大。肝肾区无明显叩击痛,移动性浊音阴性。肠鸣音正常,4 次/min,未闻及血管杂音。移植肾区无压痛、反跳痛,双下肢无明显水肿。

辅助检查

移植肾彩超提示:移植肾内占位性病变,肾实质回声改变,右髂血管周围低回声包块结节,考虑来源于腹膜后。

中腹部核磁共振提示:右移植肾下极占位,考虑肾癌可能性大,右肾盏扩张积水,右移植肾上方占位,考虑良性病变可能性大;腹腔大量积液。

下腹部 CT 平扫+增强提示:右髂窝移植肾肿块,考虑肿瘤,移植肾上方、右髂外动脉旁多发淋巴结肿大,拟诊肿瘤与肾移植术后淋巴组织增生性疾病相鉴别,怀疑前者可能性大,移植肾肿块邻近局部移植肾静脉受侵。

胸部、全腹部、盆腔 CT 提示:右侧移植肾肿块,盆腔右侧髂血管周围、右侧腰大肌下部前方多发肿大淋巴结,注意排除淋巴瘤;移植肾静脉局部充盈缺损、移植肾积液,考虑受侵犯所致(见图 2-6-1,手机扫描本章末二维码阅图)。

【诊断与鉴别诊断】

诊断

移植肾肿瘤。

诊断依据

根据患者肌酐反复升高等临床症状,结合实验室检查及影像学检查,移植肾有明显的占位性病变、移植肾周围结构多发淋巴结肿大、肾静脉腔内受侵犯,考虑移植肾肿瘤可能性大。

鉴别诊断

主要跟肾移植术后淋巴组织增生性疾病、肾内淋巴瘤鉴别。该病例特点:移植肾下极实质内实体性肿瘤部位靠近肾门、发展迅速、移植肾肾静脉内癌栓、髂血管周围侵犯/转移、腹膜后淋巴结肿大。而移植肾淋巴瘤较少发生于靠近肾门部位、发展相对较慢、罕见静脉癌栓,可以作为临床鉴别。另外如合并浅表淋巴结肿大,淋巴结活体组织检查可以鉴别。

【治疗与转归】

经充分术前准备在全身麻醉下手术。经腹正中切口,开腹后沿右侧腹膜打开,沿腹膜层面分离移植肾内侧至肾门,先以大肾蒂钳控制肾门。然后打开移植肾包膜,在包膜内完整分离肾脏至肾门,将移植肾连肿瘤完整切除,大小约 12cm×9cm×6.5cm(见图 2-6-2,手机扫描本章末二维码阅图)在肾门残留组织内逐一分离移植肾动静脉并分别双重缝扎。尽量清除肾门区和血管周围淋巴组织。但由于血管残端及髂血管周围淋巴结及软组织侵犯及粘连瘢痕严重,无法行完全淋巴清扫。关闭腹膜,肾窝内彻底止血,留置引流管一条,逐层缝合关闭切口。

术后病理大体标本示:(移植肾肿瘤)送检大小 12cm×9cm×6.5cm 肾脏一个,切开于近肾门处可见一直径约 4.5cm 的灰白灰黄结节,质稍硬,部分区域可见包膜,肾门区纤维脂肪组织增多,肾实质稍变薄,未见肾周脂肪囊结构(见图 2-6-3,手机扫描本章末二维码阅图)。病理结果:肿瘤主要位于肾实质,并侵犯肾门脂肪组织,细胞核大、核仁明显,核分裂象多见,细胞质丰富、嗜酸性,排列呈乳头状、腺管状,伴大片坏死(见图 2-6-3,手机扫描本章末二维码阅图)。脉管内见癌栓,输尿管断端未见癌,血管断端壁内见灶性钙化,未见癌。免疫组化:癌细胞 PAX-8、Vimentin、P504S、INI-1 均(+),CK19 部分(+),E-cadherin 细胞质部分(+);CK7、CK20、CD10、CAIX、TFE-3、CD117、CK(HMW)、OCT3/4、P63、GATA3、BK 均(−)。分子原位杂交:EBER(−)。结论:结合 HE 形态及免疫组化、分子原位杂交结果,病变符合肾细胞癌,考虑为乳头状肾细胞癌,Ⅱ型(见图 2-6-4,手机扫描本章末二维码阅图)。

术后停用免疫抑制剂,恢复规律血透治疗,伤口顺利愈合;并予胸腺五肽增强患者细胞免疫功能,第 1 周每天 1 次,第 2 周改为每周两次,1 个月后改为每周 1 次维持;同时服用培唑帕尼片 400mg,q.d.。术后 20 天复查 CT 提示:对比术前腹部 CT:①右髂窝移植肾切除术后改变,右下腹部腹壁术后改变。②盆腔右侧髂血管周围、右侧腰大肌下部前方多发结节/肿块,如上所述,考虑恶性肿瘤,结合病史,未排除肿瘤复发、淋巴结转移;腹膜后多发稍增大淋巴结,考虑淋巴结转移可能性大。③腹盆腔积液,较前明显增多;胸腔少量积液;腹盆腔小肠肠壁水肿增厚(见图 2-6-5,手机扫描本章末二维码阅图)。

患者自觉无腰痛及其他特殊不适,术后 1 个月顺利出院。出院后继续规律血透,一般情况可,未行化疗,无特殊不适症状,生存状况良好。术后 3 个月当地医院复查 MRI 提示原右侧腰大肌及右侧髂外动脉之间病灶存在,与出院时相比,无增大,右侧髂窝内异常信号,考虑转移瘤。术后 6 个月当地医院复查 MRI 提示右侧腰大肌及右侧髂外动脉之间病灶基本同前。右侧髂窝内异常信号较前明显吸收好转。目前随访近两年,残留瘤体逐渐缩小,患者无不适症状。

【诊疗思维】

移植肾恶性肿瘤以继发多见,尤其是造血系统来源,原发肿瘤少见,尤其是合并有腹膜后淋巴结转移时,易造成误诊。但是移植肾继发肿瘤极少出现肾静脉癌栓,肿物与正常组织不清晰,可作为鉴别诊断依据。该例患者肿瘤进展迅速,确诊时即为晚期,预后差,需要采取综合治疗措施才能提高患者生存机会。与普通肾癌不同,移植肾肾癌基因背景仍然是来源于供体,针对受者的免疫功能尤其是细胞免疫强化可能会起到显著的效果,这也是我们制定综合性治疗计划的主要依据。因此,在对肿瘤基因检测证实其来源于供体后,我们采用了切除移植肾及减瘤手术、停用免疫抑制剂、化疗及靶向治疗、增强受者自身细胞免疫功能在内的综合性治疗方案,最终取得满意效果。患者带瘤生存近两年,残留瘤体较术后显著缩小。

【拓展】

移植肾原发的肾肿瘤在同种异体肾移植术后极为少见,目前世界范围内仅有 60 余例报道。PRCC 是肾肿瘤中较少见的一种亚型,占肾细胞癌的 7%~14%。晚期 PRCC 预后差,根据 MSKCC 肾癌预后系统评估,靶向药物治疗高危组的中位生存时间仅为 7.8 个月。PRCC 的病理学特征为细胞排列呈乳头和乳头管状结构,通常伴广泛出血和坏死,其他组织学特征如纤维性包膜、泡沫细胞、砂粒体钙化等对诊断乳头状肾癌也有重要的参考价值。

该病例获得显著优于平均生存期的临床预后,除传统的抗肿瘤综合治疗措施外,还可能有以下几个特殊原因:①移植肾肿瘤来源于供肾细胞突变,与受体基因背景不同。肾移植患者免疫系统为抑制状态,在停用免疫抑制药物并应用免疫增强治疗恢复患者 T 细胞功能后,可能通过受者自身的免疫系统恢复发挥作用,抑制肿瘤的发展。同时,通过辅助使用胸腺肽类药物,可以对抗肿瘤对宿主 T 淋巴细胞耗竭的作用,进一步加强受体自身免疫系统对肿瘤细胞的杀伤。②减瘤手术作用。90% 的转移病灶来源于原发肿瘤,原发灶是转移病灶和促血管生成物质的主要来源,减瘤手术大大减少促血管生成物质而延缓转移病灶的生长。此外,切除具有免疫抑制作用的原发病灶能够提高宿主的免疫监测能力。③靶向药物治疗。培唑帕尼是一种新型小分子多靶点酪氨酸激酶抑制剂,目前对于转移性肾癌的主要治疗方法就是应用此类靶向药物。

本例病例目前随访时间近 2 年,还需要进一步长期跟踪随访;对患者免疫系统恢复未进行相应的免疫功能监测,无法评估患者免疫状态;移植肾肿瘤未行 DNA 测序。晚期移植 PRCC 恶性程度高,即使采用手术减瘤和靶向药物治疗,预后仍然极差。而本例利用供肾器官来源的肿瘤与受者基因背景的差异,通过重建和加强受者自身免疫功能从而对抗肿瘤获得患者带瘤生存,可能是移植术后供体器官来源晚期恶性肿瘤的一个新治疗思路。

【专家点评】

晚期 PRCC 尤其是Ⅱ型预后差,据文献报道,即使采用包括手术、放化疗、靶向治疗在内的综合措施,其中位生存时间仅 7 个月左右。由于服用免疫抑制剂,肾移植患者的肿瘤发生率高于一般人群,其预后也差于普通人群,而受者自身免疫功能抑制是其上述现象发生的关键原因之一。但来源于移植肾的原发肿瘤有其独特特点,其基因背景来源于供者,与受者存在显著差异,在治疗策略的制定上可以加以利用。实际上,通过强化自身免疫功能治疗肿瘤的策略在近些年来已经成为热点,比如目前广泛应用的 PD-1 类药物。而胸腺肽 α1 也是通过类似机制发挥作用,其机制虽未完全明确,但研究表明其可能主要通过 TIM-3 靶点发挥作用对抗肿瘤引起的 T 细胞耗竭,作用机制与 PD-1 类似,但 TIM-3 远比 PD-1 常见。FDA 已经授予胸腺法新"孤儿药"身份,用于乙肝、DiGeoge 先天免疫缺陷、晚期黑色素瘤和肝细胞癌的治疗。而在 2020 版《CSCO 原发性肝癌诊疗指南》中,胸腺肽 α1 被推荐为肝癌患者肝切除术后的辅助治疗。目前对于移植器官源性恶性肿瘤,在传统的综合性治疗基础上,通过重建和加强受者自身免疫功能从而对抗肿瘤这一思路,可能使受者获得更好的临床预后。

(邱 江 邓 灿)

参考文献

［1］REUTER V E,PRESTI JR J C. Contemporary approach to the classification of renal epithelial tumors［C］. Seminars in oncology,2000,27(2):124-137.

［2］MOTZER R J,BACIK J,MURPHY B A,et al. Interferon-alfa as a comparative treatment for clinical trials of new therapies against advanced renal cell carcinoma［J］. Journal of clinical oncology,2002,20(1):289-296.

［3］HENG D Y C,XIE W,REGAN M M,et al. External validation and comparison with other models of the International Metastatic Renal-Cell Carcinoma Database Consortium prognostic model:a population-based study［J］. The lancet oncology,2013,14(2):141-148.

［4］孔祥田,曾荔,宓培,等. 乳头状肾细胞癌的临床病理表现［J］. 中华泌尿外科杂志,2001(02):9-12.

［5］RUSSO P,O'BRIEN M F. Surgical intervention in patients with metastatic renal cancer:metastasectomy and cytoreductive nephrectomy［J］. Urologic Clinics of North America,2008,35(4):679-686.

［6］张树栋,马潞林. 2017 年欧洲泌尿外科学会年会肾癌指南更新及研究进展［J］. 中华泌尿外科杂志,2017,38(07):485-488.

七、单克隆免疫球蛋白相关移植肾复发性膜性肾病 1 例分析

【摘要】

复发性膜性肾病(membranous nephropathy,MN)是肾移植术后常见的肾小球疾病,可分为特发性 MN 和继发性 MN。明确其致病原因有助于制定针对性的治疗方案。我们分析了 1 例单克隆免疫球蛋白相关移植肾复发性 MN 的诊疗过程。该患者术后 1 个月余出现大量蛋白尿和肉眼血尿,给予利妥昔单抗及定期双重滤过血浆置换(double filtration plasmapheresis,DFPP)治疗,每次 DFPP 治疗后仅能缓解 1~2 个月。我们通过移植肾病理及骨髓流式细胞检测等相关手段,明确诊断,进一步探索可能的致病因素,以提供最新的诊疗思路及方案。

【病例资料】

主诉

肾移植术后 13 个月,肉眼可见的血尿以及蛋白尿 1 年。

一般资料

受者,男性,54 岁,汉族,血型 A+,原发病为不典型膜性肾病。透析类型为血液透析,等待移植时间为 6 个月。供肾类型为 DCD,HLA 配型为 2/6 错配,PRA Ⅰ类 0,Ⅱ类 0。受者有尿蛋白 20 余年;高血压 8 年余,口服"硝苯地平+特拉唑嗪+美托洛尔",平素血压 120~140/70~90mmHg;无糖尿病。

免疫抑制剂应用情况

兔抗人胸腺细胞免疫球蛋白(rATG)术前及术后第1、2、5、6天分别给予25mg静脉滴注;甲泼尼龙术中600mg、术后1~4天分别为500mg、300mg、200mg、80mg静脉滴注,之后为醋酸泼尼松50mg口服,每日递减5~10mg维持。免疫抑制维持方案为他克莫司、吗替麦考酚酯和醋酸泼尼松。

临床表现

肾移植术前无尿,术后第15天患者出院,恢复顺利,出院时血肌酐为82μmol/L,术后3周拔除移植肾输尿管支架管,复查尿蛋白(+)。自肾移植术后1个月余开始,患者出现全程肉眼可见血尿(终末明显),无尿频、尿急、尿痛,复查尿蛋白(+++)。

辅助检查

辅助检查结果(见表2-7-1,图2-7-1,手机扫描本章末二维码阅图)。

尿TCT:未见明确异形瘤细胞。

血、尿BK病毒:阴性。

血HCMV-DNA:5.93×10^3copies/ml($<5\times10^2$copies/ml)。

血EBV-DNA:$<5\times10^2$copies/ml($<5\times10^2$copies/ml)。

DSA:阴性。

MICA:阴性。

泌尿系及移植肾彩超(2019年12月16日):

肾脏:右肾大小约75mm×31mm×29mm,左肾大小约74mm×34mm×33mm,体积小,形态尚规则,轮廓欠清晰,包膜欠光滑,肾实质回声增强,右肾可见多个囊性回声,其一大小约11mm×10mm。双肾集合系统未见明显分离。双侧输尿管:未见明显扩张。膀胱:充盈可,未见明显异常回声。前列腺:大小约40mm×33mm×32mm,形态饱满,内回声欠均匀。

移植肾及肾动脉:右侧髂窝可探及移植肾回声,大小约113mm×51mm×50mm,实质厚约15mm,形态正常,轮廓清晰,包膜光滑,肾实质回声增强,肾窦未见明显分离。肾叶间动脉血流:Vs:38cm/s,Vd:11cm/s,RI:0.68。肾段动脉血流:Vs:57cm/s,Vd:12cm/s,RI:0.78。肾门处肾动脉血流:Vs:207cm/s,Vd:52cm/s,RI:0.75,D:4.4mm。肾动脉吻合口处内径:4.3mm。

表 2-7-1A　血清、尿游离轻链测定情况

sFLC-κ(血清游离轻链-κ)	69.0mg/L↑	6.7~22.4mg/L
sFLC-λ(血清游离轻链-λ)	217.0mg/L↑	8.3~27.0mg/L
sFLCκ/sFLCλ(血清游离轻链 κ/λ 比值)	0.32	0.31~1.56
uFLC-κ(尿游离轻链-κ)	99.4mg/L↑	0~25.8mg/L
uFLC-λ(尿游离轻链-λ)	203.0mg/L↑	0~11.3mg/L
uFLC κ/uFLCλ 尿游离轻链 κ/λ 比值	0.49↓	1.4~6.2

表 2-7-1B　血清、尿游离轻链测定情况

sFLC-κ(血清游离轻链-κ)	56.7mg/L↑	6.7~22.4mg/L
sFLC-λ(血清游离轻链-λ)	211.0mg/L↑	8.3~27.0mg/L
sFLCκ/sFLCλ(血清游离轻链 κ/λ 比值)	0.27↓	0.31~1.56
uFLC-κ(尿游离轻链-κ)	123.0mg/L↑	0~25.8mg/L
uFLC-λ(尿游离轻链-λ)	375.0mg/L↑	0~11.3mg/L
uFLCκ/uFLCλ 尿游离轻链 κ/λ 比值	0.33↓	1.4~6.2

表 2-7-1C　肾脏免疫检测

PLA2R(抗磷脂酶 A2 受体抗体)	<2RU/ml	(0~20)RU/ml
GBM(抗肾小球基底膜抗体)	1.48RU/ml	(0~20)RU/ml
MPO(抗髓过氧化物酶抗体)	0.28RU/ml	(0~18)RU/ml
PR3(抗蛋白酶 3 抗体)	0.73RU/ml	(0~18)RU/ml
ACA[抗心磷脂抗体(总抗)]	0.19RU/ml	(0~12)RU/ml
β2-GP[β2 糖蛋白(总抗)]	0.39RU/ml	(0~20)RU/ml
C1q(抗 C1q 抗体测定)	0.13RU/ml	(0~20)RU/ml

表 2-7-1D　免疫球蛋白测定(血液)

IgG 免疫球蛋白 G	10.22g/L	(8.6~17.4)g/L
IgA 免疫球蛋白 A	1.01g/L	(1~4.2)g/L
IgM 免疫球蛋白 M	0.85g/L	(0.3~2.2)g/L

IgG 及 λ 区出现对应单克隆免疫球蛋白条带,符合 IgGλ 型单克隆免疫球蛋白血症表现

冷球蛋白测定:阴性

流式细胞术检测骨髓免疫分型:有核细胞的 2.48%,表达 CD38、CD138、cLambda,部分表达 CD81、CD56、CD27、BCMA,不表达 CD19、CD117、cKappa,为异常表型浆细胞。提示:2.48% 细胞(占有核细胞)为异常 Lambda 单克隆浆细胞。

原肾穿刺活检病理:不典型膜性肾病。

移植肾穿刺活检光镜病理(见图 2-7-2,手机扫描本章末二维码阅图):病理诊断(移植肾) 符合:I 期膜性肾病,结合自体肾原发病,符合复发性膜性肾病。

移植肾免疫组化:IgG(2+),κ(+),λ(2+);IgG1(+)IgG2(±)IgG3(-)IgG4(-);肾小球毛细血管壁颗粒样分布。

病理诊断(移植肾)符合:结合自体肾原发病,符合复发性膜性肾病。结合临床及免疫组化,以单克隆免疫球蛋白相关膜性肾病可能性大。

移植肾穿刺活检电镜(见图 2-7-3,手机扫描本章末二维码阅图):肾小球脏层上皮细胞足突广泛融合,上皮下散在块状电子致密物沉积,毛细血管腔内可见少量单个核和中性粒细胞浸润。

电镜诊断:(移植肾)符合 I 期膜性肾病。

体格检查

体温 36.3℃,脉搏 77 次/min,呼吸 18 次/min,血压 135/90mmHg,双肾输尿管走行区耻骨上无隆起、包块,无压痛、叩击痛,移植肾区无明显隆起、包块,无触痛,阴茎、尿道口无破溃。

【诊断与鉴别诊断】

诊断

单克隆免疫球蛋白相关移植肾复发性 MN。

诊断依据

肉眼可见血尿,大量蛋白尿的临床表现;实验室相关检验结果中血清、尿游离轻链测定,κ、λ 值均高于正常;免疫球蛋白测定虽然处于正常范围,但是成分已发生变化,IgG 及 λ 区出现对应单克隆免疫球蛋白条带,符合 IgGλ 型单克隆免疫球蛋白血症表现;移植肾免疫组化结果示:IgG(2+),κ(+),λ(2+),移植肾穿刺活检光镜及电镜结果提示膜性肾病;结合既往原肾穿刺病理,诊断移植肾复发性膜性肾病成立,考虑由单克隆免疫球蛋白相关膜性肾病引起。

鉴别诊断

混合型冷球蛋白血症(mixed cryoglobulinemia,MCN):MCN 复发在临床表现为蛋白尿和血尿,移植肾组织学改变主要为膜增生性肾炎和膜性肾病,可见肾小球毛细血管袢腔内大量单个核细胞和多形性中性粒细胞浸润,可见细胞性新月体;免疫荧光检查 C3、IgG 和 IgM 阳性,沿肾小球系膜区分布。根据患者原肾及移植肾穿刺病理,考虑移植肾膜性肾病复发,但是该患者血清冷球蛋白测定为阴性,不支持 MCN 复发性肾病的诊断。

多发性骨髓瘤:多发性骨髓瘤是恶性浆细胞病中最常见的一种类型,特征是单克隆浆细胞恶性增殖并分泌大量单克隆免疫球蛋白。恶性浆细胞无节制增生、广泛浸润和大量单克隆免疫球蛋白的沉积,正常多克隆浆细胞增生和多克隆免疫球蛋白分泌受到抑制,从而引起广泛骨质破坏、反复感染、贫血、高钙血症、高黏滞综合征、肾功能不全等一系列临床表现,该患者除了血尿、蛋白尿为主的肾功能损害以外,没有其他系统的并发症,骨髓穿刺检测结果未见骨髓瘤细胞,且异常表型浆细胞占有核细胞的 2.48%,小于 5%,故不支持该诊断。

急性抗体介导的排斥反应:抗体介导的急性排斥反应可引起血尿、蛋白尿,但一般伴有血肌酐的升高,该患者发病及治疗过程中血肌酐值一直处于正常范围,尿量无明显变化,同时检测 DSA、MICA 为阴性,考虑急性抗体介导的排斥反应可能性不大。

泌尿系炎症或损伤:该患者出现肉眼血尿,同时合并大量蛋白尿,但是通过查体及尿常规红细胞位相分析,异常红细胞占比明显升高,同时患者无尿路刺激症状,考虑泌尿系炎症可能性不大,但就临床表现上分析,患者全程血尿,终末明显,不除外尿路黏膜损伤引起出血可能。

【治疗与转归】

患者复查尿蛋白(+++),肉眼血尿,入院后完善24h尿蛋白定量为4.98g,根据既往病史,高度警惕肾病复发,同时怀疑有急性排斥反应的发生,诊断不能明确。同时完善了泌尿系及移植肾超声排查外科因素,术后他克莫司浓度维持偏高状态,血肌酐正常,尿量正常,考虑急性排斥反应可能性不大,有移植肾肾病复发可能,故治疗上给予了中等剂量激素冲击治疗,同时给予雷公藤20mg,t.i.d.,环磷酰胺50mg,q.d.口服,兼顾肾病复发及可能存在的轻微排斥反应。治疗后24h尿蛋白定量无下降,反而在短时间内升高至8.5g,肉眼血尿依然明显,为进一步排查外科因素,进行了膀胱镜检查,术中发现膀胱颈口、尿道前列腺部位多点出血,给予电切、电灼止血。术后肉眼血尿明显减轻,24h尿蛋白下降至2.25g,好转出院。在移植术后4个月,复查24h尿蛋白定量升高至5.81g,肉眼血尿,颜色较前浅,淡红色。考虑移植肾MN复发可能性大,但患者拒绝行移植肾穿刺,遂给予了3次DFPP,第一次血浆置换后血尿症状明显缓解,基本上消失,3次DFPP后24h尿蛋白定量明显降低,最低降至0.97g。3周后24h尿蛋白定量再次升高至7.85g,肉眼血尿情况同前,再次行3次DFPP,肉眼血尿消失,24h尿蛋白定量下降至3.86g。本次DFPP后,即移植术后近半年时,给予了100mg利妥昔单抗,B淋巴细胞绝对值及百分比明显降低趋于0,1个月后复查24h尿蛋白定量为2.36g。尿蛋白定量在治疗后多次反弹,DFPP只能暂时缓解大量蛋白尿。故在移植术后7个月时进行了移植肾穿刺活检,结合相关实验室检验结果及自体肾原发病,考虑复发性膜性肾病。结合临床及免疫组化后,考虑以单克隆免疫球蛋白相关膜性肾病可能性大。同时通过骨髓穿刺流式细胞检测,考虑克隆来源可能主要来源于浆细胞。但是由于之前已给予了利妥昔单抗治疗,患者整体免疫水平较低,并且出现了较严重的疱疹病毒感染,因此没有给予硼替佐米进一步抑制浆细胞。整个发病及治疗过程,患者血肌酐及尿量正常,蛋白尿、肉眼血尿反复反弹,维持治疗方案为维持偏高他克莫司浓度(谷浓度8~10ng/ml),继续口服雷公藤、抗凝、降脂、定期行DFPP[全程24h尿蛋白定量(g)见图2-7-4,手机扫描本章末二维码阅图]。

【诊疗思维】

1. 原发病病史简要回顾:1996年体检发现尿蛋白(++),血尿(++)。2001年24h尿蛋白5.3g,肾穿刺病理提示不典型膜性肾病。

2. 患者肾移植术后早期即出现了大量蛋白尿,结合既往病史,我们第一时间考虑到肾病复发的可能,治疗上首先给予了激素、环磷酰胺和雷公藤,效果不理想。最初的肉眼血尿和蛋白尿可能存在外科出血的因素,但后期反复发作的肉眼血尿和蛋白尿主要考虑为移植肾肾病复发所导致。在发病早期,治疗上加强了免疫抑制强度,同时给予了DFPP,短期内24h尿蛋白定量明显下降,但仅能维持1~2个月。2020年2月底至4月上旬期间,他克莫司浓度始终偏低(变化趋势详见图2-7-5,手机扫描本章末二维码阅图),他克莫司剂量为2.5mg,q12h,五酯软胶囊0.5g,q12h,考虑到患者整体免疫水平偏低,时有白细胞降低的情况,因此MMF用量有所减少的同时并未继续增加他克莫司剂量,这也可能是引起病情反复不易控制的原因之一。由于患者蛋白尿反复加重,于肾移植术后7个月时行移植肾穿刺活检,根据病理结果,我们诊断为复发性膜性肾病,以浆细胞来源的单克隆免疫球蛋白相关膜性肾病可能性大。

【拓展】

肾移植术后 MN 复发分为特发性 MN 和继发性 MN,该病例为由浆细胞来源的单克隆抗体引发的继发性 MN。单克隆免疫球蛋白相关疾病在肾移植术后的复发率(通常 >80%)高于非单克隆疾病。国际肾脏和单克隆性免疫球蛋白病研究小组(International Kidney and Monoclonal Gammopathy Research Group,IKMG)于 2012 年引入了具有肾脏意义的单克隆性免疫球蛋白病(monoclonal gammopathy of renal significance,MGRS),并且 IKMG 于 2017 年 4 月召开会议,完善了 MGRS 的定义,将 MGRS 重新定义为克隆增殖障碍,该疾病产生肾毒性单克隆免疫球蛋白。对于怀疑 MGRS 的病例要尽早行移植肾穿刺活检,同时进行免疫球蛋白测定、血清和尿轻链测定、骨髓穿刺,以进一步明确诊断并制定出合理的治疗方案。该病例通过移植肾病理明确了致病因素为单克隆免疫球蛋白引发的继发性 MN,并且通过骨髓穿刺确定了增殖克隆的免疫球蛋白来源于浆细胞。我们给予了利妥昔单抗治疗,但两次检测血清、尿轻链的对比结果,显示治疗效果并不明显。单克隆病对传统的免疫抑制反应也不明显,往往需要针对增殖克隆来源的治疗。针对该病例,治疗上应使用硼替佐米,但在确诊之前我们已经使用了利妥昔单抗治疗,患者免疫水平长时间内持续偏低,为避免更多并发症的发生只能暂缓使用硼替佐米,在整体上压缩了后期的治疗空间,因此,我们进行移植肾穿刺诊断稍显滞后。单克隆免疫球蛋白相关疾病往往是渐进的,自发缓解可能性很小,因此需要制定长期治疗计划,实施针对性的治疗。

根据 2020 年改善全球肾脏病预后组织(Kidney Disease Improving Global Outcomes,KDIGO)指南,膜性肾病的治疗依然依赖于 CNI 类、环磷酰胺、激素和利妥昔单抗。但是对于肾移植术后复发的患者,其本身即处于 CNI 类、MMF、激素联合免疫抑制状态,其治疗势必需要更强的免疫抑制,包括激素冲击以及细胞毒性药物的应用。但从临床实际出发,效果似乎并不明显,这可能同复发的致病因素为单克隆抗体引起有关。DFPP 可以有效清除自身抗体 IgG,从临床效果上看,可以短时间内快速降低 24h 尿蛋白定量,缓解低蛋白血症。然而自身免疫环境的紊乱依然是病情进展的根源,所以 DFPP 并不能彻底控制蛋白尿的产生。但是对于顽固性的难治的蛋白尿,在经济条件允许的情况下定期行 DFPP 也是一种有效的治疗手段。

综上所述,肾移植术后怀疑移植肾肾病复发的患者,需要尽早进行移植肾穿刺活检,同时进行多方面、深层次的实验室检验以明确诊断及致病因素,这对于指导临床治疗至关重要。由于 DFPP 可以定期清除免疫球蛋白并减轻肾脏损害,因此,DFPP 可以作为有效的治疗方案为整体治疗赢得时间。

【专家点评】

膜性肾病(MN)是肾病综合征中常见的病理类型,也是肾移植术后常见的复发性肾小球疾病,临床表现主要为大量蛋白尿和低蛋白血症。对于原发肾病为 MN 的患者,术后出现蛋白尿需高度警惕该疾病的复发,早期明确诊断至关重要。该病例进行了移植肾穿刺活检、血清免疫球蛋白测定、血尿游离轻链测定和骨髓穿刺流式细胞检测,诊断思路清晰、全面,对后期治疗方案的制定提供了有力支持。针对肾移植术后复发性 MN 的治疗,目前主要方案为加强免疫抑制强度,高浓度他克莫司在抑制该疾病的进展上有一定的效果,另外,DFPP 降低尿蛋白效果显著,也可以作为一种有效的治疗方案。蛋白酶抑制剂硼替佐米和利妥昔单抗是目前主要的治疗方案。

(武小强)

参考文献

［1］LEUNG N,BRIDOUX F,BATUMAN V,et al. The evaluation of monoclonal gammopathy of renal significance: a consensus report of the International Kidney and Monoclonal Gammopathy Research Group［J］. Nat Rev Nephrol,2019,15(1):45-59.

［2］CHAUVET S,FRÉ MEAUX-BACCHI V,PETITPREZ F,et al. Treatment of B-cell disorder improves renal outcome of patients with monoclonal gammopathy-associated C3 glomerulopathy［J］. Blood,2017,129(11): 1437-1447.

［3］SAID SM,COSIO FG,VALERI AM,et al. Proliferative glomerulonephritis with monoclonal immunoglobulin G deposits is associated with high rate of early recurrence in the allograft［J］. Kidney Int,2018,94(1):159-169.

［4］COHEN C,ROYER B,JAVAUGUE V,et al. Bortezomib produces high hematological response rates with prolonged renal survival in monoclonal immunoglobulin deposition disease［J］. Kidney Int,2015,88(5): 1135-1143.

［5］LIN J,MARKOWITZ GS,VALERI AM,et al. Renal Monoclonal Immunoglobulin Deposition Disease:The Disease Spectrum［J］. Journal of the American Society of Nephrology,2001,12(7):1482-1492.

第二章 病例插图

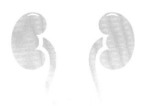

第三章 移植术后感染病例

一、肾移植术后侵袭性肺曲霉病诊疗 1 例分析

【摘要】

肺部曲霉菌感染是实体器官移植（solid organ transplant，SOT）术后发病率和病死率较高的机会性感染之一，由于不断更新的预防策略以及新型免疫抑制剂的应用，SOT 术后真菌感染的模式发生了显著的变化，尤其是在肾移植术后合并侵袭性肺曲霉病时，因其早期症状不典型，导致确诊困难，后期治疗疗程长且易并发排斥反应、药物性骨髓抑制等并发症。我们总结了 1 例肾移植术后肺部曲霉菌感染，经移植肾切除、多联抗真菌药物治疗后肺部病变好转的病例。该患者早期发生侵袭性肺曲霉病，经过调整免疫抑制剂方案、抗真菌药物治疗后肺部症状改善不明显，随后移植肾发生急性排斥反应造成移植肾功能丧失，最后经过切除移植肾，应用多联抗真菌药物，同时改善患者免疫状态后，肺部病变得以好转。通过该病例我们意在探讨肾移植术后侵袭性肺曲霉感染的诊疗及其排斥与防治。

【病例资料】

主诉

肾移植术后 45 天，发热伴干咳 1d。

一般资料

受者，男性，54 岁，汉族，血型 A+，原发病为慢性肾小球肾炎（无病理诊断）。透析类型为血液透析，等待移植时间为 14 个月。供肾类型为 DCD，HLA 配型为 3/6 错配，PRA 为阴性。该患者吸烟 30 年，10~15 支/d，术前戒烟 1 年，术前肺部 CT：左肺上叶肺大泡。

免疫抑制剂应用情况

免疫诱导治疗:巴昔利单抗,术中、术后第 4 天,20mg 静脉输液;甲泼尼龙,术中 750mg、术后第 1 天 500mg、术后第 2 天 250mg、术后第 3 天 250mg 静脉输液。

初始免疫抑制剂方案:他克莫司+吗替麦考酚酯+甲泼尼龙片,口服。他克莫司谷浓度波动在 6.2~12.4ng/ml 之间,霉酚酸浓度(四点测定)维持在 40.78~59.37mg.h/L。因其术后尿蛋白定性始终 24h 尿蛋白定量 650mg,术后甲泼尼龙维持在 16mg/d。术后第 11 天患者血肌酐降至 270μmol/L,后波动在 131~157μmol/L 之间。术后第 28 天患者病情稳定出院。

临床表现

患者术后第 44 天出现发热、干咳等呼吸道感染症状,但初期症状不典型,体温最高 38.7℃,热型不规则,伴有轻度关节酸痛症状,不伴有咽痛、咳痰、喘息、胸痛、胸闷症状。初期无腹泻、移植肾区胀痛等表现,发病初期 24h 尿量 1 600~2 450ml。

辅助检查

血常规:白细胞 9.8×10^9/L,血红蛋白 109g/L,血小板数 154×10^{12}/L。

肾功能:血肌酐 190μmol/L,尿素氮 10.2mmol/L。

C-反应蛋白:54mg/L;降钙素原:0.61ng/ml;血沉:24mm/h;T 淋巴细胞亚群:CD3+淋巴细胞计数 91 个/μl;血 3-β-D-葡聚糖(G 试验):219pg/ml;血半乳甘露聚糖(galactomannan,GM 试验):1.72μg/L;纤支镜肺泡灌洗液半乳甘露聚糖(GM 试验):1.51μg/L。

T-SPOT:阴性;γ-干扰素检测:阴性;呼吸道 11 项病毒抗体检测:阴性;CMV 病毒抗体:阴性。

胸部 CT 提示:双肺多发软组织结节(见图 3-1-1A、B,手机扫描本章末二维码阅图)。治疗一周后胸部 CT 提示:右肺空洞形成,左肺新发炎症(见图 3-1-1B,手机扫描本章末二维码阅图)。

纤维支气管镜检+刷检:右下叶背段白色黏稠分泌物堵塞,部分并混有黑色(见图 3-1-2A,手机扫描本章末二维码阅图)。刷检病理:见呼吸道上皮细胞及退变菌丝,考虑霉菌(见图 3-1-2B,手机扫描本章末二维码阅图)。

移植肾彩超:移植肾血供良好,吻合口、主干血流阻力指数分别为:0.78、0.79。

体格检查

体温 38.7℃,脉搏 91 次/min,呼吸 19 次/min,血压 143/91mmHg,血氧饱和度 95%,体重 54kg,激素面容,双肺呼吸音粗,左上肺语音震颤增强,未闻及干湿性啰音。腹软,右下腹移植肾区无压痛、反跳痛,未触及明显包块,移植肾触诊质地韧,大小正常,双下肢(脚踝部)轻度指凹性水肿。

【诊断与鉴别诊断】

诊断

侵袭性肺曲霉病；移植肾功能不全。

诊断依据

患者有超过 1 年的血液透析病史及肾移植手术史 45 天，术后服用糖皮质激素超过 0.3mg/(kg·d)；发病时出现发热、干咳等临床表现；纤支镜可见气道内有白、黑色斑块堵塞；刷检病理可见菌丝；纤支镜肺泡灌洗液(bronchoscopic alveolar lavage fluid，BALF)GM 试验阳性；结合实验室其他检查以及胸部 CT 多发结节成空洞型演变等证据，临床诊断为侵袭性肺曲霉病成立。另外患者发病后血肌酐升至 190μmol/L，可诊断为移植肾功能不全。

鉴别诊断

1. 侵袭性肺曲霉病需与细菌性肺炎、病毒性肺炎、肺结核及其他真菌性肺炎相鉴别　细菌性肺炎多有高热、咳嗽、咳痰、气促、胸痛等症状，肺部有湿啰音，白细胞计数升高，X 线表现为片絮状浸润阴影，可从痰标本、胸液或血液中分离出致病菌确定。病毒性肺炎先出现上呼吸道感染，向下蔓延引起肺部炎症。可诱发细菌感染。需根据咽拭、痰液病毒分离及血清特异性抗体测定确诊，抗病毒治疗 1 周多有明显改善。肺结核多见于年轻患者和既往有结核病史患者，有潮热、盗汗等症状，临床表现为刺激性干咳、咳痰，空洞形成后咳嗽加重，痰量增多，可伴咯血。根据胸片检查、痰或其他标本中找到抗酸杆菌或结核菌。假丝酵母菌肺炎好发于移植后 1 个月内在腹腔实体器官移植中更常见，而少或罕见于心、肺移植，常并发假丝酵母菌血症，BALF 检测 GM 试验呈阴性，高分辨 CT 主要表现为双肺多发结节、斑片状或融合性实变区、磨玻璃样渗出影及光晕征。本病例既往无结核病史，发病于移植术后 1 个半月，初期无上呼吸道感染症状，无白细胞升高及血清病毒抗体阳性改变，影像学可见多发结节影，继而发展为空洞型改变，痰量少，标本中未见抗酸杆菌，随疗程进展及病程发展可逐步排除病毒性肺炎及肺结核诊断。

2. 侵袭性肺曲霉病需与肺脓肿相鉴别　肺脓肿多起病急，临床表现为高热、咳嗽、咳大量脓臭痰或脓血痰、胸痛等症状。白细胞及中性粒细胞计数增高。X 线检查可见脓腔及液平面。本病例起病较慢，无明显高热、咳脓痰表现，CT 空洞内无液平等表现。

3. 侵袭性肺曲霉病需与支气管扩张相鉴别　支气管扩张常见于青壮年，出现慢性咳嗽、大量脓痰，幼年多有患麻疹、百日咳、支气管肺炎等病史。X 线胸片可见单侧或双侧粗乱及呈卷发状阴影。高分辨率 CT 和支气管碘油造影可确诊。本病例既往无支气管炎等病史，影像学无典型支气管扩张表现。

【治疗与转归】

患者发病时临床表现不典型，给予伏立康唑、哌拉西林他唑巴坦、更昔洛韦联合治疗，同时停止口服他克莫司及霉酚酸酯,体温于治疗后第 4 天逐渐恢复正常,1 周后右肺结节部分吸收,部分呈空洞型改变,左肺有新发炎症改变(见图 3-1-3A、B,手机扫描本章末二维码阅图)。两周后,右肺部分空洞趋于吸收融合,左下肺结节基本吸收(见图 3-1-4A、B,手机扫描本章末二维码阅图)。此时患者血常规白细胞计数由 $9.8×10^9$/L 逐渐降至 $2.7×10^9$/L,血小板计数由 $154×10^{12}$/L 逐渐降至 $56×10^{12}$/L。考虑为伏立康唑导致的药物性骨髓抑制,在给予对症治疗的同时,更换伏立康唑为米卡芬净 300mg/d 治疗,同时联合两性霉素 B 雾化吸入,患者骨髓抑制症状逐渐得到缓解,这期间患者每日尿量逐渐减少至 1 200~1 500ml,血肌酐缓慢爬升至 310μmol/L,移植肾彩超提示:移植肾血流阻力指数逐步升高至 0.82。为防治排斥反应给予患者小剂量甲泼尼龙针 60mg/d 及丙种球蛋白针 10g/d 静脉输入,共计 10d。患者血肌酐水平稳定在 240~330μmol/L 之间。

发病后第 31 天,患者白细胞计数及血小板计数恢复到正常水平,但肺部 CT 空洞呈明显增大趋势,周边有新发结节及浸润影(见图 3-1-5A、B,手机扫描本章末二维码阅图),患者出现痰中带血症状,痰培养及血培养有大肠埃希菌(多重耐药),肺穿刺活检病理:右肺下叶背段霉菌感染,形态符合曲霉菌(见图 3-1-6A、B,手机扫描本章末二维码阅图)。再次调整治疗方案:停用甲泼尼龙,应用敏感抗生素美罗培南治疗,同时再次应用伏立康唑联合两性霉素 B 抗真菌治疗。

发病后第 35 天,患者尿量减少至 700ml/d,伴有移植肾区胀痛,血肌酐升至 653μmol/L,彩超提示:移植肾血流阻力指数升高至 0.92,给予甲泼尼龙针 125mg/d 冲击治疗两日无效后,于发病后第 39 日切除移植肾,恢复血液透析治疗。术后移植肾病理提示:肾小球、肾小管大片状坏死,肾小管及间质见中性粒细胞、淋巴细胞浸润伴坏死,脓肿形成,肾小管壁内淋巴细胞浸润,符合急性排斥反应(见图 3-1-7A、B、C,手机扫描本章末二维码阅图)。

切除移植肾后,在继续联合抗真菌药物治疗的基础上给予胸腺肽等药物提高患者免疫力,患者 T 淋巴细胞计数 CD3+淋巴细胞由发病时 91 个/μl 升至 939 个/μl。同时间断进行连续性肾脏替代治疗(continuous renal replacement therapy,CRRT)治疗减轻肺间质水肿,清除体内炎症因子,维持患者体内水电解质平衡。患者于发病后第 55 日复查肺部 CT 提示:部分空洞吸收缩小,无新发炎症病灶(见图 3-1-8A、B,手机扫描本章末二维码阅图)。血培养及痰培养连续 3 次转阴,血 G 试验逐渐降至 76pg/ml,GM 试验降至 0.89μg/L,停用静脉抗真菌药物改为口服伏立康唑片治疗,患者于发病第 65 日后复查肺部 CT 无明显变化,后出院继续服用伏立康唑治疗 3 个月,复查肺部空洞逐渐缩小吸收。

【诊疗思维】

一般情况下,实体器官移植术后、长期服用激素、免疫状态受损或伴有粒细胞减少的患者中伴随着持续发热,往往预示发生曲霉病的风险较高。本例患者由于肾移植术后肾功能恢复较慢,且持续存在蛋白尿,因此在口服免疫抑制剂治疗方案中加大了激素的使用剂量,进而导致患者免疫状态低下,这可能是诱发侵袭性肺曲霉病的原因。发病早期由于患者症状不典型,联合用药治疗导致药物性骨髓抑制,转换为米卡芬净等非一线抗曲霉用药,可能是发病初期病情进展的诱因。侵袭性肺曲霉病往往治疗疗程较长,常合并耐药细菌二重感染,并容易诱发排斥反应发生,因此在治疗侵袭性曲霉菌感染的同时应重视监测免疫状态指标变化,及时做出治疗方案的调整。本病例在感染无法有效控制且移植肾功能无法恢复的情况下,采取切除移植肾脏并尽快提高患者免疫状态,是出于避免病情进一步恶化的无奈选择。

【拓展】

近年来,侵袭性真菌病(invasive fungal disease,IFD)的发生率逐年增加,尤其是在实体器官或骨髓移植后接受免疫抑制药物的患者中,其中实体器官移植受者术后 IFD 病原菌以假丝酵母菌(念珠菌)最多见,其次为曲霉。据研究实体器官移植术后侵袭性曲霉病的发病率为 0.1%~3.5%,除肺移植外,侵袭性曲霉病占 IFD 的 18%~30%,一般在移植 2~3 个月后发病,中位发病时间为移植后 6 个月,临床一般表现为急性侵袭性肺部感染,病死率高达67%~82%。巨细胞病毒(cytomegalovirus,CMV)感染、急/慢性移植物抗宿主病(graft versus host diseas,GVHD)、移植物排斥反应、糖皮质激素使用时间是常见的引起受者 IFD 的危险因素,但更昔洛韦相关的中性粒细胞减少与 IFD 的相关性亦需要引起我们的重视。与治疗有关的中性粒细胞减少是更昔洛韦有据可查的副作用,比如在使用更昔洛韦治疗 CMV 感染的造血干细胞移植(hematopoietic stem cell transplantation,HSCT)受者中,几乎有一半(42%)在治疗后平均 35 天出现严重的中性粒细胞减少,另外 Thursky K 等发现更昔洛韦的应用使HSCT 受者侵袭性曲霉病的风险增加了 13 倍,比使用皮质类固醇的风险高得多,对于肾移植受者来说,当用更昔洛韦治疗 CMV 感染时,IFD 发生率也显著增加。然而目前尚不清楚是受更昔洛韦持续时间还是连续或间歇使用的影响。另外侵袭性真菌感染的风险与中性粒细胞减少症的强度和持续时间有关,侵袭性霉菌感染几乎只发生在高度中性粒细胞减少症(<100 个细胞/mm³),持续时间超过 10~15 天的高危患者中,虽然伏立康唑、两性霉素 B、米卡芬净可作为高热性中性粒细胞减少症的经验治疗,但研究发现米卡芬净较伏立康唑、两性霉素 B 耐受性好,毒性小。伏立康唑属于 CYP3A 抑制剂,可增加他克莫司浓度 4~6 倍,且不受 CYP3A5 的基因型影响,因伏立康唑对 CYP3A4 的抑制作用强于 CYP3A5,这也导致了伏立康唑对不同释放特性的他克莫司浓度影响不一。研究发现相比较速释性他可莫司(0.3~3.1倍),服用缓释型他克莫司受者使用伏立康唑后浓度变异较小(0.6~1.8 倍),因此在临床中对于使用伏立康唑后他克莫司浓度变异较大的受者可以调整为缓释型他克莫司。米卡芬净属于棘白菌素类抗真菌药物,会降低他克莫司浓度,两者药物调换时需注意调整他克莫司剂量,否则易引起他克莫司浓度变异度大。该患者在初期治疗时,出现了严重的骨髓抑制,不排除与伏立康唑、更昔洛韦的使用有关。本病例移植肾功能恢复较慢,存在移植物排斥反应,且移植术后超过一个月服用剂量超过 0.3mg/(kg·d)皮质激素,同时多种原因导致的患者血T 淋巴细胞计数水平明显低于正常水平等因素可能是导致患者发生侵袭性肺曲霉病的重要原因。

侵袭性肺曲霉病(invasive pulmonary aspergillosis,IPA)早期诊断较困难,G 试验和 GM试验均存在假阳性率,有文献报道,两者联合检测可一定程度上降低假阳性或假阴性率。因此我们也可以在血液 GM 试验作为常规筛查的工具的基础上,结合 BALF 的 GM 试验及高分辨率胸部 CT 的典型影像学表现,作为早期主要的诊断指标。其中胸部 CT 提供了一个快速的非侵入性的线索,特别是组织学诊断获得困难以及真菌的培养耗时、不可预知时,对于 IPA 患者至关重要。当曲霉菌从免疫力正常患者的痰中分离出来,同时影像学表现出侵袭性真菌病的特征,可以考虑 IPA。典型的胸部 CT 表现为:①多发结节影。②晕轮征:结节周围环绕着一圈密度介于结节和肺组织之间的影像。③新月征:肺空洞内存在圆形高密度阴影,其边缘有新月形影。新月征也常常作为患者恢复期征象。本病例进行的纤支镜检查及动态监测胸部 CT 变化和血 G 试验、GM 试验均为早期诊断侵袭性肺曲霉病提供了重要依据。但往往由于移植医师得到的影像诊断信息的不足,不能做出较明确的判断,进而选择相对保守的"大包围"治疗方案,而更多种类抗菌药物的联合则应重视药物毒副作用的高发生率,导致本病例病情进展因素之一,可能与未能避免药物性骨髓抑制,而不得不停用一线抗曲霉药物有关。

治疗上,在药物治疗的同时应重视一般治疗,主要包括:休息,饮食及营养支持;免疫重建;呼吸道的管理和氧供;肾功能保护及维持内环境稳定;各项监测指标的管理。肾功能有损害的患者,可给予连续性肾替代治疗(CRRT 治疗),可以减轻患者肺间质水肿情况,预防肺部感染病灶的进一步扩大及病情加重。目前推荐的治疗药物包括:三唑类、两性霉素 B、棘白菌素类等,可根据抗真菌药物的抗菌谱选择相应的抗真菌药物,单药或多药联合抗真菌治疗方案。强调早期抢先治疗;减阶梯策略;重症患者可采取联合使用抗真菌药物治疗。应根据患者全身状况选择药物;根据病情动态调整治疗方案;适时减少药量和最终结束疗程。根据患者的临床症状及体征、实验室及相关生化指标、影像学变化等指标,治疗一般以临床症状好转,影像学改变开始恢复后 2~4 周结束用药。本病例前后选择多种抗真菌方案,在切除移植肾后积极采取措施促进患者免疫重建,采用间断 CRRT 治疗维持内环境稳定,并联合多种抗真菌药物,最终使得病情得到好转。另外肾移植术后侵袭肺曲霉病的治疗应充分考虑到并发二重感染和排斥反应的发生,这就体现出免疫状态指标监测的重要性,同时还要兼顾抗感染药物对肾脏功能的影响。但在感染无法控制的情况下仍应选择最有利的治疗方案为宜。本病例在感染控制不理想,移植肾功能无法恢复的情况下,放弃保留移植肾,进而为患者病情的恢复争取了有利的时机。

综上所述,肾移植术后应高度重视预防侵袭性肺曲霉病的发生,个体化制定免疫抑制方案,减少患者的高危因素。侵袭性肺曲霉病的早期明确诊断有赖于多项诊断指标的尽早检测,综合评估。随着对 IFD 诊断技术的进步及新型抗真菌药物的研发及临床应用,临床治疗指南的更新、完善,对于肾移植术后患者侵袭性肺曲霉病的疗效有明显进步,肾移植术后侵袭性肺曲霉病病死率明显呈下降趋势,但肾移植术后患者因其需大量、长期服用免疫抑制剂,尤其特殊性,临床症状及影像学检查均无特异性表现,因此临床医师的治疗经验显得尤为重要,经验性抗真菌治疗和抢先治疗对患者预后起着重要作用。因肾移植术后患者需要保持血液中免疫抑制剂一定浓度,因此对于肾移植术后侵袭性肺曲霉病患者选用抗真菌药物要考虑药物之间的相互作用,监测受者肝肾功能,及时进行药物剂量及治疗方案的调整,才能使患者取得更大的获益。

【专家点评】

对侵袭性真菌感染高危患者,应在动态监测的基础上,采取个体化预防措施,降低患者肾移植术后感染风险。发病早期应尽早选择纤维支气管镜肺泡灌洗、刷检、活体组织检查或局部病灶穿刺活检等检查,同时结合 G 试验、GM 实验结果和高通量测序技术(next generation sequencing,NGS)检测尽快明确病原学诊断,往往可以影响侵袭性真菌感染患者的预后。抗真菌药物多数与免疫抑制剂及其他抗感染药物存在相互作用,不仅增加了抗真菌药物的毒副作用,也增加了联合用药的毒副作用。对于重症感染患者的免疫抑制方案的调整,应根据患者免疫状态的变化及时制定个体化方案,但临床上往往受到免疫状态评估手段的限制,难以使患者得到及时有效的抗排斥治疗,侵袭性真菌感染的疗程较长,进而增加了抗排斥治疗的难度,本病例在感染出现反复的过程中,并发了移植肾急性排斥反应,最终导致移植肾丢失的不良结局,该病例为我们在侵袭性真菌感染患者诊疗方案的制定提供了宝贵的经验。

(韩健乐　杨帅平　王晓勃　刘金瑞)

参考文献

［1］ GROSSI P A,GASPERINA D D,BARCHIESI F,et al. Italian guidelines for diagnosis,prevention,and treatment of invasive fungal infections in solid organ transplant recipients［J］. Transplant Proc,2011,43(6): 2463-2471.

［2］ 石炳毅,巨春蓉. 器官移植受者侵袭性真菌病临床诊疗技术规范(2019 版)［J］. 器官移植,2019,10(03): 227-236.

［3］ YONG M K,SLAVIN M A,KONTOYIANNIS D P. Invasive fungal disease and cytomegalovirus infection:is there an association? ［J］. Current opinion in infectious diseases,2018,31(6):481-489.

［4］ VENTON G,CROCCHIOLO R,FURST S,et al. Risk factors of Ganciclovir-related neutropenia after allogeneic stem cell transplantation:a retrospective monocentre study on 547 patients［J］. Clin Microbiol Infect,2014, 20(2):160-166.

［5］ ERARD V,STORER B,COREY L,et al. BK virus infection in hematopoietic stem cell transplant recipients: frequency,risk factors,and association with postengraftment hemorrhagic cystitis［J］. Clin Infect Dis,2004, 39(12):1861-1865.

［6］ SAHIN SZ,AKALIN H,ERSOY A,et al. Invasive Fungal Infections in Renal Transplant Recipients: Epidemiology and Risk Factors［J］. Mycopathologia,2015,180(1-2):43-50.

［7］ OYAKE T,KOWATA S,MURAI K,et al. Comparison of micafungin and voriconazole as empirical antifungal therapies in febrile neutropenic patients with hematological disorders:a randomized controlled trial［J］. Eur J Haematol,2016,96(6):602-609.

［8］ IMAMURA CK,FURIHATA K,OKAMOTO S,et al. Impact of cytochrome P450 2C19 polymorphisms on the pharmacokinetics of tacrolimus when coadministered with voriconazole［J］. J Clin Pharmacol,2016,56(4): 408-413.

［9］ HUPPERTZ A,OTT C,BRUCKNER T,et al. Prolonged-Release Tacrolimus Is Less Susceptible to Interaction With the Strong CYP3A Inhibitor Voriconazole in Healthy Volunteers［J］. Clin Pharmacol Ther,2019,106(6):

1290-1298.

[10] 刘涛,马超龙,范振磊,等.肾移植受者肺部侵袭性真菌感染的诊治经验[J].云南医药,2016,37(03):283-285.

[11] 刘泳,冯玉麟.侵袭性肺曲霉病的诊断治疗进展[J].国际呼吸杂志,2006,26(04):289-292.

二、肾移植术后围手术期肺根霉菌感染 1 例分析

【摘要】

肾移植术后肺部感染是导致受患者后死亡的主要原因。毛霉目细菌为条件性致病菌,其感染统称为毛霉菌病,常发生于免疫低下患者。在此,我们对 1 例肾移植术后移植肾功能延迟恢复(delayed graft function,DGF)并根霉感染致肺毛霉菌病患者的诊疗过程进行总结,本案例通过影像学、病原学及病理学等依据成立诊断,予以间歇性血液透析、调整免疫抑制药物以及序贯抗根霉菌治疗方案后,患者肺毛霉病得到治愈,肾功能也恢复正常。通过此案例,我们旨在讨论肾移植术后肺毛霉病的诊疗方案的选择。

【病例资料】

主诉

肾移植术后 5d,阵发性咳嗽伴咯血 5h。

一般资料

受者,男性,年龄 36 岁,汉族,血型 O+,原发病为慢性肾病(无病理诊断)。透析类型为血液透析,移植等待时间为 12 个月。供肾类型为 DCD,HLA 配型为 5/6 错配,PRA 为阴性。供、受者既往均无毛霉菌感染史,术前胸部 X 线平片提示受者无肺部感染。

免疫抑制方案

甲泼尼龙(手术当日、术后第 1 天、第 2 天各用 500mg,q.d.)。初始免疫抑制方案为他克莫司(3.5mg/次 q12h,药物目标谷值浓度 8~10ng/ml)、吗替麦考酚酯(750mg/次,q12h)、泼尼松片(术后第 3 日初始剂量 50mg,q.d.,每 3 日减量 10mg 直至 10mg 维持)。术后第 1 天少尿,血清肌酐高,考虑移植肾 DGF,予以抗人胸腺细胞免疫球蛋白(ATG)(术后第 1~7 天,25mg/次,q.d.)。在确定米根霉感染后,免疫抑制方案调整为 FK506 谷值浓度 5~8ng/ml,吗替麦考酚酯剂量 500mg/次,q12h,泼尼松片继续维持原方案阶梯式减量直至 10mg 维持。

抗菌药物应用方案

由于器官来源 DCD 供肾(死因为车祸致颅脑损伤),术后应用抗菌药物预防供体来源性感染。美罗培南(1g/次,q12h,连用 9d)、利奈唑胺(600mg/次,q12h,连用 9d)、米卡芬净(100mg/次,q.d.,连用 9d)。

临床表现

术后第 5 天出现阵发性咳嗽、咳大量咖啡色脓性痰液,无寒战、发热,无胸闷、呼吸困难。

辅助检查

术后第 5 天,血常规:白细胞、中性粒细胞及计数正常。

痰培养:丝状真菌(+)、根霉(+)。

术后第 8 天,胸部 CT:未见明显异常(见图 3-2-1,手机扫描本章末二维码阅图)。

术后第 9 天,纤支镜检查:右中下肺支气管内大量灰白色物质覆盖。

肺泡灌洗液涂片:丝状真菌感染。

肺泡灌洗液培养:根霉感染(见图 3-2-2,手机扫描本章末二维码阅图)。

组织病理活体组织检查:毛霉感染(见图 3-2-3,手机扫描本章末二维码阅图)。

术后第 11 天 基因测序(血标本):米根霉。

(注:上述结果均为采样送检时间,微生物培养结果报告在 3~5 天后)。

体格检查

体温 37.2℃,脉搏 85 次/min,呼吸 19 次/min,血压 145/91mmHg,血氧饱和度 96%,右下肺呼吸音较对侧弱,双肺呼吸音稍粗,未及明显干湿啰音。腹平软,切口外敷料干燥,右下腹可及移植肾,质地中等,无压痛,全腹部无压痛及反跳痛,无肌紧张。

【诊断与鉴别诊断】

诊断

肺毛霉病,移植肾功能延迟恢复。

诊断依据

肺毛霉病:患者中年男性,移植术后第 5 天出现咳嗽、咳大量咖啡色脓性痰液,胸部 CT 阴性,但纤维支气管镜直视下可见右中下肺大量灰白色物质覆盖,痰培养结果及肺泡灌洗液培养结果均提示根霉菌感染,灰白色物质组织病理学也提示毛霉菌(+),最终基因测序也明确感染菌为米根霉。结合上述临床表现及明确的病原学、病理学依据,肺毛霉病诊断成立。

移植肾功能延迟恢复:患者于术中尿量少、术后第 1 天少尿(24h 尿量不足 400ml),血清肌酐 1 134μmol/L,予以间歇性血液透析及 ATG 后肌酐下降、尿量上升,术后第 7 天 24h 尿量 1 319ml,血清肌酐 674μmol/L。移植肾功能延迟恢复诊断成立。

鉴别诊断

肾移植术后肺毛霉病的临床表现无特殊性,在缺乏病原/病理学证据前无法谈及诊断/鉴别的意义。

【治疗与转归】

该患者在治疗过程中共应用了 3 种不同的药物针对性抗根霉治疗。在患者明确诊断为米根霉致肺毛霉病感染后,立即给予调整免疫抑制方案,他克莫司(2.5mg/次,q12h,目标谷值 5~8ng/ml)、吗替麦考酚酯(500mg/次,q12h)、泼尼松片(维持原方案阶梯式减量)。同时停用美罗培南、利奈唑胺、米卡芬净钠,于术后第 11 天改两性霉素 B 脂质体(锋克松)抗根霉感染治疗[10mg/(次·d),逐日增加 20mg 至 70mg/(次·d)维持]。术后第 13 天,患者出现低钾血症(2.8~3.5mmol/L),口服氯化钾缓释片(1g/次,t.i.d.),术后第 17 天血钾水平恢复正常(3.5~4.5mmol/L)。术后第 17 天复查胸部 CT 提示右下肺感染。术后第 22 天血清肌酐 220μmol/L。因两性霉素 B 脂质体缺药,术后第 24 天改为两性霉素 B[50mg/(次·d)]抗根霉治疗。术后第 35 天纤维支气管镜复查结果提示右主支气管及右中下叶支气管灰白色异物堵塞(见图 3-2-4,手机扫描本章末二维码阅图),血清肌酐 291μmol/L,考虑两性霉素 B 对移植肾造成损伤,遂于术后第 36 天联合泊沙康唑(400mg/次,b.i.d.)。术后第 39 天纤维支气管镜下氩气刀治疗,治疗后右主支气管及右下叶支气管内白色异物缩小(见图 3-2-5,手机扫描本章末二维码阅图)。术后第 42 天再次予以氩气刀治疗,堵塞处较前次治疗后通畅。血清肌酐 387μmol/L,遂停用两性霉素 B,以泊沙康唑单药治疗。术后第 44 天血清肌酐 397μmol/L,他克莫司血药浓度 22ng/dL,考虑泊沙康唑影响他克莫司血药浓度,遂调整他克莫司剂量为 0.5mg,q12h 目标谷值浓度 5~8ng/ml。术后第 47 天血清肌酐 203μmol/L。术后第 58 天复查纤维支气管镜提示原堵塞处通畅无异物附着。术后第 127 天再次复查纤维支气管镜,未见异物生长,各主、次支气管通畅(见图 3-2-6,手机扫描本章末二维码阅图),血清肌酐 127μmol/L,遂停用泊沙康唑。停用泊沙康唑后调整他克莫司剂量,目标谷值浓度为 5~8ng/ml。停用泊沙康唑后连续 3 个月每月复查 1 次纤维支气管镜,均未提示疾病复发,术后随访至今 3 年余肾功能良好。

【诊疗思维】

为预防供体来源的感染,术后常采用"大包围"式药物方案预防感染的发生,本例患者在预防感染的过程中,于术后第 5 天出现不明原因的咳嗽、咳大量咖啡色脓性痰液,但无发热、胸闷、呼吸困难等常见肺部感染体征,胸部 CT 及血常规均为阴性结果。感染症状的不典型,使得我们很容易忽视隐匿性肺部感染的出现。对肾移植术后出现不明原因的咳嗽、咳痰及咯血,我们应该给予足够的重视。肾移植术后肺部感染的早期诊断至关重要,尽管在胸部 CT 提示阴性结果时,若仍怀疑存在感染,则需要尽早进行纤维支气管镜检查并留取样本行微生物培养、组织病理活体组织检查。本例患者术后出现不明原因咳嗽、咳大量咖啡色脓痰,留取痰液标本送微生物培养,结果提示为"毛霉菌"阳性后,立即行纤维支气管镜检查、病变组织活体组织检查及肺泡灌洗液培养,结果均提示"毛霉菌"感染,故诊断确定,同时结合患者的免疫抑制状态来指导免疫方案的改变。在抗感染的治疗过程中,尽可能下调免疫抑制强度,选择对肾脏毒性较小的药物,密切监测免疫抑制药物血药浓度及肝肾功能的改变。

【拓展】

接合菌纲包括毛霉目和虫霉目，毛霉目可分为根霉属、毛霉属、根毛霉属、梨头霉属和小克银汉霉属等。毛霉目真菌是一类少见的条件致病菌，多发生于抵抗力低下、慢性病、烧伤、造血干细胞移植和实体器官移植受者等；其菌丝易侵犯血管，引起血栓及周围组织坏死。根据感染部位可分为鼻脑型、肺脏型、皮肤型、胃肠型和弥散型等。近年来，临床上毛霉目真菌感染发病率呈上升趋势。肾移植术后毛霉目真菌感染危险因素包括移植手术本身、术后免疫抑制剂的使用以及未预防性应用抗真菌药物或疗程过短密切相关。肾移植术后一旦发生毛霉目真菌感染，应减少免疫抑制剂用量，但会导致免疫抑制强度降低，可能诱发排斥反应；同时，抗真菌药物如两性霉素 B 存在一定的肾毒性，这些都可能导致移植肾功能异常甚至丧失。肾移植术后并发毛霉目真菌感染会降低移植肾术后 2 年生存率。

根霉是真核生物，根霉菌丝为单细胞多核，以包囊孢子繁殖。常见致病性根霉有匍枝根霉、小孢根霉、少根根霉和米根霉等。患者感染后可引起毛霉病、蜂窝组织炎、脑病变和栓塞等。本例患者为米根霉感染，其致病力相对较弱。肺毛霉病主要临床症状为咳嗽、发热、胸痛、呼吸困难和咯血，缺乏特异性。该患者症状相对单一，仅咯咖啡色痰，而文献报道在根霉感染疾病进展时才会出现胸部 CT 表现，为渗出实变、多发结节和厚壁空洞。该患者影像学检查结果并不典型，主要表现为纤维支气管镜下的阳性发现，沿气管内膜生长，后期可见明显赘生物，可能与感染菌种致病力相对较弱有关。对于 DCD 肾移植供者术前血、尿、痰、导管尖端、器官灌注液和保存液以及术后受者血、尿、痰、肾周引流液和导管尖端的培养显得尤为重要。纤维支气管镜检查对于根霉感染转归的复查评价有重要意义，同时还应结合胸部 CT 检查。

目前关于肺毛霉病抗真菌治疗疗程无标准时间限定，应根据病情转归决定。目前临床上抗根霉菌药物只有两性霉素 B 和泊沙康唑，首选两性霉素 B 或其脂质体。此外，两性霉素 B 使用过程中还可能诱发顽固性低钾血症。泊沙康唑为口服制剂，其肾毒性相对较小，尤其对于肾移植术后发生移植肾功能延迟恢复或急性排斥反应而导致无尿或少尿的受者更有优势。如有新生物阻塞气道，结合氩气刀局部物理治疗手段效果更佳。该患者一度出现血清肌酐升高，考虑两性霉素 B 的不良反应，予泊沙康唑替代治疗后受者血清肌酐仍继续上升，考虑泊沙康唑导致他克莫司血药浓度升高，从而引起肾毒性，调整他克莫司剂量后血清肌酐有所下降。

结合本案例，对肺毛霉病治疗经验总结如下：①毛霉目真菌多为条件致病菌，肾移植受者为感染高危人群，尤其是在接受免疫诱导或抗急性排斥反应治疗后；②预防肾移植术后感染应做到有的放矢，本中心前期应用的预防感染方案：碳青霉烯类抗革兰氏阴性菌+替考拉宁/利奈唑胺抗革兰氏阳性菌+棘白菌素类抗真菌，其中广谱抗生素预防感染方案是引起二重真菌感染的重要因素。本例患者肺毛霉病主要考虑为肾移植术后上述抗感染后二重真菌感染及应用免疫抑制剂后机体免疫力下降等综合因素引起。目前而言，若术前及术后各种标本培养均为阴性，单纯选择三代头孢菌素+棘白菌素类抗真菌药物联合预防感染即可，而棘白菌素的作用主要为预防中心静脉置管来源真菌感染；如有阳性发现，应根据所检出病原菌及药敏试验结果予针对性治疗;③若无特殊需求,建议早期拔除中心静脉置管。

【专家点评】

　　肺毛霉病是肾移植术后相对少见的一种并发症,但因其导致的严重后果而需要得到重视。该案例中,大量的抗菌药物应用可能是导致根霉感染的重要因素。在感染的早期阶段明确诊断并给予治疗至关重要,但其临床表现无特征且影像学检查的阴性结果易导致诊断、治疗的延后。那么对于此类临床高度怀疑感染的患者,需尽早完善纤维支气管镜检查并留取肺泡灌洗液进行涂片、培养,若有明确病灶则需要留取组织进行活体组织检查。在治疗方面,因为术后 DGF 的发生,该例患者在围手术期相对保守的下调了免疫抑制药物剂量;针对性应用两性霉素 B 脂质体是目前最佳的选择。该患者以泊沙康唑单药长期维持治疗同样取得了理想的疗效,但是否可以采用泊沙康唑进行全程治疗仍然值得商榷,同样也需要关注泊沙康唑与他克莫司的相互作用。而当新生物堵塞气道时,局部氩气刀物理治疗的应用也体现了可靠的疗效。

(李新长　罗文峰　杨锦然)

参考文献

[1] 牟向东.接合菌病的诊断和治疗现状[J].实用皮肤病学杂志,2011,4(04):193-196.

[2] DI NAVARRO VERGARA,G BARRAGAN POLA,A BONIFAZ,et al.[pulmonary mucormycosis in a patient with kidney transplant and uncontrolled haemoptysis][J].Revista iberoamericana de micologia,2017(34):233-236.

[3] PETRIKKOS G,SKIADA A,LORTHOLARY O,et al. Epidemiology and clinical manifestations of mucormycosis[J]. Clinical Infectious Diseases,2012,54(suppl_1):S23-S34.

[4] PRAKASH H,CHAKRABARTI A. Global epidemiology of mucormycosis[J]. Journal of Fungi,2019,5(1):26.

[5] PATEL M H,PATEL R D,VANIKAR A V,et al. Invasive fungal infections in renal transplant patients:a single center study[J]. Renal failure,2017,39(1):294-298.

[6] BAGHELA A,THUNGAPATHRA M,SHIVAPRAKASH M R,et al. Multilocus microsatellite typing for Rhizopus oryzae[J]. Journal of medical microbiology,2010,59(12):1449-1455.

[7] 杨翼萌,方保民,许小毛,等.肺毛霉病五例及国内 46 例临床分析[J].中华结核和呼吸杂志,2013,36(08):572-576.

[8] NUCCI M,PERFECT J R. When primary antifungal therapy fails[J]. Clinical infectious diseases,2008,46(9):1426-1433.

[9] TACKE D,KOEHLER P,MARKIEFKA B,et al. Our 2014 approach to mucormycosis[J]. Mycoses,2014,57(9):519-524.

[10] KHAN A,EL-CHARABATY E,EL-SAYEGH S. Fungal Infections in Renal Transplant Patients[J]. Journal of Clinical Medicine Research,2015,7(6):371-378.

[11] KATRAGKOU A,WALSH T J,ROILIDES E. Why is mucormycosis more difficult to cure than more common mycoses?[J]. Clinical Microbiology and Infection,2014,20:74-81.

[12] YAMAZAKI H,KONDO T,AOKI K,et al. Occurrence and improvement of renal dysfunction and serum

potassium abnormality during administration of liposomal amphotericin B in patients with hematological disorders：a retrospective analysis［J］. Diagnostic Microbiology and Infectious Disease，2018，90（2）：123-131.

三、肾移植术后重症多系统结核 1 例分析

【摘要】

结核感染是肾移植术后较常见的机会性感染之一，但在同一个患者表现出多系统的重症结核感染却较为少见。在此，我们总结 1 例多系统重症结核感染病例，包括病理和病原学确诊的移植肾结核、肺结核、淋巴结结核，以及临床诊断但缺乏病理和病原学确诊的肠结核和关节结核。在应用抗结核治疗并停用所有免疫抑制剂后，该患者结核症状好转，但在发病 1 年后移植肾失去功能。通过此病例，意在探讨肾移植术后结核感染的诊疗及其与排斥防治的矛盾对立关系。

【病例资料】

主诉

肾移植术后 1 年余，关节疼痛伴发热、血便、血肌酐逐渐升高 3 个月。

一般资料

受者，男性，年龄 23 岁，汉族，血型 A+，原发病为慢性肾病（无病理诊断）。透析类型为腹膜透析，等待移植时间为 4 个月。供肾类型为亲属供肾（母亲），HLA 配型为 2/6 错配，PRA Ⅰ类 2%，Ⅱ类 0。供受体均无结核病史，亦无结核暴露史及结核疫区旅居史。受者肾移植术前胸部 X 线片及 T-SPOT 检查均提示患者无结核感染。

免疫抑制剂应用情况

患者免疫诱导治疗应用巴昔利单抗，术中及术后第 4 天分别 20mg 静脉输注。初始免疫抑制剂方案为环孢素 A、吗替麦考酚酯、醋酸泼尼松。术后第 12 天患者出院，恢复可，其时血肌酐为 106μmol/L。在术后前 3 个月，患者经历多次血肌酐升高史，且移植肾穿刺病理诊断为ⅢA 级急性细胞性排斥反应。期间患者反复应用甲泼尼龙激素冲击治疗及兔抗人胸腺细胞免疫球蛋白（antithymocyte globulin，ATG）治疗。另外，由于应用环孢素 A150mg，b.i.d. 时峰浓度仍偏低，且患者出现双手震颤等药物毒性作用，改服他克莫司。自肾移植 3 个月后至此次发病，患者血肌酐维持在 160μmol/L 左右较为稳定。

临床表现

自肾移植术后第 16 个月开始，近 3 月来患者陆续表现出一系列不典型的临床症状，包

括关节症状、呼吸道症状、消化道症状以及移植肾相关症状等。

关节症状：术后 16 个月开始患者首先出现右髋及右膝疼痛。

呼吸道症状：患者伴随关节症状出现发热及干咳，发热可达 40℃，即自发退热。随后出现胸闷等氧合不足表现。

消化道症状：病程中，患者曾腹痛后大量血便两次，数周后开始出现间断腹泻，对症治疗腹泻仍反复，发病 3 个月体重减轻 20 余公斤。

移植肾相关症状：自发病开始，患者血肌酐逐渐升高，由 162μmol/L 升高至 360μmol/L。贫血逐渐加重，血红蛋白 134g/L 降至 54g/L，促红素补血效果差。

辅助检查

血沉：79mm/h，C 型反应性蛋白（C-reactive protein，CRP）：137mg/L。

X 线提示双髋关节及膝关节未见异常。

B 超提示右膝关节内侧软组织明显增厚。

胸部 CT 提示两肺炎症（见图 3-3-1A，手机扫描本章末二维码阅图）广谱抗感染治疗后随访胸部 CT 仍提示病变较前片进展，两肺弥漫分布粟粒样小结节影（见图 3-3-1B，手机扫描本章末二维码阅图）。

纤支镜检查+活体组织检查+刷检提示肺泡间见多核巨细胞及灶性坏死，考虑为肉芽肿性病变，抗酸染色（+）。

盆腹 CT 提示回盲部及末端回肠炎性病变，伴周围淋巴结肿大（见图 3-3-2，手机扫描本章末二维码阅图）。

移植肾穿刺病理提示间质纤维组织增生伴少量炎症细胞浸润及肉芽肿形成，抗酸染色（+）（见图 3-3-3，手机扫描本章末二维码阅图）。

体格检查

体温 38.3℃，脉搏 87 次/min，呼吸 18 次/min，血压 135/90mmHg，血氧饱和度 96%，双肺呼吸音稍粗，未及明显干湿啰音。腹软，右下腹压痛，未及明显包块及反跳痛。移植肾触诊质偏韧，大小正常，未及压痛。双下肢未见明显水肿。

【诊断与鉴别诊断】

诊断

多系统重症结核，移植肾功能不全。

诊断依据

根据患者发热、干咳、右髋和右膝关节痛、血便、血肌酐升高等临床症状，结合实验室检查及影像学检查，怀疑多系统结核。纤支镜刷检及移植肾穿刺活检病理检出抗酸染色（+）明确肺结核、移植肾结核诊断。X 线检查虽未见双髋关节及膝关节未见异常，但彩超提示右膝关节内侧软组织明显增厚。骨科非甾体抗炎药（nonsteroidal anti-inflammatory drug，NSAID）药物对症治疗，症状略有缓解，但随后左膝关节亦出现类似症状。盆腹 CT 提示回盲部及末端回肠炎性病变，伴周围淋巴结肿大。因未行关节镜检查及肠镜检查取病理活体组织检查，根据后续其余系统结核诊断依据，临床诊断为关节结核、肠结核。综上，患者多系统重症结核诊断成立，同时患者血肌酐升高至 360μmol/L，诊断为"移植肾功能不全"。

鉴别诊断

该患者结核为多系统发生，鉴别诊断较为复杂。

骨关节结核病的鉴别诊断包括各类细菌、真菌导致的亚急性、慢性感染或骨髓炎等疾病。多处骨关节受累时需与转移性恶性肿瘤相鉴别。本病诊断最大难点是医师很难意识到该病，此外骨关节结核起病初期影像学表现不明显，常常导致诊断延迟。X 线特征性表现为区域性骨质疏松、周围少量钙化的骨质破坏、周围软组织阴影。晚期可见边界清晰的囊性变、明显硬化反应、骨膜反应、死骨、病理性骨折等。确诊方法是对感染组织进行镜检和培养，可通过针吸活体组织检查取得组织样本。

肺结核需与其他细菌、真菌及病毒感染相鉴别，同时需注意与肺癌、淋巴瘤相鉴别。发热为最常见的症状，通常以低热逐渐开始，亦可见高热。影像学检查通常表现为上肺叶或下肺叶的局部浸润，可能存在空洞，炎症和组织破坏可能导致纤维化伴牵拉和 / 或肺门和纵隔淋巴结的肿大。对于免疫缺陷的患者，影像学表现常不典型。可表现为肺叶或肺段的浸润，伴或不伴肺门淋巴结肿大、肺部肿块、粟粒状纤维结节病变或胸腔积液。从分泌物（如痰液、支气管肺泡灌洗液或胸腔积液培养）或组织（胸膜活体组织检查或肺活体组织检查）中分离出结核分枝杆菌，可确诊肺结核。

肠结核需与克罗恩病、恶性肿瘤及淋巴瘤等鉴别。该病分为溃疡型和增殖型，好发于右下腹回盲部，常表现为腹痛、腹泻、血便，可触及腹部包块。溃疡型肠结核 X 线表现为患病肠管的痉挛收缩，黏膜皱襞紊乱，钡剂检查可见"跳跃"征。增殖型肠结核 X 线主要表现为末端回肠、盲肠和升结肠的狭窄、缩短和僵直。回盲瓣常受侵犯，表现为增生肥厚，使盲肠内侧壁凹陷变形。CT 表现多为肠壁环形增厚，回盲瓣增厚，可呈肠道跳跃性改变，增强后均匀强化为主。内镜下见病变肠黏膜充血、水肿，溃疡形成，大小及形态各异的炎症息肉，肠腔变窄等。活体组织检查如能找到干酪样坏死性肉芽肿或结核分枝杆菌具确诊意义。

移植肾结核导致的血肌酐升高需与移植肾尿路梗阻、移植肾动脉狭窄、各型排斥反应、原发肾病复发、药物毒性等鉴别。移植肾尿路梗阻、移植肾动脉狭窄一般伴有尿量减少，可通过彩超、CT 等影像学检查诊断。各型排斥反应、原发肾病复发、药物毒性等需要移植肾活体组织检查病理明确诊断。移植肾结核的局部症状多不典型，病理活体组织检查是鉴别其他病因的确诊方法。

【治疗与转归】

患者发病初始 1 个月余在门诊诊疗，症状表现不典型，关节 X 片尚未表现出明显异常，胸部 CT 提示两肺炎症亦无特异性表现。加之患者依从性较差，未能按时随访，疾病未能及时诊断。在确诊结核前应用减低免疫抑制剂剂量、广谱抗感染治疗的方案,效果不佳,疾病进展较快。在胸盆腹CT怀疑肺结核、肠结核后,患者入院进一步诊疗。多次痰涂片抗酸染色阴性,依靠纤维支气管镜活体组织检查+刷检明确肺结核,移植肾穿刺活检明确移植肾结核。在明确多系统结核诊断后,患者转至结核定点医院进行规范抗结核治疗,初期采用异烟肼、利福平、乙胺丁醇,同时停用其他免疫抑制剂,仅维持小剂量他克莫司C_0 3~5ng/ml水平。抗结核治疗3个月后,症状有缓解,但颈部淋巴结冷脓肿出现,穿刺病理证实淋巴结核,遂加入吡嗪酰胺,同时撤除他克莫司。抗结核治疗9个月后结核相关症状缓解,胸腹盆CT(见图3-3-4、图3-3-5,手机扫描本章末二维码阅图)及移植肾活体组织检查病理(见图3-3-6,手机扫描本章末二维码阅图)结核病情均较前好转,但病理提示急性抗体介导排斥反应,血肌酐逐渐上升至360μmol/L,加用他克莫司2mg q12h口服,未能逆转移植肾功能恶化。发病1年后,血肌酐升至800μmol/L,患者转回透析治疗。

【诊疗思维】

由于服用免疫抑制剂,肾移植患者的结核感染率高于一般人群,但症状多不典型,早期诊断较为困难。本例患者曾因发生急性排斥反应,在肾移植术后前3个月行4次激素冲击治疗,这可能是后期结核感染的重要原因。患者在起病初期表现出的关节疼痛、发热、腹泻、贫血等症状均不具有典型性,同时胸部CT、关节相关影像学检查亦未提示出结核感染的特征性表现。加之患者依从性较差,门诊随访不及时,造成在发病1个月后胸部CT提示两肺弥漫性粟粒样结节影时才入院进行明确诊断。需要注意的是,在此时多次痰涂片抗酸染色仍为阴性。对肾移植术后结核感染,尤其是肺外感染应引起足够重视。移植肾穿刺活检、纤维支气管镜及胸腔镜等有创检查是提高肾移植术后结核感染早期诊断的重要方法。肾移植术后结核感染的治疗需综合考虑免疫抑制剂的调整及抗结核药物的规范化应用,密切监测肝肾功能、免疫抑制剂浓度等。一旦出现重症结核感染进展药物难以控制的情况,应果断放弃移植肾,将保全患者生命作为治疗的首要原则,避免患者因结核感染失控而死亡。

【拓展】

结核感染是肾移植术后较为常见的机会性感染,发病率约为普通人群的10~40倍,发病中位时间为术后11.5个月。1/3至1/2的肾移植后活动性结核为播散性或肺外疾病,但重症多系统结核仍较为少见。高剂量激素应用史能增加结核感染的概率。本例患者曾因发生急性排斥反应在肾移植术后前3个月行4次激素冲击治疗,这可能是后期结核感染的重要原因。

早期明确结核感染诊断至关重要,但肾移植术后结核感染的诊断具有相当的难度。包括临床表现不典型、实验室检查假阴性结果、结核杆菌培养困难等。本例患者在起病初期表现出的关节疼痛、发热、腹泻、贫血等症状均不具有典型性,同时胸部CT、关节相关影像学检查亦未提示结核感染的特征性表现。加之患者依从性较差,门诊随访不及时,造成在发病一个月后胸部CT提示两肺弥漫性粟粒样结节影时才入院进行明确诊断。目前结核感染病例的诊断依赖于有创伤的活体组织检查病理检查。对于存在不明原因发热等临床症状,常规抗细菌、抗病毒药物治疗效果不佳的疑似肾移植术后结核感染的患者,不能依赖痰涂片抗酸染色结果,应尽早选择纤维支气管镜肺泡灌洗、刷检、活体组织检查或胸腔镜活体组织检查等有创检查措施明确诊断,具体检查手段的选择应根据病灶性质及位置而定。

肾移植术结核感染患者的抗结核治疗和抗排异治疗存在矛盾对立关系。标准抗结核治疗方案尚未达成共识,一线的抗结核药物包括异烟肼、利福平、乙胺丁醇及吡嗪酰胺,氟喹诺酮类药物也具有较好的疗效。多数中心主张至少1年的抗结核治疗,并以三联治疗(异烟肼+利福平+吡嗪酰胺或乙胺丁醇)作为初始治疗方案。抗结核药物多具有肝肾毒性且与免疫抑制剂存在相互作用,可诱发排斥反应,导致移植肾功能损害。因而在抗结核治疗期间需定期监测肝、肾功能,并根据药物浓度调整免疫抑制剂的用量及服药时相。本中心诊断的肾移植术后结核感染患者多未出现不可逆转的肝功能损害及排斥反应。但本例重症多系统结核感染患者在仅应用小剂量他克莫司维持免疫治疗的情况下,仍进展至淋巴结结核,被迫停用所有免疫抑制剂导致移植肾失功。治疗方案转换时机的选取是对肾移植医师的重大考验。对于类似重症结核感染患者,应将保全患者生命作为治疗的首要原则,待结核感染控制后,再加入免疫抑制剂,以避免患者因结核感染失控而死亡。

综上所述我们认为,对肾移植术后结核感染,尤其是肺外感染应引起足够重视。移植肾穿刺活检、纤维支气管镜及胸腔镜等有创检查是提高肾移植术后结核感染早期诊断的重要方法。肾移植术后结核感染的治疗需综合考虑免疫抑制剂的调整及抗结核药物的规范化应用,密切监测肝肾功能、免疫抑制剂浓度等。一旦出现重症结核感染进展药物难以控制的情况,应果断放弃移植肾,将保全患者生命作为治疗的首要原则,避免患者因结核感染失控而死亡。

【专家点评】

结核感染是肾移植术后较为常见的机会性感染,高剂量激素应用史能增加结核感染的概率。早期明确结核感染诊断至关重要,但肾移植术后结核感染的诊断具有一定的难度。对于存在不明原因发热等临床症状,常规抗细菌、抗病毒药物治疗效果不佳的疑似肾移植术后结核感染的患者,应尽早选择纤维支气管镜肺泡灌洗、刷检、活体组织检查或胸腔镜活体组织检查等有创检查措施明确诊断。多数中心主张至少1年的抗结核治疗,并以三联治疗(异烟肼+利福平+吡嗪酰胺或乙胺丁醇)作为初始治疗方案。抗结核药物多具有肝肾毒性且与免疫抑制剂存在相互作用,可诱发排斥反应,导致移植肾功能损害。因而在抗结核治疗期间需定期监测肝、肾功能,并根据药物浓度调整免疫抑制剂的用量及服药时相。

(朱冬 王宣传 戎瑞明)

参考文献

[1] RESTREPO CS, KATRE R, MUMBOWER A. Imaging Manifestations of Thoracic Tuberculosis [J]. Radiol Clin North Am, 2016, 54(3):453-473.

[2] Huaman MA, Brawley R, Ashkin D. Multidrug-resistant tuberculosis in transplant recipients: Case report and

review of the literature [J].Transpl Infect Dis,2017,19(2):e12672.

[3] CHEN CH,LIAN JD,CHENG CH,et al. Mycobacterium tuberculosis infection following renal transplantation in Taiwan [J]. Transpl Infect Dis,2006,8(3):148-156.

[4] ULUBAY G,KUPELI E,DUVENCI BIRBEN O,et al. A 10-year experience of tuberculosis in solid-organ transplant recipients [J]. Exp Clin Transplant,2015,13(Suppl 1):214-218.

[5] 郑龙,王继纳,戚贵生,等.肾移植术后肺结核确诊病例诊断与治疗的临床分析[J].中华器官移植杂志,2015,36(11):666-670.

四、肾移植受者并发新型隐球菌病 1 例分析

【摘要】

隐球菌病是实体器官移植术后常见的真菌感染性疾病,系由隐球菌所引起的中枢神经系统、肺部、皮肤和黏膜等部位感染,三分之二的隐球菌病存在中枢神经系统感染,累及中枢神经系统可危及生命。由于隐球菌感染的临床特点不明显,极易造成误诊和漏诊。我们总结一例肾移植受者并发新型隐球菌病病例,包括受者的感染部位、临床表现、病原学、影像检查结果及治疗经过和转归。探讨早期诊断和充分有效的抗真菌治疗对改善移植受体隐球菌病预后的重要性。

【病例资料】

主诉

肾移植术后 6 年余,头痛伴发热、恶心、呕吐 5 天。

一般资料

受者,男性,65 岁,汉族,血型 O+,原发病为痛风性肾病。透析类型为血液透析,移植等待时间为 12 个月。供肾类型为 DCD,HLA 配型为 3/6 错配,PRA Ⅰ类 0,Ⅱ类 0。患者有痛风性关节炎病史 20 余年,多次行双手、足取痛风石手术治疗,病情反复发作。无宠物鸟类密切接触史。

免疫抑制剂应用情况

患者 2011 年 6 月 3 日因"痛风性肾病,慢性肾功能衰竭-尿毒症期"行同种异体肾移植术。免疫诱导治疗应用巴利昔单抗,术中及术后第 4 天分别 20mg 静脉滴注。初始免疫抑制剂方案为"他克莫司+吗替麦考酚酯+醋酸泼尼松",术后移植肾功能恢复良好,血肌酐维持在 90~120μmol/L。

临床表现

患者 2018 年 4 月 19 日开始无明显诱因反复出现间歇性头痛,进行性加重;伴发热,

体温最高达 38.5℃,咳嗽,以干咳为主;无畏寒,无鼻塞、流涕,无咳痰、胸闷、气促、午后潮热、盗汗。进食时恶心,呕吐胃内容物,非喷射状。伴有尿频、尿急、尿痛,尿色呈茶色,尿量减少,每天约 1 000~1 200ml,无移植肾区疼痛及排泡沫样尿。全身关节疼痛,以左膝关节为甚。

体格检查

体温 38.2℃,脉搏 95 次/min,呼吸 20 次/min,血压 135/95mmHg。急病面容,表情痛苦,意识清楚,精神萎靡。面部肌肉活动正常,双侧瞳孔等圆等大,D=2.5mm,视力正常,对光反射正常,眼底检查:视乳头水肿,无出血和渗出物,听力正常。颈项有抵抗,布氏征、克氏征(±),四肢肌力正常。呼吸规整,双肺呼吸音增粗,未闻及干湿性啰音。移植肾大小正常,无压痛,未闻血管杂音。四肢关节多处见陈旧性手术瘢痕,右肘关节、左膝关节、双踝关节、各掌指关节畸形,触及多个 1~3cm 结节,关节活动尚可。双下肢水肿(-)。

辅助检查

血常规:白细胞 $7.29×10^9$/L,中性粒细胞 $5.89×10^9$/L,淋巴细胞 $0.74×10^9$/L,红细胞 $5.23×10^{12}$/L,血红蛋白 145g/L,血小板 $163×10^9$/L。

尿液分析:红细胞 29 个/μl,白细胞 29 个/μl。尿液离心沉渣涂片微生物检查正常。

降钙素原(procalcitonin,PCT):0.156ng/ml。血沉 30mm/h。C 反应蛋白 58.64mg/L。

血生化:丙氨酸氨基转氨酶 14.4U/L,天冬氨酸氨基转移酶 15.1U/L,总蛋白 55.0g/L,白蛋白 32.4g/L,总胆红素 5.6μmol/L,直接胆红素 3.19μmol/L,白蛋白/球蛋白比值 1.4,淀粉酶 39(U/L),尿素 2.87mmol/L,肌酐 96μmol/L,尿酸 382μmol/L,血糖 4.67mmol/L,钾 4.33mmol/L,钠 134.10mmol/L,氯 96.19mmol/L,二氧化碳 24.00(mmol/L)。

结核抗体:(-)。

真菌:(1-3)-β-D-葡聚糖 >5 000pg/ml,曲霉菌抗原 0.17。隐球菌荚膜抗原(血清)阳性(+)。需氧+厌氧培养(血液):阴性,未检出真菌。中段尿培养阴性。

脑脊液检查:脑脊液压力 320mmH₂O。

脑脊液常规:无色透明,潘迪氏试验弱阳性,白细胞 $119×10^6$/L,单个核细胞 86.6%,分叶核细胞 13.4%,红细胞 $0×10^9$/L。

脑脊液生化:血糖 1.53mmol/L,氯 105.91mmol/L,蛋白 1043mg/L,乳酸 3.29mmol/L。

脑脊液涂片找抗酸杆菌:未发现抗酸杆菌、细菌。

脑脊液检查:隐球菌抗原检测阳性(+)(乳胶凝集试验),墨汁染色涂片阳性(+)。

脑脊液培养:新型隐球菌生长。

头颅 MRI 平扫+增强:增强扫描软脑膜增厚稍强化,符合脑膜炎表现;双侧侧脑室旁及桥脑少许缺血脱髓鞘改变。

胸部 CT 平扫+增强:左肺上叶舌段见一类圆形含气空洞,边界清,边缘光滑,大小约为 29mm×22mm×16mm,壁稍厚,内缘尚光整,可见数个小壁结节,邻近支气管轻度扩张并与之相通,增强扫描壁及壁结节强化不明显。

【诊断与鉴别诊断】

诊断

1. 隐球菌病　新型隐球菌脑膜炎,拟诊肺隐球菌病。
2. 痛风性关节炎。
3. 同种异体肾移植状态。

诊断依据

根据患者肾移植术后长期服用免疫抑制剂治疗,不明原因反复出现间歇性头痛,进行性加重,伴发热、干咳、恶心、呕吐、全身关节疼痛等临床表现;结合实验室检查、影像学检查及脑脊液检查隐球菌抗原检测阳性(+),墨汁染色涂片阳性(+),脑脊液培养新型隐球菌生长,新型隐球菌脑膜炎诊断可明确。因肺部未行纤维支气管镜检查,未行肺泡灌洗液培养及肺组织病理学检查,但依据患者属真菌感染高危人群,结合血清隐球菌抗原检测阳性(+)及胸部 CT 等检查,拟诊肺隐球菌病。

鉴别诊断

隐球菌性脑膜炎主要需要与病毒性脑膜炎,细菌性脑膜炎,结核性脑膜炎相鉴别。肺隐球菌病主要需要与皮炎芽生菌、粗球孢子菌、曲霉菌或毛霉菌等真菌引起的真菌性肺炎以及肺结核、肺肿瘤等相鉴别。

病毒性脑膜炎:急性或亚急性起病,有病毒感染的全身症状,比如发热、全身酸痛、食欲减退、乏力、腹泻等,有头痛、恶心、呕吐、颈项强直,在脑脊液检查中一般以淋巴细胞为主,白细胞多不升高。

细菌性脑膜炎:急性起病,发热、乏力等全身中毒症状重,脑膜刺激征以及头痛、恶心、呕吐症状明显,可以有癫痫发作、言语不清、肢体乏力、精神行为异常等脑实质损害表现,脑脊液检查白细胞总数明显增高,并且以中性粒细胞为主,脑脊液蛋白含量增高、糖及氯化物减低。

结核性脑膜炎:大多起病隐匿,慢性病程,有结核中毒症状,比如低热、盗汗,颈项强直等脑膜刺激征以及头痛、恶心、呕吐症状明显,脑脊液检查以淋巴细胞为主,蛋白增高,糖及氯化物减低;可以在脑脊液培养中找到致病菌。无菌性脑膜炎:也有头痛、恶心、呕吐、发热、脑膜刺激征等表现,脑脊液检查白细胞增高,但细菌培养阴性。

播散性隐球菌病的皮肤、黏膜病变:面颈部、胸背、四肢、鼻中隔、牙龈、舌软硬腭、扁桃体、咽喉等部位疣样或者粉刺状丘疹、结节或脓肿,继之中央部破溃,流出少量黏液血性脓液,内含隐球菌。

隐球菌性骨和关节感染:全身骨骼均可感染,以骨突、颅骨、脊椎常见、关节受累少见,感染部位疼痛,形成瘘管后排出蛋白样脓液,X 线多发性溶骨性病变,病情缓慢。

【治疗与转归】

1. 调整免疫抑制治疗方案　将他克莫司转换为环孢素 A 软胶囊,环孢素 A 谷浓度(C_0)维持在 50~100ng/ml,联合吗替麦考酚酯胶囊(500mg q12h)、醋酸泼尼松(5mg q.d.)。

2. 抗真菌治疗方案　诱导期(2 周):伏立康唑+两性霉素 B 脂质体。伏立康唑:第 1 天负荷量 6mg/(kg·次),q12h,第 2 天起维持剂量 4mg/(kg·次),q12h,静脉滴注 1 周后改口服;服药前行伏立康唑药物基因检测,用药 3d 后监测伏立康唑血药浓度,维持伏立康唑血药浓度 2~5ng/ml;两性霉素 B 脂质体:[1mg/(kg·d)]。巩固期、维持期均予伏立康唑口服治疗(伏立康唑血药浓度 2~5ng/ml),根据药物浓度调整口服伏立康唑剂量,维持剂量平均约为 3mg/(kg·d),治疗时间 34 周。全部抗真菌治疗时间共 36 周。

3. 加强支持治疗及防治抗真菌药物引起的肝肾毒性及低钾血症。受者脑脊液隐球菌药敏实验最小抑菌浓度(表 3-4-1),脑脊液及血清隐球菌抗原检查情况(表 3-4-2),胸部 CT 治疗前后对比(见图 3-4-1、图 3-4-2,手机扫描本章末二维码阅图)。

总疗程 9 个月,患者达到治愈标准,随诊至今(22 个月)未见复发。

表 3-4-1　隐球菌药敏实验最小抑菌浓度(MIC)值

	两性霉素 B	5-氟胞嘧啶	氟康唑	伏立康唑	伊曲康唑
MIC 值(μg/L)	0.5	4	2	0.06	0.125

表 3-4-2　脑脊液、血清隐球菌抗原检查情况

检查项目	0	1 周	2 周	4 周	6 周	8 周	12 周	16 周	20 周	28 周
颅内压(mmH$_2$O)	310	150	120	135	130	125	130	125	120	125
脑脊液墨汁染色	+	+	+	+	+	+	−	−	−	−
脑脊液隐球菌抗原	+	+	+	+	+	+	±	−	−	−
脑脊液培养	+	+	−	−	−	−	−	−	−	−
血清隐球菌抗原	+	+	+	+	+	+	+	+	−	−

【诊疗思维】

当前对于隐球菌病的诊断主要还是在出现临床症状之后,因此在免疫功能受损者包括器官移植受体中,早期诊断隐球菌感染是一大挑战。出现任何隐球菌病相关临床症状尤其是一些亚临床症状,诸如头痛、虚弱、发热、咳嗽以及其他中枢神经症状时,都应及时迅速地进行隐球菌相关检测或检查,以排除隐球菌病。通过痰、支气管肺泡灌洗液、血液、脑脊液病原菌培养及鉴定、真菌直接镜检、印度墨汁染色和/或隐球菌抗原检测、病理学检查、影像学检查等,充分应用这些现有的检查手段,来诊断疑似移植受体隐球菌感染者是十分必要的。

隐球菌病的临床治疗效果与感染部位、感染程度、诊断时机、抗真菌治疗方案以及个体差异有关。目前推荐的治疗方案仍是基于 2010 年美国感染病学会提出的指南上发展而来,治疗主要包括 3 个阶段:诱导治疗、巩固治疗以及维持治疗。对于移植术后播散性隐球菌病、

侵犯中枢神经系统以及中、重度肺部感染者,两性霉素 B(多烯类)及其脂质体剂型(两性霉素 B 脂质体、两性霉素 B 脂质体复合物、两性霉素 B 胶体分散剂)是抗真菌治疗的基石。对于肾移植受者隐球菌病的治疗不仅要治疗隐球菌感染,还要同时兼顾肝肾功能,同时维持小剂量免疫抑制剂治疗,避免发生免疫重建炎症综合征。

【拓展】

隐球菌病的中位发病时间为移植术后 20 个月,术后 36 个月发生率最高,50%~75% 侵犯中枢神经系统。

隐球菌广泛分布于土壤和鸽粪中,偶可在水果、蔬菜及健康人体的体表、胃肠等处分离到。存在于土壤中的隐球菌,可随尘埃一起被人吸入呼吸道内,再由肺部经血液循环进入中枢神经系统。器官移植受者可能因为术前或者术后接触隐球菌感染,极少数报道可通过移植供体感染受者。侵入人体的隐球菌多为机会性感染。器官移植术后应用大量免疫抑制药物导致免疫功能降低,是发生隐球菌病的高危因素。其他影响因素包括贫血、低蛋白血症、高胆红素血症、粒细胞减少、激素及广谱抗菌药物的使用,肾功能不全或肾衰竭等。深部真菌感染常缺乏特异症状和体征,同时免疫抑制治疗使患者对感染的反应能力降低,临床诊断较困难。隐球菌性脑膜炎起病缓慢,初期症状不典型,更易误诊。头痛、精神改变、恶心、呕吐、视力下降和展神经麻痹(通常由于脑脊液压力升高导致)是隐球菌性脑膜炎的常见体征和症状。如患者出现上述症状需警惕隐球菌性脑膜炎发生的可能。对可疑患者行明确诊断的检查方法包括真菌镜检、真菌培养、免疫学检查、组织病理学及影像学检查等。对于中枢隐球菌病,有研究显示影像学检查中磁共振成像(MRI)比 CT 更适合识别隐球菌引起的病变,如扩张的血管周围间隙(virchow robin spaces,VRS)、脑膜增强、隐球菌团或假性囊肿,其中脑内损伤病灶或结节是最常见的影像学变化。脑脊液墨汁染色涂片和隐球菌夹膜抗原检测是中枢隐球菌病的主要诊断方法,脑脊液墨汁染色涂片是最快速的诊断方法,但敏感度为30%~50%,隐球菌夹膜抗原检测灵敏度和特异度分别在 93%~100%,是早期诊断的主要手段。真菌培养是诊断隐球菌病的金标准,脑脊液培养的阳性率为85%,灵敏度低于抗原检测加之检测时间较长(48~72h),因此不适用于早期诊断隐球菌病。

隐球菌病的临床治疗效果与感染部位、感染程度、诊断时机、抗真菌治疗方案以及个体差异有关。目前推荐的治疗方案仍是基于 2010 年美国感染病学会提出的指南上发展而来,治疗主要包括 3 个阶段:诱导治疗、巩固治疗、维持治疗。对于移植术后播散性隐球菌病、侵犯中枢神经系统以及中、重度肺部感染者,两性霉素 B(多烯类)及其脂质体剂型(两性霉素 B 脂质体、两性霉素 B 脂质体复合物、两性霉素 B 胶体分散剂)是抗真菌治疗的基石。对于肾移植受者隐球菌病的治疗不仅要治疗隐球菌感染,还要同时兼顾肝肾功能,肝肾功能恶化后易导致受者死亡。免疫抑制剂使用方面,应避免过于快速地减少或停用免疫抑制药物,避免发生免疫重建炎症综合征,导致中枢神经系统症状恶化。有研究报告认为钙调神经抑制剂具有降低两性霉素 BMIC 的作用,对于隐球菌病患者具有一定的治疗保护作用。他克莫司或环孢素 A 的应用不会减少隐球菌感染率,但可以降低病死率,减少细菌播散及中枢神经系统感染风险。伏立康唑是较为新型的广谱抗真菌药物,抗菌效力接近两性霉素 B,静脉制剂和口服制剂的血药浓度相近,在脑脊液中浓度高。5-氟胞嘧啶(fluorocytosin,5-FC)是2010年美国感染病学会推荐的隐球菌病在诱导治疗阶段最强的联合用药,目的是降低复发率和病死率,但5-FC具有很大的骨髓、肾脏毒副作用,患者往往无法耐受,肾移植患者移植肾功能较肾功能正常患者脆弱,接受两性霉素B和5-FC联合治疗,具有巨大的风险,有较新报道证实单用两性霉素B与联合应用5-FC在成活率是无区别。在巩固期、维持期治疗可以使用伏立康唑口服替代氟康唑治疗,但疗效并未优于氟康唑。氟康唑巩固期治疗为8周,维持期治疗为6~12个月。在本例患者诱导期应用伏立康唑联合两性霉素B脂质体,巩固期及维持期均根据隐球菌药敏实验最小抑菌浓度(minimum inhibitory concentration,MIC)值选用伏立康唑口服治疗,诱导期、巩固期、维持期治疗时间共持续9个月,同时维持小剂量环孢素A、吗替麦考酚酯、醋酸泼尼松免疫抑制治疗,病情恢复良好。

综上所述,肾移植术后隐球菌病病死率较高,早期临床症状不典型,需要临床工作者提高警惕,采取必要措施及早确诊、早期联合用药、规范用药、积极纠正合并症,以期提高患者生存率,改善生活质量。

【专家点评】

隐球菌感染是实体器官移植后第三位常见的侵袭性真菌感染,隐球菌具有嗜中枢性,中枢性感染是隐球菌病的主要临床表现之一,临床表现有隐球菌脑膜炎、脑膜脑炎、脑脓肿、或脑和脊髓的肉芽肿,常见为脑膜炎,隐球菌性脑病的临床症状无非特异性,症状有头痛、精神状态改变、视觉障碍、局部神经病学等表现,诊断依赖于病史、脑脊液和血清隐球菌抗原检测、脑脊液离心物印度墨汁染色,真菌培养是诊断的金标准,但不能作为早期和及时的诊断手段,可以借助分子生物学检查手段协助诊断,头颅CT、MRI有助于区别中枢性感染的临床类型,疗效和预后判定依赖于脑脊液和血清隐球菌抗原检测、脑脊液印度墨汁染色动态变化。抗真菌治疗必须使用强效的、脑脊液中浓度高、耐受性好的药物治疗,分为诱导期、巩固期、维持期三期足量、足疗程的标准治疗,对于肾移植患者应当兼顾移植肾的功能耐受性,两性霉素B脂质体的突出优势在于降低了两性霉素B的肾毒性。

(林民专 陈志勇 赖永通)

参考文献

[1] HENAO-MARTÍ N E Z A F,B ECKHAM J D.Cryptococcosis in solid organ transplant recipients[J].Curr Opin Infect Dis,2015,28(4):300-307.

[2] 刘正印,王贵强,朱利平,等.隐球菌性脑膜炎诊治专家共识[J].中华内科杂志,2018,9(5):317-323.

[3] WILLIAMSON P R,JARVIS J N,PANACKAL A A,et al. Cryptococcal meningitis:epidemiology,immunology, diagnosis and therapy[J]. Nat Rev Neurol,2017,13(1):13-24.

[4] HENAO-MARTÍNEZ A F,BECKHAM J D. Cryptococcosis in solid organ transplant recipients[J]. Curr Opin Infect Dis,2015,28(4):300-307.

[5] BENEDICT K,PARK B J. Invasive fungal infections after natural disasters[J]. Emerg Infect Dis,2014,20(3): 349-355.

[6] LOYSE A, MOODLEY A, RICH P, et al. Neurological, visual, and MRI brain scan findings in 87 South African patients with HIVassociated cryptococcal meningoencephalitis [J]. J Infect, 2015, 70(6): 668-675.

[7] HUANG H R, FAN L C, RAJBANSHI B, et al. Evaluation of a new cryptococcal antigen lateral flow immunoassay in serum, cerebrospinal fluid and urine for the diagnosis of cryptococcosis: a meta-analysis and systematic review [J]. PLoS One, 2015, 10(5): e0127117.

[8] SUN H Y, ALEXANDER B D, HUPRIKA R S, et al. Predictors of immune reconstitution syndrome in organ transplant recipients with cryptococcosis: implications for the management of immunosuppression [J]. Clin Infect Dis, 2015, 60(1): 36-44.

[9] SINGH N, ALEXANDER B D, LORTHOLARY O, et al. Cryptococcus neoformans in organ transplant recipients: impact of calcineurin-inhibitor agents on mortality [J]. The Journal of infectious diseases, 2007, 195(5): 756-764.

五、肾移植后复杂性泛耐药肺炎克雷伯菌感染 1 例分析

【摘要】

泛耐药肺炎克雷伯菌(carbapenem-resistant klebsiella pneumoniae, CRKP)感染在肾移植术后发病率逐年升高, CRKP 可水解几乎所有 β-内酰胺类抗菌药物, 导致 CRKP 感染治疗棘手。我们总结 1 例肾移植后复杂性泛耐药肺炎克雷伯菌感染病例, 经常规多粘菌素+美罗培南抗感染治疗后, 患者感染迁延, 出现移植肾周感染加重, 进而感染腹部手术切口导致切口破裂, 经手术、加强感染、降低抗排异强度等综合治疗后, 患者 CRKP 感染依旧反复。改头孢他啶阿维巴坦足疗程抗感染后, 患者 CRKP 感染好转。通过此病例, 我们探讨肾移植后 CRKP 治疗的新方法。

【病例资料】

主诉

发现蛋白尿 11 年余, 血液透析 1 周。

一般资料

患者, 女性, 33 岁, 汉族, 血型 A+, 原发病为终末期肾病。透析类型为血液透析, 供肾类型为儿童供肾, PRA 为阴性。

免疫抑制剂应用情况

患者术中予甲泼尼龙+巴利昔单抗免疫诱导治疗, 术后予他克莫司+吗替麦考酚酯+醋酸泼尼松联合维持抗排异。患者术后出现尿路感染, 替加环素+美罗培南抗感染 2 周后细菌转阴。美罗培南减量后尿路感染复发, 加强抗感染治疗同时, 停吗替麦考酚酯, 醋酸泼尼松减量至 10mg, q.d., 他克莫司减量, 谷浓度维持在 5~6ng/ml。

临床表现

肾移植术后第 10 天,患者出现尿急,伴发热,体温最高 38.2℃,无尿频尿痛,无咳嗽咳痰,无腹痛腹泻。检查示白细胞计数 16.6×10⁹/L,C 反应蛋白(C-reaction protein,CRP)71.4mg/L,肌酐 77μmol/L,尿细菌 27 554/μl。保养液细菌培养及尿培养:泛耐药肺炎克雷伯菌。予替加环素 50mg q12h+美罗培南 0.5g,q6h 抗感染,并予 IVIG 调节免疫。治疗后尿常规正常,尿培养连续多次阴性。术后 24 天(抗感染 2 周),美罗培南减量至 0.5g,q8h。术后第 31 天,患者尿培养再次示肺炎克雷伯菌。停吗替麦考酚酯,醋酸泼尼松减量至 10mg,q.d.,他克莫司减量,谷浓度维持在 5~6ng/ml。美罗培南再次加量至 0.5g,q6h。术后第 41 天移植肾 B 超提示移植肾周大量积液伴集合系统分离,拟次日行移植肾周积液穿刺引流。术后第 42 天凌晨,患者手术切口出现针刺痛,切口中段破裂,无畏寒发热,无尿频尿急尿痛。

辅助检查

血常规+C 反应蛋白:白细胞计数 9.2×10⁹/L,C 反应蛋白 9.2mg/L。

血生化:肌酐 60μmol/L。

尿常规:尿白细胞酯酶 500,亚硝酸盐(−),尿白细胞 291.2/μl,尿细菌 440.4/μl。

尿培养:肺炎克雷伯菌(泛耐药)10⁴cfu/ml。

血培养阴性。

手术切口创面拭子培养:肺炎克雷伯菌。

体格检查

体温 36.9℃,脉搏 80 次/min,呼吸 18 次/min,血压 132/86mmHg。双肺呼吸音稍粗,未闻及明显啰音。腹软,全腹无明显压痛,左下腹手术切口中段有一直径约 3mm 破口,破口下方约 5mm 处手术切口皮肤菲薄,破口处流出较多量白色浑浊液体,内见白色絮状物,移植肾触诊质偏韧,大小正常,未及压痛。双下肢无水肿,余无异常。

【诊断与鉴别诊断】

诊断

移植肾周感染,尿路感染,切口感染(肺炎克雷伯菌)。

诊断依据

1. 临床表现　患者肾移植术后出现发热、尿急、手术切口破裂。

2. 辅助检查　血常规是感染血象,CRP 升高,尿常规见尿白细胞升高、尿细菌阳性,保养液、尿培养、手术切口创面拭子培养示肺炎克雷伯菌。

3. 影像学检查　移植肾 B 超提示移植肾周积液。

鉴别诊断:应与呼吸道感染、消化道感染等相鉴别。

【治疗与转归】

行移植肾探查术,术中剔除皮肤及移植肾周坏死组织(培养均示泛耐药肺炎克雷伯菌),先后予稀碘伏、阿米卡星生理盐水冲洗,最后予庆大霉素纱布条填塞移植肾周空隙,开放创口。术后抗生素方案调整:替加环素 50mg,q12h+美罗培南 1.0g,q8h 联合抗感染,同时予 IVIG 免疫调节。

术后每天手术创口换药,稀碘伏冲洗,局部庆大霉素 160mg+10% 高渗盐水 5g 填塞移植肾空隙。

探查术后第 3 天,患者手术切口渗液明显增加,尿量减少至 500~800ml/d,考虑尿漏,未查见明显瘘口,未特殊处理。血白细胞、CRP、PCT 逐渐下降至正常,尿常规、移植肾功能正常。术后每天送检尿培养、创面细菌培养、移植肾上极纱布细菌培养、移植肾下极纱布细菌培养阴性。换药 10 天,直接送检坏死组织行细菌培养,均为阴性。针对尿漏,再次经膀胱镜置入双 J 管。

移植肾探查术后 20 天,行手术伤口全层减张缝合术,术中自膀胱灌注碘伏盐水,检查左侧髂窝输尿管少许碘伏液体渗出,未见明显破口。

缝合术后第 3 天,患者左髂窝引流量由 50ml/d 增至 700ml/d,尿培养阴性,左髂窝引流液培养查见光滑念珠菌,CRP 升高,感染科会诊建议加卡泊芬净抗真菌感染。缝合术后第 6 天,引流液培养查见泛耐药肺炎克雷伯菌+屎肠球菌,感染科会诊建议继续替加环素+美罗培南联合抗感染,予卡泊芬净抗真菌感染,加强局部引流后每日送检尿培养、引流液培养仅见光滑念珠菌。复查移植肾 B 超提示移植肾结石,予药物排石治疗。

缝合术后第 28 天(肾移植术后第 65 天),患者左髂窝引流液培养见泛耐药肺炎克雷伯菌(替加环素中介,美罗培南耐药),因患者美罗培南、替加环素应用时间较长,患者肺克反复阳性,经讨论,调整抗感染方案为:头孢他啶阿维巴坦 2.5g,q8h+美罗培南 0.5g,q8h+伏立康唑首剂 400mg,q12h,维持 200mg,p.o.,q12h。抗排异方案:他克莫司谷浓度维持在 5~6ng/ml,醋酸泼尼松 10mg,q.d.,继续停用吗替麦考酚酯。经调整后,尿培养未见光滑念珠菌及肺炎克雷伯氏菌,多次复查引流培养见光滑念珠菌、未见肺炎克雷伯菌。

再次置入双 J 管后 2 个月拔管,支架表面附着较多黑色结石。拔双 J 管 6d 后拔除髂窝引流管。

10 天疗程结束后停用头孢他啶阿维巴坦。此后多次复查尿常规、尿培养、血白细胞、CRP、肾功能正常。移植肾 B 超提示移植肾血流灌注佳,移植肾结石,肾周未见积液。

肾移植术后 130d 出院,继续口服伏立康唑抗真菌,继续抗排异、排石等治疗。抗真菌治疗 3 个月后,停伏立康唑。停伏立康唑后,逐渐加吗替麦考酚酯至 500mg,q12h。出院后 1 个月,患者移植肾结石消失,血白细胞、CRP、PCT 未见明显异常,肾功能正常,尿培养未见细菌、真菌。

【诊疗思维】

由于免疫抑制剂的使用以及移植患者术前基础情况较差,移植患者术后感染发生率较高。患者出现发热、尿道刺激征,同时伴有炎性指标升高、尿常规查见白细胞及细菌明显增多,应考虑尿路感染。保养液及尿培养查见泛耐药肺炎克雷伯菌时,应早期、足量、联合、足疗程抗感染治疗。

肾移植术后尿路感染迁延,移植肾周积液逐渐增多,伴有手术切口感染,应高度警惕感染加重。因肺炎克雷伯菌可侵袭血管,宜尽早行移植肾探查。术中尽可能清理感染坏死组织,加强抗感染治疗同时,需降低抗排异强度,免疫球蛋白调节免疫功能可促进感染好转、改善预后。

长时间、高强度抗感染可导致机体菌群失调,诱发其他细菌、真菌感染。

【拓展】

公民逝世后捐献(donation after cardiac death,DCD)已成为目前移植器官主要来源,但DCD供者捐献前大部分人住重症监护室(intensive care unit,ICU),且多接受侵入性操作或治疗手段以及广谱抗生素治疗,携带耐药致病菌的风险较高,导致DCD移植术后供者来源性感染(donor derived infection,DDI)发生率增加。目前多重耐药细菌,特别是耐碳青霉烯肺炎克雷伯菌(CRKP)是DDI严重不良事件的主要病原体,且发病率逐年增加。

CRKP通过产碳青霉烯酶等多种机制,水解几乎所有β-内酰胺类抗菌药物。肾移植术后CRKP感染可引起血管破裂出血、移植肾功能不全、败血症等严重并发症,使移植肾丢失率、患者死亡率明显上升。CRKP感染,临床一般用药效果差,建议采用联合治疗,如多粘菌素+美罗培南,或根据药敏试验,选用替加环素+碳青霉烯类或磷霉素或氨基糖苷类。

本病例开放手术创口后,予替加环素+美罗培南联合抗感染、并庆大霉素局部抗感染,但效果不佳,CRKP仍检出。

阿维巴坦作为一种新型的β-内酰胺酶,其机制与经典的β-内酰胺酶抑制剂不同,可以抑制A类(ESBLs和KPC)和C类的β-内酰胺酶。其与碳青霉烯类抗菌药物合用时,具有广谱活性,可杀灭包括超广谱β内酰胺酶(extended spectyum β lactamase,ESBLs)在内的肺炎克雷伯菌,控制感染。

该病例在替加环素+美罗培南全身抗感染及庆大霉素局部抗感染失败后,调整为头孢他啶阿维巴坦+美罗培南联合抗感染后,CRKP转阴。说明阿维巴坦是治疗CRKP感染的一种有效药物。

此外,移植患者术后发生感染时,要根据感染严重程度,降低免疫抑制强度。同时,如出现继发性感染,需积极治疗。在应用抗菌药物时还应依据其与免疫抑制剂之间的相互作用调整免疫抑制剂的药物。

【专家点评】

近年来,国内供体来源CRKP感染已经成为肾移植术后最棘手的并发症之一,CRKP容易在移植肾周围及动脉吻合口处定植,并具有侵蚀动脉血管的特点,因此肾移植受者CRKP感染的预防和治疗应受到重视。本病例中患者术后第10天出现尿路感染症状,考虑供体来源CRKP感染的可能性大,建议术前将供肾灌洗液及保存液行细菌培养,已达到提前预防的目的。治疗方面,本中心及时采用替加环素+美罗培南联合治疗,药敏实验提示替加环素敏感,但由于仅22%的替加环素经尿液排泄,因此尿液中药物浓度低,这可能是替加环素治疗尿路感染效果欠佳的原因之一。相关文献表明阿维巴坦治疗 CRKP 感染效果确切且药物副作用较小,建议明确诊断为 CRKP 感染后应尽早并足量使用头孢他啶阿维巴坦(2.5g,q8h)+碳青霉烯类抗生素。复杂性 CRKP 尿路感染及念珠菌感染易复发,建议患者后期应继续定期随访,定期复查尿常规及移植肾 B 超。

(寿张飞　蒋易容)

参考文献

[1] 蔡常洁,范欣,黄海辉,等. 中国实体器官移植供者来源感染防控专家共识(2018 版)[J]. 中华器官移植杂志,2018,39(01):41-52.

[2] DONG F,ZHANG Y,YAO K,et al. Epidemiology of carbapenem-resistant Klebsiella pneumoniae bloodstream infections after renal transplantation from donation after cardiac death in a Chinese hospital:a case series analysis[J]. Antimicrob Resist Infect Control,2018,7:66.

[3] 陈小松,韩龙志,钱永兵,等. 供体来源碳青霉烯酶类耐药肺炎克雷伯杆菌感染-肝肾移植的差异[J]. 实用器官移植电子杂志,2018,6(1):45-48.

[4] VAROTTI G,DODI F,TERULLA A,et al. Impact of carbapenem-resistant Klebsiella pneumoniae(CR-KP) infections in kidney transplantation[J]. Transplant Infectious Disease,2017,19(6):e12757.

[5] LAGACÉ-WIENS P,WALKTY A,AKARLOWSKY J A. Ceftazidimeavibactam:an evidence-based review of its pharmacology and potential use in the treatment of Gram-negative bacterial infections[J]. Core Evid,2014,24(9):13-25.

[6] QURESHI Z A,SYED A,CLARKE L G,et al. Epidemiology and Clinical Outcomes of Patients with Carbapenem-Resistant Klebsiella pneumoniae Bacteriuria[J]. Antimicrobial Agents and Chemotherapy,2014,58(6):3100-3104.

[7] 吴佳晋,应亮,李大伟,等. 肾移植供体来源耐药肺炎克雷伯杆菌感染 13 例救治经验[J]. 实用器官移植电子杂志,2018,6(1):9-12.

六、胰肾联合移植术后多囊肾感染 1 例分析

【摘要】

多囊肾感染是肾移植术后常见的并发症之一。我中心已行同侧共干胰肾联合移植术170 余例,并改进手术方式,术中采用供肾输尿管与受者右侧自身输尿管端端吻合的方式重建尿路。这种改进对于手术整体而言有着诸多优点,但同时由于右肾输尿管近端结扎,造成人为的右侧输尿管完全梗阻,部分患者术后出现右侧肾脏肾盂输尿管积液扩张,可能会增加感染的风险。在此,我们总结 1 例胰肾联合移植术后多囊肾感染病例,包括影像学、病原学等辅助检查诊断多囊肾感染。根据培养结果使用敏感抗生素治疗,患者病情反复,先后三次入院行抗感染治疗,最终在没有行多囊肾切除情况下治愈。通过此病例,我们意在分享胰肾

联合移植术后合并多囊肾感染的相关诊疗经验。

【病例资料】

首次感染入院主诉

胰肾联合移植术后 2 个月余,发热 5d。胰肾联合移植手术时间为 2019 年 4 月 23 日,术后首次感染入院时间为 2019 年 7 月 9 日。

一般资料

受者,男性,55 岁,汉族,血型 B+,原发病为成人型多囊肾,透析类型为血液透析,等待移植时间为 3 年。供肾类型为 DBD,HLA 配型为 3/6 错配,PRA 为阴性。该受者患 2 型糖尿病 10 年。既往无多囊肾出血、感染病史。透析后尿量逐渐减少,胰肾联合移植术前尿量约为 100ml/d。

同侧共干胰肾联合移植手术方式

受体取右侧经腹直肌切口进入腹腔。常规切除阑尾,打开侧腹膜后首先完成肾脏移植,"Y" 形髂动脉的髂总动脉端与受体髂外动脉行端侧吻合,肾静脉与髂外静脉端侧吻合,供肾输尿管与受体输尿管端端吻合,受体自体输尿管近端结扎。开放肾脏血管后将移植肾置于右侧髂窝,部分关闭侧腹膜,将 "Y" 形髂动脉的髂外动脉端暴露于腹腔内备用。下一步是进行胰腺移植,胰腺门静脉和下腔静脉端侧吻合,腹腔干及肠系膜上动脉共瓣袖片与之前保留的 "Y" 形髂动脉髂外动脉开口端端吻合,十二指肠与受体回肠侧侧吻合,吻合口距回盲部约 60~70cm(见图 3-6-1、图 3-6-2,手机扫描本章末二维码阅图)。

免疫抑制剂应用情况及术后一般情况

患者免疫诱导方案为兔抗人胸腺细胞免疫球蛋白术中及术后第 1 天 50mg,术后第 2、3、4、5 天均使用 25mg,巴利昔单抗于术中及术后第 4 天分别 20mg 静脉滴注。维持免疫抑制方案为他克莫司+吗替麦考酚酯+醋酸泼尼松。术后 25 天出院,移植肾及移植胰功能均恢复良好,出院时肌酐 128μmol/L,空腹及三餐后血糖均在正常范围。术后未出现 DGF 和急性排斥反应。

临床表现

入院后最高体温可达 39.5℃,无尿频尿急尿痛等膀胱刺激症状,无胸闷气促、咳嗽咳痰等呼吸道症状,无明显腰背部疼痛不适症状,无其他明显临床症状。

辅助检查

入院时白细胞 17.17×10⁹/L,降钙素原 6.49ng/ml,血肌酐 129μmol/L,尿白细胞(-),尿培养阴性。

首次感染住院血培养均提示 ESBL+肺炎型肺炎克雷伯氏菌,后两次再次感染入院血培养结果均为同一细菌。

肺部 CT 未见炎症渗出。

全腹部 CT 提示右侧多囊肾肾盂及右侧输尿管中上段积液扩张。

移植肾彩超及移植胰腺彩超血流及大小正常。

体格检查

体温最高 39.5℃,脉搏 83 次/min,呼吸 18 次/min,血压 132/83mmHg,血氧饱和度 98%。心肺未见明显异常,腹软,无压痛及反跳痛,移植肾及移植胰区张力佳,无明显压痛。右侧肋脊角肾区叩诊有轻微叩击痛。

【诊断与鉴别诊断】

诊断

1. 右侧多囊肾肾盂及输尿管中上段积液扩张合并感染。
2. 胰肾联合移植术后。

诊断依据

血培养阳性,提示 ESBL+肺炎性肺炎克雷伯菌,菌血症诊断明确,腹部 CT 提示右侧原肾多囊肾肾盂及右侧输尿管中上段积液扩张。查体右侧肋脊角肾区叩诊轻微叩击痛。诊断右侧多囊肾及输尿管中上段积液扩张合并感染,考虑细菌由尿路上皮逆行入血导致菌血症。

鉴别诊断

移植肾泌尿系统感染:多有尿频、尿急、尿痛等典型泌尿系统感染症状,尿常规白细胞升高,可伴有尿红细胞升高,尿培养可出现阳性结果,细菌经尿路上皮入血后亦可出现血培养阳性结果,且血尿培养菌均提示同种细菌感染。体查亦可有移植肾区不适。该患者无明显泌尿系统感染症状,且尿常规及尿培养结果阴性,查体除右侧肋脊角肾区轻微叩击痛外无其他异常,不支持该项诊断。

左侧多囊肾泌尿系统感染:除典型尿频尿急尿痛等泌尿系统感染症状外,常因囊性出血可见肉眼血尿。同时有急性肾盂肾炎和囊肿感染情况可引起腰痛、高热、恶心呕吐等全身症状。尿培养可呈阳性,细菌经尿路上皮入血后亦可出现血培养阳性结果,血尿培养菌均提示同种细菌感染。该患者左侧多囊肾泌尿系统结构未因移植手术而改变,患者未出现明显泌尿系统症状,尿常规及尿培养结果阴性,查体左侧肋脊角肾区无叩击痛,不支持该项诊断。

【治疗与转归】

患者先后 3 次因发热入院治疗,前两次出院均不超过 1 周因再次发热入院治疗。首次住院血培养提示 ESBL+肺炎型肺炎克雷伯菌,根据药敏结果予以亚胺培南西司他丁钠

1g,q8h,2 周+替加环素 50mg,q12h,1 周,连续 3 次复查血培养转阴,考虑感染治愈予以出院。出院后 5 天再次因发热入院治疗,入院查血培养提示仍然是 ESBL+肺炎型肺炎克雷伯菌。根据药敏,予以美罗培南 1g,q8h+头孢哌酮钠舒巴坦钠 3g,q8h 治疗 3d 后,患者仍有发热,遂改为亚胺培南西司他丁钠 2g,q8h,3 周+替加环素 100mg,q12h,2 周后替加环素减为 50mg,q12h,1 周,治疗期间因胆红素升高,考虑替加环素药物副作用,加用熊去氧胆酸+丁二磺酸腺苷蛋氨酸治疗,替加环素减量及停用后胆红素可降至正常,连续多次复查血培养阴性,考虑感染治愈出院。第 2 次出院后 6 天再次出现发热,最高体温 39.2℃,第 3 次收入院治疗。入院查血培养结果依然是 ESBL+肺炎型肺炎克雷伯菌。此次改为哌拉西林舒巴坦 3g,q8h+替加环素 100mg,q12h 治疗 3 周,治疗期间同样因替加环素药物副作用导致胆红素升高,予加用熊去氧胆酸+丁二磺酸腺苷蛋氨酸治疗,替加环素停用后胆红素可降至正常。同样治疗期间连续多次复查血培养均阴性结果,停药后 1 周内复查 2 次血培养也均为阴性,考虑感染治愈出院。出院后定期门诊复查,移植肾及移植胰功能稳定,未再次出现发热。3 次入院抗生素使用情况见(表 3-6-1)。

表 3-6-1　患者 3 次多囊肾感染合并菌血症抗生素使用情况

血培养结果	感染入院顺次	抗生素使用情况	抗生素不良反应
ESBL+肺炎型 肺炎克雷伯菌	第 1 次	亚胺培南西司他丁钠 1g,q8h,2 周+替加环素 50mg,q12h,1 周	无
	第 2 次	美罗培南 1g,q8h+头孢哌酮钠舒巴坦钠 3g,q8h 治疗 3d,调整为亚胺培南西司他丁钠 2g,q8h,3 周+替加环素 100mg,q12h,2 周(续用 50mg,q12h, 1 周)	肝损伤
	第 3 次	哌拉西林舒巴坦 3g q8h+替加环素 100mg,q12h, 治疗 3 周	肝损伤

【诊疗思维】

多囊肾感染本身是肾移植术后最常见的并发症之一。本例患者因 2 型糖尿病合并慢性肾衰竭在我中心行同侧共干胰肾联合移植术,按我中心对输尿管吻合的改进方式,术中供肾输尿管与受者右侧输尿管行端端吻合,受者右侧自体输尿管结扎,造成人为的右侧输尿管完全梗阻。患者术前仍然每日有少量尿液分泌,导致术后出现右侧肾脏肾盂输尿管积液扩张,增加了感染的风险。

患者高热 39.5℃,移植术后最常见原因为以下几个原因。①肺部感染;②泌尿系感染;③急性排斥反应;④其他原因。胸腹部 CT 正常,加之患者无呼吸道症状,肺部感染可排除;患者血肌酐未见升高,移植肾彩超正常,急性排斥反应可排除;患者无明显泌尿系症状,尿常规、尿培养等结果均为阴性,考虑移植肾泌尿系感染及患者左侧原肾泌尿系感染可能性低,基本可排除。血培养阳性,提示 ESBL+肺炎性肺炎克雷伯氏菌,菌血症诊断明确,腹部 CT 提示右侧原肾多囊肾肾盂及右侧输尿管中上段积液扩张。查体右侧肋脊角肾区叩诊轻微叩击痛。诊断右侧多囊肾及输尿管中上段积液扩张合并感染,考虑细菌由尿路上皮逆行入血导致菌血症。

患者先后 3 次住院抗感染治疗,病情反复,耐药肺炎克雷伯氏菌感染为难治性感染,需使用足剂量足疗程并联合使用敏感抗生素方可达到彻底治愈效果。替加环素药物性肝损明显且发生率高,目前主张足剂量(100mg,q12h)使用,常因此药物不良反应未能使用到足够疗程而导致停用,该病例患者出现胆红素升高后,在使用相应药物情况下可以得到明显控制,替加环素能够使用足够疗程也是该患者感染能够得到治愈的关键所在。第 3 次住院期间因患者感染病情反复曾经考虑若第 3 次抗感染治疗失败,予行右侧多囊肾切除,彻底根除感染源。所幸后来患者未再出现感染,随访至今。

【拓展】

多囊肾是导致肾功能衰竭的常见病因之一,也是肾移植较好的适应证之一。在少数病例中,因多囊肾占据较大的腹部空间,行单纯肾脏移植都可能较为困难。本例为 2 型糖尿病合并多囊肾患者,我们克服腹腔暴露困难这一手术难点,为其完成了同侧共干胰肾联合移植术,移植胰腺位于下腹部,移植肾位于右侧髂窝。

术后感染在肾移植患者中十分常见,在胰肾联合移植受者中亦是如此,相关文献报道 67.1% 的肾移植患者至少患有 1 次感染相关并发症,泌尿系统感染则是最常见的感染,尤其是在原发疾病为成人型多囊肾的患者中。本病例患者因行胰肾联合移植,术式特殊性导致感染风险增加,这也是该患者术后早期出现感染及病情反复的重要原因之一。

供肾输尿管与受体输尿管端端吻合应用于单纯肾移植已有不少经验。将这项技术应用于胰肾联合移植中是我们的一个改进,相比传统的移植肾输尿管膀胱吻合方式,其优点是:①省去了在腹腔内游离膀胱这一步骤,减少了对腹膜返折处的损伤;②避免了重新缝合后腹膜返折对移植肾输尿管的压迫进而导致梗阻的可能性;③降低了手术难度并缩短了手术时间。其不足之处在于本就存在多囊肾、结石等感染风险的肾脏在结扎输尿管后可能会增加感染及菌血症的风险。

成人型多囊肾是一种迟发性多系统疾病,尤其是终末期肾病最常见的遗传性病因,主要由编码多囊蛋白(polycystin,PC)-1(PC1)和 2(PC2)的多囊肾(polycystic kidney disese,PKD)1(85%)或 PKD2(15%)基因突变引起。在肾脏则表现为双侧肾脏囊肿,伴有肾性疼痛、泌尿系统感染、血尿、肾结石、高血压、囊肿和纤维化。成人型多囊肾泌尿系感染包括肾、输尿管、膀胱和/或尿道的感染,由于其发病率高、频繁复发、抗生素耐药性的增加,已成为其棘手临床问题。本病例患者出现感染频繁复发和致病菌对部分抗生素耐药情况,在多次调整抗感染方案及足剂量足疗程治疗后治愈,病情较为复杂。

泌尿系感染在成人型多囊肾中十分常见,而肾移植发生感染的风险更高,30%~50% 的成人型多囊肾患者会出现尿路感染,在肾移植患者中已达到 57%。可能的原因是患者的集合管系统经常被增大的囊肿压迫阻塞,这影响到微生物的有效清除并促进细菌生长。泌尿道感染通常由来自膀胱的革兰氏阴性杆菌引发,其他影响因素包括肾脏结石与输尿管反流等。成人型多囊肾上尿道感染最常见的原因是急性肾盂肾炎和囊肿感染,在这两种情况下,患者会出现发热与肾区的疼痛。在怀疑有泌尿道感染时,根据病史和体格检查,结合血尿培养和药敏试验可以验证诊断开展治疗。本病例患者诊断多囊肾上尿路感染明确,所不同的是因输尿管结扎,尿白细胞及尿培养始终为阴性,但结合手术史和药敏结果抗感染治疗后,最终感染得以控制并治愈。

综上所述,肾移植术后多囊肾感染是常见并发症之一,我中心行改良式胰肾联合移植术,因右侧输尿管完全梗阻可能会进一步增加多囊肾感染风险,甚至出现菌血症,特别是术前仍然有尿的患者在术后积极预防感染尤为重要。一旦明确感染,及时留取相关培养,根据药敏及时调整抗感染方案,足剂量足疗程也十分关键。针对此类患者可考虑采用传统的移植肾输尿管膀胱吻合方式,如果术后仍反复感染,可考虑切除感染侧多囊肾,彻底清除感染源。

（陈 正 张 磊 熊韫祎）

参考文献

［1］CORNEC G E,ALAM A,PERRONE R D. Autosomal dominant polycystic kidney disease［J］. Lancet,2019,393(10174):919-935.

［2］ILLESY L,SZABO-PAP M,TOTH F,et al. Bacterial infections after kidney transplantation:a single-center experience［J］. Transplant Proc,2016,48(7):2540-2543.

［3］SRIVASTAVA A,PATEL N. Autosomal dominant polycystic kidney disease［J］. Am Fam Physician,2014,90(5):303-307.

［4］BAISHYA R,DHAWAN DR,KURIEN A,et al. Management of nephrolithiasis in autosomal dominant polycystic kidney disease -Asingle center experience［J］. Urol Ann,2012,4(1):29-33.

［5］GAO C,ZHANG L,ZHANG Y,et al. Insights into cellular and molecular basis for urinary tract infection in autosomal-dominant polycystic kidney disease［J］. Am J Physiol Renal Physiol,2017,313(5):F1077-83.

［6］ILLESY L,KOVACS D A,SZABO R P,et al. Autosomal dominant polycystic kidney disease transplant recipients after kidney transplantation:a single-center experience［J］.Transplant Proc,2017,49(7):1522-1525.

七、肾移植受者感染新型冠状病毒肺炎 1 例分析

【摘要】

器官移植患者,作为一个特殊群体,因为需要长期服用免疫抑制剂,其免疫力较正常人群显著降低,是新型冠状病毒(severe acute respiratory syndrome coronavirus 2,SARS-Cov-2)的易感人群。在此,我们总结 1 例肾移植术后患者感染新型冠状病毒肺炎的临床特征及诊疗特点。在应用以免疫抑制剂减量或停用以及低剂量甲泼尼龙(methylprednisolone,MP)为基础的治疗方案后,患者痊愈。通过此病例,我们意在探讨肾移植术后患者感染新型冠状病毒肺炎后治疗方案的调整,为这类患者的诊疗提供参考。

【病例资料】

主诉

肾移植术后 7 年余,纳差 11 天,发热 5 天。

一般资料

受者,男性,49 岁,因"慢性肾小球肾炎、终末期肾病"于 2013 年 1 月 21 日在我科行肾移植术。术后门诊定期随访,长期口服吗替麦考酚酯+他克莫司+醋酸泼尼松三联免疫抑制方案治疗,血肌酐(serum creatinine,SCr)稳定在 110~120μmol/L,他克莫司谷值浓度稳定在 5~7ng/ml。高血压 10 余年,口服缬沙坦(80mg,每天 1 次)治疗,血压控制良好。余无特殊。

临床表现

自 2020 年 1 月 25 日起,患者陆续开始出现一系列不典型症状,包括全身症状、呼吸道症状、消化道症状等。1 月 25 日起出现食欲减退,无呕吐、腹泻等其他症状。1 月 31 日出现发热,体温最高 38.6℃,对症治疗后仍持续发热,体温峰值维持在 38.0℃左右。2 月 5 日开始出现干咳,3 天后出现气喘。

移植肾相关症状:自发病开始,患者血肌酐有一过性升高的情况,由 120μmol/L 升高至 167μmol/L 后,血肌酐稳定在 119μmol/L 左右。整个病程中,患者的尿量没有减少的迹象,24h 尿量均 >2 000ml。

辅助检查

CRP(正常值:<10mg/L):整个病程中最高 74.34mg/L(2020 年 2 月 8 日),逐渐下降至 2.66mg/L(2020 年 2 月 25 日)(见图 3-7-1,手机扫描本章末二维码阅图)。

淋巴细胞计数(正常值:0.80~4.0×10⁹/L):整个病程中最低 0.43×10⁹/L(2020 年 2 月 8 日),逐渐恢复正常。

白细胞计数(正常值:3.30~9.60×10⁹/L):整个病程中,白细胞计数水平均在正常水平内。

胸部 CT:病程早期(2020 年 2 月 5 日),胸部 CT 提示双肺多发斑片状磨玻璃影及实变影(见图 3-7-1A,手机扫描本章末二维码阅图)。3 天后复查胸部 CT(2020 年 2 月 8 日)提示双肺多发斑片状磨玻璃影及实变影较前明显增大、增多(见图 3-7-1B,手机扫描本章末二维码阅图),提示病情进展很快。经治疗后,复查多次胸部 CT,提示病情好转并最终痊愈(见图 3-7-1C、D、E,手机扫描本章末二维码阅图)。

新型冠状病毒核酸检测:2020 年 2 月 11 日及 2 月 21 日两次鼻咽拭子标本检测均提示新冠核酸阳性。

体格检查

体温 38.4℃,脉搏 115 次/min,呼吸 25 次/min,血压 132/85mmHg,血氧饱和度 98%,双

肺呼吸音稍粗,未及明显干湿啰音。腹软,未及明显包块及反跳痛。移植肾触诊未及异常。双下肢未见明显水肿。

【诊断与鉴别诊断】

诊断

新型冠状病毒肺炎;肾移植术后。

诊断依据

根据患者发热、干咳、纳差等临床症状,结合流行病学史,实验室检查及典型的胸部 CT 影像学表现,高度怀疑新型冠状病毒肺炎。鼻咽拭子新冠病毒核酸检测提示阳性明确诊断。综上,患者新型冠状病毒肺炎诊断成立。

鉴别诊断

主要与由于长期服用免疫抑制剂而合并的肺孢子菌、巨细胞病毒、曲霉等机会性感染相鉴别。这些机会性感染临床症状常为高热、胸闷、咳嗽等,无法与新冠肺炎相鉴别。早期新冠肺炎影像学可表现为双肺多发斑片状磨玻璃渗出影,与合并肺孢子菌、巨细胞病毒感染表现出的双肺弥漫性渗出影以及合并曲霉感染表现出结节团块状、近胸膜的楔形实变影像鉴别。但重症期时,新冠肺炎影像学可表现为双肺弥漫性渗出影,少数呈"白肺"表现,需结合流行病学史和实验室检查等与肺孢子菌、巨细胞病毒感染相鉴别。

【治疗与转归】

2020 年 1 月 25 日,该患者表现出食欲不良症状。6 天后,即 1 月 31 日,患者出现发热,体温最高 38.6℃。患者连续 3 天服用了泰诺片,仍然持续发热,每日体温峰值为 38.0℃。

2 月 3 日,与自己的移植医师进行电话咨询后,患者停止使用吗替麦考酚酯。除此之外,他克莫司的剂量减半,并且开始口服阿比朵尔(200mg,t.i.d.)抗病毒治疗。

2 月 5 日,患者出现严重的干咳症状,而且其胸部 CT 提示双侧肺视野下多发斑片状磨玻璃影及实变影(见图 3-7-1A,手机扫描本章末二维码阅图)。高度怀疑新冠肺炎,将其转入发热门诊的隔离病区。嘱患者停止 TAC 和醋酸泼尼松治疗,并开始静脉滴注甲泼尼龙(20mg,q.d.)、利巴韦林(500mg,b.i.d.)、静脉(5g,q.d.)和口服莫西沙星(400mg,q.d.)治疗。患者体温可维持至 37.4℃左右。

2 月 8 日,患者病情出现进展,体温最高 38.6℃,并出现气喘症状,手指血氧饱和度在 90%~95% 间波动。肺部 CT 提示,仅 3 天内,肺部的阴影扩大及实变明显,并出现多个新发阴影(见图 3-7-1B,手机扫描本章末二维码阅图)。随后患者接受了吸氧和增加 MP 静脉用量(20mg,b.i.d.)治疗,同时立即转入呼吸重症监护病房(respiratory intensive care unit,RICU)。

2 月 9 日,患者停止发热。在这之后,患者干咳和食欲不良症状快速消失。2 月 11 日,我们获得了核酸检测试剂盒,随即对患者进行了鼻咽拭子采样,提示新冠病毒核酸阳性。

2月12日,在持续3d每天1次静脉滴注40mg甲泼尼龙和再持续2d每天1次静脉滴注20mg甲泼尼龙后,患者进行替代性口服醋酸泼尼松龙(最初每天16mg,连续4d每天减量4mg,直至减为最终剂量每天4mg)。患者临床症状明显改善,复查胸部CT提示感染明显吸收(见图3-7-1C,手机扫描本章末二维码阅图)。2月16日之后,患者所有的症状消失,第4次胸部CT片(见图3-7-1D,手机扫描本章末二维码阅图)提示肺部阴影较前进一步显著吸收。TAC逐步增加至原始剂量水平(图3-7-1)。在两次新冠病毒核酸检测阴性和第5次胸部CT片(见图3-7-1E,手机扫描本章末二维码阅图)后,患者于2020年2月27日康复出院。

【诊疗思维】

由于肾移植术后患者长期使用免疫抑制剂,机体对病毒、细菌等病原体的免疫能力显著降低,为新冠病毒易感人群。本例患者居住和工作均在武汉,有明确的流行病学史。发病初期表现为发热、纳差、严重干咳等不典型临床症状,胸部CT提示双侧肺视野下多发斑片状磨玻璃影及实变影,高度怀疑新冠肺炎感染,但也应与其他肾移植术后常见肺炎(如肺孢子菌、巨细胞病毒感染等)相鉴别。鼻咽拭子标本新冠病毒核酸检测提示阳性,则确诊。

由于缺乏新冠肺炎的特效治疗药物,我们采用肾移植术后间质性肺炎感染的常见治疗策略:①减少或暂停免疫抑制剂的使用;②合理的糖皮质激素治疗,根据患者的体温控制情况决定MP的用量,原则是使用能将受者的体温维持在37.5℃以下的最小用量;③支持治疗,应在病程早期即给予受者适当剂量的丙种球蛋白(5~10g/d)和白蛋白20g/d(静脉注射,每天1~2次);④给予抗病毒、呼吸支持等治疗。患者发热、缺氧、纳差等症状缓解和复查胸部CT显示病情明显好转后,逐步恢复其常规免疫抑制剂的使用。在两次新冠病毒核酸检测阴性和第5次胸部CT片提示无异常后,患者达到临床治愈出院。

【拓展】

作为使用免疫抑制剂的特殊人群,肾移植术后患者感染新冠肺炎的临床表现和治疗、结局及预后可能与普通人群不同。在该病例中,新冠肺炎表现严重且进展迅速。由于缺乏已被证实可行的新冠肺炎治疗方案,我们可通过以下方案来治疗:免疫抑制剂减量或停用;早期氧疗;合理使用甲泼尼龙;避免二次感染;IVIG;及时给予支持性治疗;抗病毒治疗等。值得注意的是,糖皮质激素的使用是有争议的。我们基于治疗肾移植后间质性肺炎的经验,根据胸部CT特征性的毛玻璃斑片影,表明肺部病变以间质性渗出为主,尤其是伴随持续发热症状,果断早期使用了小剂量甲泼尼龙。甲泼尼龙的作用主要表现在两个方面:①控制体温,从而减少氧耗,减轻患者的缺氧症状;②减少肺部炎性渗出。使用的原则是,给予控制体表温度在37.3℃以下的最小剂量,每天的甲泼尼龙使用总量不能超过80mg。随着病程的变化,逐渐减少甲泼尼龙剂量并转换为口服醋酸泼尼松龙也同样重要,过长、过大剂量地使用甲泼尼龙可能会导致病毒清除的时间延长。在本案例中,每日20mg甲泼尼龙不能维持患者体温在正常水平。因此,我们将甲泼尼龙剂量加倍至每日40mg。发热缓解后,并稳定3天后,则开始逐步减少甲泼尼龙的使用。在同一时间段,给予患者恰当的抗生素治疗(非碳青霉烯类)

和 IVIG 以防止潜在性的二次感染。其他辅助治疗包括给予利尿剂来防止水钠储留和给予营养素支持治疗。

【专家点评】

肾移植患者长期服用免疫抑制剂而处于免疫抑制状态,因此需要关注肾移植受者继发新冠肺炎感染后的临床特征和诊疗特点。肾移植患者继发新冠肺炎后起病主要症状为发热、咳嗽、纳差等,从临床症状上难与其他机会性感染相鉴别,需结合流行病学史、实验室检查和影像学检查综合诊断。在缺乏行之有效治疗方案的情况下,可根据经验采用以下方案治疗该类患者:免疫抑制剂减量或停用;早期氧疗;合理使用甲泼尼龙;防止二次感染;IVIG;及时给予支持性治疗;抗病毒治疗等。对肾移植患者感染新冠肺炎诊治经验的总结有利于器官移植医师对这类患者进行针对性的治疗以及正确指导移植术后受者的自我防护。

(张伟杰 陈 松)

参考文献

［1］ZHU N A,ZHANG D,WANG W,et al. A novel coronavirus from patients with pneumonia in China,2019［J］. N Engl J Med,2020,382(8):727-733.

［2］XU X-W,WU X-X,JIANG X-G,et al. Clinical findings in a group of patients infected with the 2019 novel coronavirus(SARS-Cov-2)outside of Wuhan,China:retrospective case series［J］. BMJ,2020,368:m606.

［3］LI Q,GUAN X,WU P,et al. Early transmission dynamics in Wuhan,China,of novel coronavirus-infected pneumonia［J］. N Engl J Med,2020,382(13):1199-1207.

［4］National Health Commission of the People's Republic of China. March 21:daily briefing on novel coronavirus cases in China［EB/OL］.http://en.nhc. gov.cn/index.htmL. Accessed March 21,2020.

［5］WU Z,MCGOOGAN J M. Characteristics of and important lessons from the coronavirus disease 2019 (COVID-19)outbreak in China:summary of a report of 72 314 cases from the Chinese Center for Disease Control and Prevention［J］. JAMA,2020,323(13):1239-1242.

［6］JIN Y-H,CAI L,CHENG Z-S,et al. A rapid advice guideline for the diagnosis and treatment of 2019 novel coronavirus(2019-nCoV)infected pneumonia(standard version)［J］. Mil Med Res,2020,7(1):4.

［7］马晓旭,臧素华,楚伟丽,等 . 肾移植术后新型冠状病毒肺炎二例诊疗体会［J］. 中华器官移植杂志,,2020,41(04):207-211.

八、肾移植术后移植肾 BK 多瘤病毒相关性肾病 1 例分析

【摘要】

BK 病毒(Bovine Kobu virus,BKV)感染是肾移植术后较常见的机会性病毒感染之一,BK病毒相关性肾病(BK virus associated nephropathy,BKVAN)是导致移植肾功能受损和移植肾丧失功能的主要因素之一。目前缺乏明确有效的抗 BKV 药物,肾移植术后 BKV 感染的诊

治需要通过定期筛查和早期诊断,联合撤减免疫抑制剂方案进行治疗。在此,我们总结 1 例肾移植术后发生 BKVAN 的典型病例,临床表现包括尿液细胞学、血液和尿液病毒学以及移植肾穿刺活检病理学等典型表现。在将他克莫司转换为低剂量环孢素后,血浆病毒被迅速清除,尿液病毒持续维持在低水平状态,移植肾功能长期保持良好状态。通过此病例,我们旨在强调肾移植术后定期筛查 BKV 感染、早期诊断和规范治疗 BKVAN 等一系列诊治方案的重要性。

【病例资料】

主诉

肾移植术后 9 个月,发现 BK 病毒感染 1 周。

一般资料

受者,男性,34 岁,汉族,血型 O+,原发病为慢性肾病(无病理诊断),透析类型为血液透析,等待移植时间为 16 个月。供肾类型为亲属供肾(母亲),HLA 配型为 3/6 错配,PRA I 类 0,Ⅱ类 0。

免疫抑制剂应用情况

患者免疫诱导治疗采用巴昔利单抗,术中及术后第 4 天分别 20mg 静脉滴注。初始免疫抑制剂为他克莫司[0.1mg/(kg·d),q12h,根据目标浓度 8~10ng/ml 调整剂量]、吗替麦考酚酯(750mg,q12h)、醋酸泼尼松(30mg,q.d.,每周减 5mg 至 5mg,q.d. 维持)三联方案。术后第 13 天患者出院,移植肾功能恢复良好,出院时血肌酐为 81μmol/L。

术后随访方案

术后第 1 年常规随访方案:术后 3 个月内每周 1 次,3~6 个月每 2 周 1 次,6~12 个月每月 1 次,随访检测指标包括:血常规、尿常规、肝肾功能、他克莫司药物谷浓度。同时进行 BKV 随访:随访时间点包括术后 1、3、6、9、12 个月,筛查指标包括:尿液"诱饵细胞"(decoy cell)、尿液和血浆 BKV DNA 检测。

术后前 9 个月内,血肌酐波动在 90~110μmol/L,他克莫司谷浓度波动在 6~10.4μg/L,尿比重波动在 1.012~1.020。

随访至术后 9 个月时,筛查发现尿液 BKV DNA 载量 $5.44×10^9$copies/ml,血浆 BKV DNA 载量 $1.3×10^4$copies/ml。血肌酐轻度升高至 127μmol/L,尿比重下降为 1.007。

临床表现

术后前 9 个月无发热、无少尿或无尿、无呼吸道、消化道等相关症状,移植肾区无明显肿胀或疼痛。

体格检查

体温 36.5℃,脉搏 72 次/min,呼吸 21 次/min,血压 123/82mmHg,心肺及腹部查体无明显异常。移植肾区无隆起,移植肾触诊质地韧,大小正常,未触及肿块,无压痛。双下肢无明显水肿。

辅助检查

尿液 Decoy 细胞计数为 90 个/10 个高倍镜视野(见图 3-8-1,手机扫描本章末二维码阅图)。

群体反应性抗体:Ⅰ类 0,Ⅱ类 0。

移植肾彩超结果示:移植肾大小 10.1cm×4.4cm,实质厚度 1.8cm。回声正常,皮髓质分界清楚,集合系统正常。血供:Ⅳ~Ⅴ级。移植肾门动脉峰值流速:74.6cm/s,RI=0.63;肾段动脉峰值流速:41.5cm/s,RI=0.57;叶间动脉峰值流速:13.6cm/s,RI=0.63;弓形动脉峰值流速:21.6cm/s,RI=0.62。结论:移植肾超声检查未见异常。

移植肾穿刺病理结果示:25 个肾小球中 2 个球性硬化,未见节段性硬化,余肾小球系膜细胞及基质弥漫性轻度增生(mm0),内皮细胞无明显增生,毛细血管袢开放尚好,未见小球炎(g0)。肾小管上皮细胞轻度空泡变性,可见多处上皮细胞微钙化,小灶性小管萎缩(约10%,ct1),未见明显小管炎(t0),个别小管上皮细胞核稍增大,但未见典型核内包涵体(见图3-8-2A,手机扫描本章末二维码阅图)。肾间质小灶性单个核细胞浸润(<10%,i0,ci1)。肾小动脉及细动脉正常。免疫荧光:6 个肾小球,IgA+、IgM+,弥漫性球性分布,颗粒状沉积于系膜区;IgG、C3、C1q、Fg 均阴性。C4d 肾小球毛细血管壁阳性,管周毛细血管阴性。免疫组化:肾小管上皮细胞 SV40-T(+),范围约 5%(见图 3-8-2B,手机扫描本章末二维码阅图)。主要结论:移植肾多瘤病毒相关性小管间质性肾炎(Stage A)。

【诊断与鉴别诊断】

诊断

移植肾 BK 病毒相关性小管间质性肾炎(Stage A)。

诊断依据

患者接受肾移植术后 9 月,长期服用他克莫司+吗替麦考酚酯+醋酸泼尼松三联强效免疫抑制剂;筛查发现尿液 BKV DNA 载量 $5.44×10^9$copies/ml,血浆 BKV DNA 载量 $1.3×10^4$copies/ml,尿沉渣 Decoy 细胞计数为 90 个/10 个高倍镜视野。血肌酐较稳定期轻度升高至 127μmol/L,尿比重下降为 1.007。移植肾穿刺病理结果示:个别小管上皮细胞核稍增大,免疫组化显示肾小管上皮细胞 SV40-T(+)免疫组化染色阳性。根据患者病史、实验室检测及移植肾病理学结果,移植肾 BK 病毒相关性小管间质性肾炎诊断成立。

鉴别诊断

该患者尿液细胞学、血液和尿液 BKV DNA 相关检查都提示 BKV 感染,同时伴肌酐轻度升高,尿比重下降,考虑 BKV 感染移植肾导致 BKV 相关肾病(BK virus-associated nephropathy,BKVAN),但仍需与排斥反应相鉴别,尤其是 T 细胞介导排斥反应。

T 细胞介导排斥反应,肾移植术后 9 个月是发生 T 细胞介导排斥反应的窗口期,血肌酐轻度升高需要警惕该病变。但该患者无移植肾区肿胀、疼痛、尿少等表现。移植肾病理活体组织检查未见明显小管炎、间质炎或动脉内膜炎。因此不考虑 T 细胞介导排斥反应。但需要注意的是,BKV 感染移植肾引起明显的小管炎和间质炎时,可增加与 T 细胞介导排斥反应的鉴别难度,尤其是早期 BKVAN,BKV 感染范围相对局限并集中在深部髓质区时,穿刺活检可能漏诊,必要时需行重复肾活体组织检查。

血肌酐升高还需与抗体介导排斥反应、移植肾尿路梗阻、移植肾动脉狭窄、新发/复发肾小球疾病、药物肾毒性等鉴别。移植肾尿路梗阻、移植肾动脉狭窄一般伴有尿量减少,可通过移植肾彩超、CT 等影像学检查诊断。抗体介导的排斥反应、新发/复发肾小球疾病、药物肾毒性等需要移植肾活体组织检查病理明确诊断。

【治疗与转归】

经实验室检查联合移植肾穿刺活检明确 BKVAN 诊断后,将他克莫司转换为低剂量环孢素,起始剂量为 3mg/(kg·d),然后根据目标浓度 75~125ng/ml 调整药物剂量,维持吗替麦考酚酯 500mg q12h,醋酸泼尼松 5mg,q.d.。换药治疗 1 个月后,血浆 BKV 转为阴性,尿液 BKV DNA 载量较确诊时下降超过 90%。继续随访至换药后 30 个月,血肌酐波动在 128~138μmol/L,血浆 BKV DNA 载量持续阴性,尿液 BKV DNA 载量持续下降至 $3.8×10^4$copies/ml(见图 3-8-3,手机扫描本章末二维码阅图),尿比重逐渐回升并波动在 1.010~1.019。随访期间多次检测群体反应性抗体阴性。环孢素 A 谷浓度波动在 87.3~144.1ng/ml,随访期间患者未出现颜面部毛发增生、牙龈增生等不良反应。

确诊 BK 病毒肾病时,尿液和血浆中 BK 病毒 DNA 载量均处于较高水平,将他克莫司转换为低剂量环孢素 A 并随访 30 个月,血浆 BK 病毒在治疗 1 个月后转阴,尿液 BKV DNA 载量持续,血清肌酐水平保持稳定。

治疗 1 年后复查移植肾彩超结果示:移植肾大小 10.8cm×3.5cm,实质厚度 1.6cm。回声正常,皮髓质分界清楚,集合系统正常。血供:Ⅳ-Ⅴ级。移植肾门动脉一峰值流速:52.0cm/s,RI=0.75;移植肾门动脉二峰值流速:64.0cm/s,RI=0.60;肾段动脉峰值流速:68.8cm/s,RI=0.69;叶间动脉峰值流速:47.7cm/s,RI=0.75。结论:移植肾超声检查未见异常。

治疗 1 年后行移植肾重复穿刺活检,病理结果示:33 个肾小球中 2 个球性硬化,未见节段硬化,余肾小球系膜细胞及基质弥漫性轻度增生(mm0),内皮细胞节段性增生,未见小球炎(g0),毛细血管袢开放尚好。PASM 未显示基底膜双轨(cg0)。肾小管上皮细胞颗粒变性及空泡变性,皮质区肾小管多灶性萎缩(ct1,约 15%),未见小管炎(t0)。皮质肾间质多灶性纤维化伴单个核细胞浸润(ci1,i0),未见管周毛细血管炎(ptc0)。小动脉内膜纤维性增厚(cv0),

细动脉管壁透明变性(ah2),未见动脉内膜炎(v0)。免疫荧光:6个肾小球,IgA++、IgM+、C3+、Fg+,弥漫性球性分布,颗粒状沉积于系膜区;IgG、C1q均阴性。C4d管周毛细血管阴性。免疫组化:肾小管上皮细胞SV40-T(−)(见图3-8-4,手机扫描本章末二维码阅图)。结论:移植肾IgA肾病:轻度系膜增生伴球性硬化(2/33),相当于Lee Ⅲ级 Oxford M1E1S0T0C0;与前次肾穿相比,多瘤病毒已转阴。

【诊疗思维】

患者肾移植术后接受强效的他克莫司+吗替麦考酚酯+醋酸泼尼松三联免疫抑制剂方案,BKV感染发生率远高于一般人群,但临床症状多不典型,早期诊断较为困难,需通过定期筛查发现。本例患者在肾移植术后定期行BKV筛查,术后9月时发现尿液和血浆中BKV感染,且病毒拷贝数高,同时合并血肌酐较前轻度升高、尿比重较前下降。考虑BKV活动性感染并累及移植肾。患者无低热、移植肾区肿胀、压痛、尿少等表现,群体反应性抗体阴性,移植肾彩超未发现排斥相关征象。因此移植肾排斥反应可能性不大,通过移植肾穿刺进一步明确诊断为多瘤病毒相关性小管间质性肾炎。移植肾多瘤病毒感染是导致移植肾功能受损的主要因素之一,但早期多瘤病毒肾病往往缺乏典型的临床表现;且目前尚无明确有效的抗病毒药物。临床诊断依靠早期筛查,早期诊断,及时撤减免疫抑制剂恢复宿主抗病毒免疫。他克莫司转换为低剂量环孢素已被推荐作为治疗BKVAN的常用方案之一。换药治疗后仍需密切监测移植肾功能、尿液和血浆BKV DNA载量、免疫抑制剂浓度等。一旦出现血肌酐下降后再次反弹升高,需要警惕继发排斥反应,必要时行移植肾重复穿刺活检以明确诊断。

【拓展】

BKV感染是肾移植术后较为常见的机会性感染,肾移植术后BK病毒尿症发生率约为30%~40%,BK病毒血症发生率约为10%~20%,BKVAN发生率约5%~10%,其中,在50%~80%的BKVAN可导致移植肾失功。应用强效免疫抑制剂是导致BKV感染的主要因素之一。本例患者肾移植术后9个月,长期接受他克莫司+吗替麦考酚酯+醋酸泼尼松三联强效免疫抑制剂治疗,该方案已被临床研究证实可显著增加BKV感染风险。

肾移植术后BKV感染和早期BKVAN通常缺乏临床症状,血清肌酐可为正常水平或仅轻度升高。因此,定期筛查尤其关键。各移植中心应根据本中心BKV感染和BKVAN发生率制定筛查方案。2019年美国移植协会AST指南建议的监测策略是:肾移植术后每月进行1次,直到第9个月,然后每3个月进行1次,直到移植后2年。本例患者正是通过术后规律监测BKV,才及时发现了尿液和血液中高负荷BKV感染。

常用的筛查措施包括尿沉渣脱落细胞学寻找Decoy细胞、定量聚合酶链反应(polymerase chain reaction,PCR)法检测尿液和血液BKV DNA检测。其他辅助诊断措施包括:尿液电子显微镜三维病毒聚集体(Haufen)检测,BKV VP1 mRNA检测、尿液供体来源游离DNA检测、尿沉渣细胞双重免疫组化染色等。

确诊BKVAN的金标准是移植肾穿刺活检组织学检测。BKVAN的典型病理表现包括肾小管上皮细胞核内出现嗜碱性病毒包涵体,抗SV40-T抗原免疫荧光/免疫组化染色阳性,结合肾小管间质炎症性改变、移植肾功能改变以及尿液和血液 BKV DNA 检测等结果可确诊 BKVAN。其中，根据组织学表现，可将 BKVAN 分为 3 期：①A 期，仅在细胞核内发现病毒包涵体，皮、髓质交界处细胞核内免疫组织化学阳性，无或仅有轻微的间质性炎症反应，一般无明显的肾功能改变。②B 期，较 A 期炎症反应明显加重，肾小管基底膜剥落和间质水肿，轻度至中度肾小管萎缩和间质纤维化；按照炎症和损伤程度又可分为 B1 期（病变范围 <25%）、B2 期（病变范围 26%~50%）、B3 期（病变范围 >50%）；B 期已出现移植肾功能明显下降，但经积极治疗后部分患者可转为 A 期。③C 期，病理表现为不可逆的肾小管萎缩和间质纤维化，病变程度 >50%，伴严重的移植肾衰退。需要特别注意的是，BKV 在移植肾组织中的分布比较随机，且往往以髓质为主，尤其是早期病变，更多局限在深部髓质。因此建议穿刺取材至少获得 2 条组织标本，而且其中 1 条应深达髓质，以降低假阴性率。如果病理结果阴性，而临床仍高度怀疑，则需进行重复穿刺活检以明确诊断。

目前缺乏明确有效的抗 BKV 药物，治疗 BKVAN 主要通过撤减免疫抑制剂。2019 年美国移植协会 AST 指南推荐对：①probable BKVAN（3 周内检测至少 2 次血浆 BKV DNA 载量均 >1.0×10^{3}copies/ml）；②presumptive BKVAN（3 周内检测至少 1 次血浆 BK 病毒 DNA 载量 >1.0×10^{4}copies/ml）；和③proved BKVN（移植肾病理确诊）均应采取治疗措施。首选的干预措施是撤减免疫抑制剂，常用方案包括：①首先将钙调神经蛋白抑制剂（calcineurin inhibitor，CNI）剂量降低 25%~50%，之后抗增殖药物剂量降低 50%，并逐渐停止后者；②首先将抗增殖药物剂量降低 50%，之后 CNI 剂量降低 25%~50%；③将他克莫司调整为低剂量环孢素 A，或将 CNI 调整为低剂量西罗莫司，或从霉酚酸改为来氟米特或低剂量西罗莫司。在已经充分撤减免疫抑制剂的情况下，血浆 BKV DNA 载量仍持续升高时，可考虑加用抗病毒药物，包括来氟米特、西多福韦、IVIG 以及氟喹诺酮类抗生素等。但这些抗病毒药物的有效性和安全性尚缺乏大规模的临床试验的验证。撤减免疫抑制剂后至少每 2 周随访 1 次，直至血液和尿液 BKV 转阴或移植肾失去功能，病毒转阴后可 3~6 月随访 1 次。尤其需要警惕血肌酐下降后反弹的情况，应及时识别继发排斥反应。

综上所述我们认为，对肾移植术后 BKV 感染，尤其是累及移植肾造成 BKVAN 均应引起足够的重视。制定 BKV 筛查方案，结合各种辅助检查手段和移植肾穿刺活检等技术手段可早期诊断 BKV 感染和 BKVAN。治疗移植肾 BKVAN 主要依靠撤减免疫抑制剂，其中将他克莫司转换为低剂量环孢素 A 可以获得良好的治疗效果和安全性，如果他克莫司转换为低剂量环孢素 A 治疗效果不佳，必要时可继续减少替吗替麦考酚酯、联用丙种球蛋白或来氟米特等措施。当然，成功治疗的关键在于早期诊断，在移植肾组织发生明显病理损伤前进行干预治疗，有助于宿主及时清除病毒，避免移植肾组织损伤加重，稳定移植肾功能，有效延长移植肾存活时间。

【专家点评】

BKV 感染是肾移植术后较为常见的机会性病毒感染，使用强效免疫抑制剂方案可显著增加 BKV 感染风险。肾移植术后定期筛查、早期诊断和早期撤减免疫抑制剂对成功治疗 BKVAN 至关重要。常用的筛查手段包括尿沉渣细胞学、尿液和血液 BKV DNA 检测等，移植肾穿刺活检组织学检查仍然是确诊 BKVAN 的金标准。虽然目前缺乏明确有效的抗 BKV 药物,但是及时撤减免疫抑制剂可有效清除病毒,挽救移植肾功能,尤其是早期 BKVAN 病理损伤程度轻,早期治疗效果好。对于筛查发现尿液 BKV DNA 载量明显升高,血浆 BKV DNA 载量阴性且血肌酐无变化者,可暂不进行干预治疗,但应密切监视。

(黄 刚 陈徐涛)

参考文献

[1] KOTLA S K,KADAMBI P V,HENDRICKS A R,et al. Bk polyomavirus-pathogen,paradigm and puzzle [J]. Nephrol Dial Transplant,2021,36(4):587-593.

[2] THONGPRAYOON C,KHOURY N J,BATHINI T,et al. Bk polyomavirus genotypes in renal transplant recipients in the united states:a meta-analysis [J]. J Evid Based Med 2019,12(4):291-299.

[3] MANITPISITKUL W,DRACHENBERG C,RAMOS E,et al. Maintenance immunosuppressive agents as risk factors for bk virus nephropathy:a case-control study [J]. Transplantation,2009,88(1):83-88.

[4] HIRSCH HH,VINCENTI F,FRIMAN S,et al. Polyomavirus bk replication in de novo kidney transplant patients receiving tacrolimus or cyclosporine:a prospective,randomized,multicenter study [J]. Am J Transplant,2013,13(1):136-145.

[5] HIRSCH H H,RANDHAWA P S. Bk polyomavirus in solid organ transplantation-guidelines from the american society of transplantation infectious diseases community of practice [J]. Clin Transplant,2019,33(9):e13528.

[6] HIRSCH H H,RANDHAWA P. Bk polyomavirus in solid organ transplantation [J]. Am J Transplant,2013,13(s4):179-188.

[7] CHEN X T,LI J,DENG R H,et al. The therapeutic effect of switching from tacrolimus to low-dose cyclosporine a in renal transplant recipients with bk virus nephropathy [J]. Biosci Rep,2019,39(2):BSR20182058.

九、肾移植术后巨细胞病毒感染 1 例分析

【摘要】

巨细胞病毒(cytomegalovirus,CMV)为人类病毒感染中常见的病原体。60%~90% 的健康成人曾经感染过 CMV。器官移植后通常需要联合应用大剂量免疫抑制药物,当免疫功能下降时,机体既可新感染 CMV,也可使潜伏的病毒再次激活、复制,形成活动性 CMV 感染。肾移植术后巨细胞病毒,通常发生在术后 2~4 个月,术后 3 个月时为发病的高峰期,不仅可能导致移植肾失功能,更可能进一步威胁到移植受者的生命。

【病例资料】

主诉

肾移植术后 11 个月,咽痛、咳嗽伴发热及活动后气促 10 天。

一般资料

受者,男性,42 岁,汉族,血型 B+,原发病为慢性肾病(无病理诊断),透析类型为血液透析,等待移植时间为 4 个月。供肾类型为亲属供肾(母亲),HLA 配型为 3/6 错配,PRA I 类 0,Ⅱ类 0。供受体均无 CMV 感染病史,术前巨细胞病毒抗体及 DNA 阴性。患者肾移植术前胸部 CT 检查均提示患者无肺部感染。

免疫抑制剂应用情况:患者免疫诱导治疗应用巴昔利单抗,术前及术后第 4 天分别 20mg 静脉滴注,术前给予吗替麦考酚酯 1.0g 口服,术前及术后第 1 天、第 2 天、第 7 天分别给予甲泼尼龙 1 000mg、500mg、500mg、500mg 静脉滴注。初始免疫抑制剂方案为他克莫司 2.5mg 口服 1 天 2 次、吗替麦考酚酯 0.75g 口服 1 天 2 次、醋酸泼尼松,口服,1 天 1 次。术后第 18 天患者出院,恢复可,当时血肌酐为 86μmol/L。术后每两周门诊规律随访,3 个月后醋酸泼尼松减量至 5mg,每天 1 次。期间患者反复出现白细胞计数下降,予升白药物地榆升白片及调整免疫抑制剂治疗。术后半年他克莫司浓度维持在 11ng/ml 左右,患者血肌酐维持在 90μmol/L 左右,较为稳定。

临床表现

辅助检查及治疗经过:患者肾移植术后 11 月,无诱因出现咽痛、伴咳嗽,有少量白痰,10 日后出现发冷寒战,体温最高达 39.0℃,门诊查 CT 示:肺部感染。患者入院第 1 天体温 38.8℃,双肺 CT 示:双肺少量渗出。氧分压示:76.5mmHg,活动后气促加重。给予应用舒普深 3.0mg,q12h 静脉滴注。第 2 天体温 38.4℃,化验回报示:痰培养未见真菌孢子及菌丝,痰细菌培养未见异常,肌酐 113.0μmol/L,血常规示:WBC4.96×10⁹/L,中性粒细胞 57.84%,均正常。降钙素原 0.59ng/ml,略高于正常,考虑细菌感染,CMV-DNA 正常。尿培养未见异常。第 3 天体温 38.5℃,24h 尿量 3 500ml,CT 示双肺渗出较前加重,加用泰能及氟康唑治疗。第 4 天体温 37.3℃,听诊左下肺可闻及水泡音,氧分压 54.7mmHg,予高流量吸氧,停用免疫抑制剂,加用甲泼尼龙 40mg 静脉滴注治疗。急查双肺 CT 示双肺上叶大面积毛玻璃样阴影,感染较重(见图 3-9-1,手机扫描本章末二维码阅图),对患者行血常规、支气管分泌物、痰培养未找到抗酸杆菌,复查巨细胞病毒 IgM、IgG 抗体及 DNA 检查。第 5 天体温 38.2℃,咳嗽、干咳,予无创呼吸机辅助通气治疗后,气短可缓解,双肺 CT 示:双肺大面积毛玻璃样阴影加重,双肺野透光度减低,其内可见含气支气管影。血气分析示:pH 7.324,PCO₂ 37.5mmHg,PO₂ 87.4mmHg,BE-6.3,氧合指数 250mmHg,化验回报:人巨细胞病毒核酸定量检测 CMV-DNA 阳性,考虑 CMV 感染。予更昔洛韦 0.25g,b.i.d.,静脉滴注。第 6 天气短稍好转,偶咳嗽、干咳,无痰,血肌酐 113.7μmol/L,血气分析 pH 7.26,PCO₂ 44.2mmHg,PO₂ 89.1mmHg,代谢性酸中毒失代偿。查结核斑点试验阴性。第 7 天化验巨细胞病毒抗体阳性,甲泼尼龙减为 40mg,q.d.。第 9 天停更昔洛韦(共应用 5 天),停用氟康唑、泰能(共应用 6 天)。CT 示双肺野透光度较前增加,双肺毛玻璃影较前吸收。(见图 3-9-2,手机扫描本章末二维码阅图)。继续予盐酸缬更昔洛韦片 900mg 口服。第 13 天患者体温正常 3 日,无活动后气促,给予加用原剂量三分之一免疫抑制剂治疗。第 19 天患者体温再次升高 38.2℃,

听诊双肺呼吸音粗,急查肺部 CT 示:双肺上叶毛玻璃影加重(见图 3-9-3,手机扫描本章末二维码阅图),立即给予停用免疫抑制剂,加用小剂量激素治疗,继续给予盐酸缬更昔洛韦片 900mg 口服抗病毒治疗,查巨细胞病毒 IgM 阴性,IgG 抗体阳性及 DNA 阴性。第 26 天肌酐 108.0μmol/L,WBC 9.35×10⁹/L,血气分析 pH7.38,PCO$_2$ 37.6mmHg,PO$_2$ 88.6mmHg。肺部 CT 示:毛玻璃影完全吸收消失(见图 3-9-4,手机扫描本章末二维码阅图),恢复原剂量免疫抑制剂患者出院,出院后继续口服盐酸缬更昔洛韦片 900mg 3 个月,门诊每月复查双肺 CT 患者巨细胞病毒肺炎未再复发(见图 3-9-5,手机扫描本章末二维码阅图),CMV-DNA 阴性。

体格检查

入院体格检查体温 38.8℃,脉搏 94 次/min,呼吸 20 次/min,血压 145/80mmHg。精神差,双肺呼吸音略粗,未闻及明显干湿性啰音。心率 94 次/分,律齐。腹部平坦,右下腹可见长约 15cm 的陈旧手术瘢痕,甲级愈合,可扪及大小约 10cm×6cm 移植肾,触诊质偏韧,大小正常,无压痛,双肾区无叩痛,双下肢无水肿。

【诊断与鉴别诊断】

诊断

巨细胞病毒性肺炎,异体肾移植状态。

诊断依据

根据患者肾移植术后 11 个月,咽痛、咳嗽伴发热及活动后气促,体温最高达 39.0℃,无关节疼痛,无消化道溃疡及出血。血气分析示:低氧血症,肺部 CT 示:间质性肺炎表现,结合实验室检查:巨细胞病毒核酸定量检测 CMV-DNA 阳性,肝功能未见异常,尿培养未见异常,痰培养未见真菌孢子及菌丝,痰细菌培养未见异常,结核斑点试验阴性。

鉴别诊断

CMV 肺炎其临床症状和肺部 CT 改变是明显的,其主要鉴别诊断包括:

1. 粟粒性肺结核　肾移植术后肺结核的发生多于术后 4~5 个月出现,但亦有术后 1 年以上发病的病例。肾移植术后肺结核 CT 表现以粟粒性肺结核多见,粟粒大小、密度、分布不均匀,伴有纵隔淋巴结肿大以及胸腔积液等。此外,病灶也为片状浸润,但较少发生纤维填殖与钙化。由于结核有结核杆菌侵入血液后经血行散播,肺内阴影出现的时间较临床症状延迟 1~3 周,病灶可以是增殖性的或者渗出性的。化验室检查结核菌素试验及结核菌素斑点试验,结核菌培养及涂片检查可以作为诊断参考指标。

2. 细菌性肺炎　细菌性肺炎是肾移植术后患者作为常见的一种特异性肺感染,其临床表现较为明显,以发热、咳嗽、咳痰为主,血常规检查可见白细胞计数以及中性粒细胞比例的显著上升。实验室检查痰培养多为阳性,也可经纤支镜防污染毛刷或支气管肺泡灌洗采样。侵袭性检查仅限于少数重症感染。细菌性肺炎侵袭的肺组织较为局限,大多限于两肺段、叶部位,极少跨叶。此外,病变多表现为单侧性、节段性以及肺叶性等特征,并往往合并有胸腔积液的发生。若感染病原体为金黄色葡萄球菌时,CT下病灶则为小片状,且变化较快。

3. 耶氏肺囊虫(pneumocystis jiroveci,PJP)　PJP潜伏期根据临床类型不同而长短不一,一般为2周。起病隐袭,常持续数周到数月。患者主要表现为发热、干咳、进行性呼吸困难、乏力、盗汗、消瘦。部分患者可有发绀、胸痛,偶有咳痰,但很少咯血。部分成人患者肺部有弥漫性干性啰音。自觉症状较重而体征较少是本病的重要特征,也是临床上发现本病的重要线索。实验室检查主要表现为低氧血症,多数患者动脉血氧分压降低,往往在60mmHg以下。CT典型改变是肺部毛玻璃样阴影。漫性点状或毛玻璃样模糊影。对于确诊PJP有赖于病原体的检出。在痰液或支气管肺泡灌洗液(BALF)或肺活体组织检查组织中检出肺孢子菌是PJP诊断的金标准。

4. 侵袭性真菌性肺部感染(invasive pulmonary fungal infection,IPFI)　影像学表现大致可分为以下几种类型:①肺炎型。显示中下肺野小片或大片状阴影,可累及多个肺段或肺叶,多见于白念珠菌和曲霉感染;②肿块型,显示炎性肿块、呈孤立病灶、类似肿瘤,多见于隐球菌感染菌、组织胞浆菌等;③曲霉球,由曲霉菌丝和纤维黏液混合而成,寄生在肺空洞内或囊状扩张的支气管内,呈圆形或椭圆形,曲霉球与囊腔之间形成半月形或新月形的透亮区,为慢性曲霉感染的典型影像学表现;④胸膜炎型,指病灶靠近胸膜或经血行播散侵犯胸膜所致,有胸腔积液和/或胸膜增厚等表现,主要为白念珠菌,其次为热带念珠菌感染;⑤粟粒型,X线或CT显示粟粒样改变,多以中下肺为主,大小不等,多见于组织胞浆菌、隐球菌和念珠菌等感染。IPFI的改变并没有特异性。但侵袭性肺曲霉感染有其特点,其发病的病理基础是曲霉侵犯肺小血管,形成出血性肺梗死,可以出现典型的影像学改变,如晕轮征、空洞或新月征等,可以作为诊断侵袭性肺曲霉感染的主要诊断依据之一。临床上确诊本病时,仍需要借助微生物学检查及组织病理学检查。

【治疗与转归】

肾移植患者由于使用免疫抑制剂,免疫力低下,极易感染CMV,对于CMV感染的治疗,治疗原则是调整免疫抑制治疗方案,抗病毒及对症支持治疗。

调整免疫抑制治疗方案:早期较轻者可将三联方案改为二联或基础药物用量也酌情减量。后期病情发展较快者可将基础药物全停,仅保留一定量的激素即可。

对症支持治疗:雾化吸入,吸氧,出现呼吸困难先行面罩吸氧,缺氧加重时应用呼吸机正压辅助呼吸。

抗病毒治疗:用于防治CMV肺炎的药物主要更昔洛韦、缬更昔洛韦、西多福韦、洛布卡韦等,其作用机制多为直接抑制DNA聚合酶和反转录酶,抑制病毒的复制和活性。目前的一线用药多为更昔洛韦。免疫球蛋白具有抑制病毒的复制和增殖作用,患者加用了免疫球蛋白治疗,获得了较好的临床疗效。CMV肺炎发病迅速,肺间质大量渗出导致氧合障碍,重症患者出现致命性低氧血症,加用甲泼尼龙治疗,提高了患者治疗有效率。肾移植患者呼吸道分泌物少,适合无创通气,使用持续无创正压通气能防止肺泡萎陷,改善肺内气体分布和交换,提高气道压力,减少肺泡炎性渗出,患者采用无创正压通气,明显改善患者的低氧血症,有效地缓解呼吸窘迫症状。

【诊疗思维】

人类巨细胞病毒 CMV 可累及全身多个器官功能系统,常见于肺部感染,也可感染颅脑、消化道、肝脏等部位,肾移植术后,可通过移植受者体内巨细胞病毒再激活、移植供者通过移植物传播以及重新获得感染三种途径发生巨细胞病毒感染。CMV 病临床诊断标准:①发热,体温 >38℃,持续 3 天以上。②无痰性咳嗽、胸闷、发绀或呼吸困难、唇面发绀及低氧血症(氧饱和度 <80%)。③CT 提示有间质性肺炎表现。④肝功能异常(排除传染性肝炎和药物性肝损害)。⑤关节疼痛。⑥胃肠道溃疡、出血等。具备上述临床表现 1 项以上,排除其他微生物或病原体感染后,且实验室 CMV-Ag 试验和/或 CMV-DNA PCR 阳性者可以诊断 CMV 病。

本例患者肾移植术后 11 个月,术后有白细胞持续下降,免疫过度的临床表现,长期服用三联免疫抑制剂,免疫力低下,此次咽痛、咳嗽伴发热及活动后气促入院。呼吸困难进行性加重,血氧饱和度下降。

CT 表现为双肺血管支气管束增多增粗紊乱,双肺见毛玻璃影,同时前期广谱抗生素及抗真菌治疗效果欠佳,完善微生物学检查排除细菌及真菌原虫的感染,巨细胞抗体检查阳性,临床诊断巨细胞感染性肺炎,同时给予抗巨细胞治疗效果明显。在免疫受损的肾移植患者,可引起活动性感染,可累及多器官,早期诊断及治疗是治疗的关键。一旦发展到晚期者病情危重,致死率高。

【拓展】

国内外研究发现肾移植受者的 CMV 感染率 50%~75%,发病率约为 23%。组织标本中发现巨细胞病毒包涵体是确诊巨细胞病毒的"金标准",因具有损伤性,同时患者病情多进展迅速,很难有条件进行病理活体组织检查,且找到病原体成功率极低,故临床多有局限,确诊主要依靠实验室检查,包括血清特异性抗体检测(巨细胞病毒 IgM 抗体和 IgG 抗体)、pp65 抗原血症检测(CMVpp65)、病毒 DNA 的检测、病毒分离培养、病毒耐药性检测、巨细胞病毒特异性免疫细胞的检测,其中 pp65 抗原血症检测、血清特异性抗体检测在临床较常用。CMVpp65 可用于诊断巨细胞病毒活动性感染、启动抢先治疗和监测治疗效果等方面,血清特异性抗体检测适用于早期感染及流行病学调查,人巨细胞病毒(human cytomegalovirus,HCMV)-IgM 抗体阳性通常提示急性感染但阳性率极低,且有研究发现血清标本中阳性检出率明显低于痰液标本,HCMV-IgG 抗体阳性可以持续终生存在。近年来研究学者发现荧光定量 PCR 法具有较高的灵敏度及特异度,可用于早期诊断和动态监测 HCMV 感染。

肾移植术后巨细胞病毒的防治措施包括预防、抢先治疗以及针对巨细胞病毒感染治疗,普遍性预防(universal prophylaxis)普遍性预防是对所有可能感染 CMV 危险的人群在一特定时间段内均进行抗病毒治疗。常用的药物包括阿昔洛韦、更昔洛韦、缬更昔洛韦等。一般应用更昔洛韦,术后第 2~4 周开始静脉滴注,250mg/d,疗程 2 周。抢先治疗指定期监测受者的 CMV 状况,当发生 CMV 病的风险增高时即开始治疗。常用药物症状发生前的预先治疗推荐治疗方案通常为静脉注射更昔洛韦(5mg/kg,q12h)或者口服更昔洛韦(3g/d,8 周),但口服更昔洛韦在病毒负荷量高时不推荐使用;口服缬更昔洛韦(900mg/d)已被证明是有效的方案;国内一般应用更昔洛韦 250mg/d,自肾移植术后第 14 天开始静脉滴注,连用 2 周。高危患者至少应维持治疗 3 个月,以避免疗程过短导致复发。但临床上对使用预防或抢先治疗仍存在争议,考虑到更昔洛韦可产生耐药,从而增加晚期发病率。

有些人认为 CMV 感染增加了排斥反应。有些则认为是因为先有急性排斥反应,为了抗排斥而增强了免疫抑制治疗,后者导致 CMV 感染的增加。CMV 感染诱发排斥的机制尚不清楚。可能的原因包括:①CMV 感染后引起机体产生非特异性抗体,激活补体引起移植肾损害,这可能与血管性排斥有关。②CMV 可直接侵害移植肾,引起移植肾肾小球炎,诱发急、慢性排斥反应。③CMV 激活细胞毒 T 淋巴细胞,还能诱导受感染细胞释放多种炎症因子,从而增多移植组织的不相容性,引起排斥反应。排斥反应是巨细胞病毒感染持续发展的危险因素,排斥反应后巨细胞病毒感染的风险也增加了大约两倍。

综上所述我们认为,对肾移植术后巨细胞病毒感染,临床症状,实验室检查,影像学检查及组织标本检查是诊断的重要方法。肾移植术后巨细胞病毒感染的治疗需早期诊断,早期治疗。综合考虑免疫抑制剂的调整甚至停用,呼吸机辅助通气,抗病毒治疗的足量足程,同时考虑合并混合感染的发生等是治愈巨细胞病毒感染的关键所在。

【专家点评】

CMV 感染为导致肾移植失败的重要原因之一,因而移植术后预防 CMV 感染十分重要。准确而高效地检出 CMV,对于有效控制肾移植术后出现并发症有着重要的临床意义,可进一步提高受者术后的生存率。前传统方法 pp65 抗原检测容易出现假阴性,而定量 PCR 技术可以在临床出现 CMV 感染症状之前检出 CMV-DNA,可为早期诊断、早期治疗提供实验室依据。目前的一线用药多为更昔洛韦。免疫球蛋白具有抑制病毒的复制和增殖作用。CMV 肺炎发病迅速,肺间质大量渗出导致氧合障碍,重症患者出现致命性低氧血症,加用甲基醋酸泼尼松龙及辅助呼吸机治疗。肾移植术后巨细胞病毒感染的治疗需早期诊断,早期治疗,综合考虑免疫抑制剂的调整甚至停用,呼吸机辅助通气,抗病毒治疗的足量足疗程,同时考虑合并混合感染的发生等是治愈巨细胞病毒感染的关键所在。

(刘致中　韩利忠)

参考文献

[1] KOTTON C N. CMV:Prevention,Diagnosis and Therapy [J]. Am J Transplant,2013,13(s3):24-40.

[2] RAZONABLE R R,HUMAR A. Cytomegalovirus in solid organ transplant recipients-Guidelines of the American Society of Transplantation Infectious Diseases Community of Practice [J]. Clin Transplant,2019,33(9):e13512.

[3] JORGENSON M R,DESCOUROUEZ J L,CARDINALE B,et al. Risk of opportunistic infection in kidney transplant recipients with cytomegalovirus infection and associated outcomes [J]. Transpl Infect Dis,2019,21(3):e13080.

[4] 黄樱,王红 . 肾移植术后巨细胞病毒感染的防治[J]. 中华器官移植杂志,2005,26(004):252-253.

[5] BRENNAN D C. Cytomegalovirus in renal transplantation [J]. J Am Soc Nephrol, 2001, 12(4): 848-855.

[6] KIM S H, LEE H J, KIM S M, et al. Diagnostic Usefulness of Cytomegalovirus(CMV)-Specific T Cell Immunity in Predicting CMV Infection after Kidney Transplantation: A Pilot Proof-of-Concept Study [J]. Infect Chemother, 2015, 47(2): 105-110.

[7] ROLLAG H, SAGEDAL S, KRISTIANSEN K I, et al. Cytomegalovirus DNA concentration in plasma predicts development of cytomegalovirus disease in kidney transplant recipients [J]. Clin Microbiol Infect, 2002, 8(7): 431-434.

[8] ZHANG C W, CHEN X Q, BAI Y H, et al. [Establishment of a real-time PCR assay for simultaneously detecting human BKV and CMV DNA and its application in renal transplantation recipients][J]. Bing Du Xue Bao, 2013, 29(4): 410-414.

[9] CRISTELLI M P, FELIPE C R, PRIZMIC P S S, et al. Use of mTOR inhibitor as prophylaxis for cytomegalovirus disease after kidney transplantation: A natural experiment [J]. Clin Transplant, 2019: e13689.

[10] CIANCIO G, BURKE G W, MATTIAZZI A, et al. Cytomegalovirus prophylaxis with valganciclovir in kidney, pancreas-kidney, and pancreas transplantation [J]. Clin Transplant, 2004, 18(4): 402-406.

[11] HUMAR A, LEBRANCHU Y, VINCENTI F, et al. The efficacy and safety of 200 days valganciclovir cytomegalovirus prophylaxis in high-risk kidney transplant recipients [J]. Am J Transplant, 2010, 10(5): 1228-1237.

[12] KROGERUS L, SOOTS A, LOGINOV R, et al. CMV increases tubular apoptosis through the TNF-alpha-TNF-R1 pathway in a rat model of chronic renal allograft rejection [J]. Transpl Immunol, 2008, 18(3): 232-236.

[13] SAGEDAL S, NORDAL K P, Hartmann A, et al. The impact of cytomegalovirus infection and disease on rejection episodes in renal allograft recipients [J]. American Journal of Transplantation, 2002, 2(9): 850-856.

[14] JORGENSON M R, DESCOUROUEZ J L, LYU B, et al. The risk of cytomegalovirus infection after treatment of acute rejection in renal transplant recipients [J]. Clinical transplantation, 2019, 33(8): e13636.

[15] 王平贤. 肾移植受者巨细胞病毒感染及其对移植肾影响的临床研究[D]. 第三军医大学, 2004.

十、肾移植术后供体来源的乙肝病毒感染 1 例分析

【摘要】

公民逝世后捐献（donation of citizen death, DCD）是供肾的主要来源，供体来源的感染是限制器官捐献的主要障碍之一。一般情况下，并不推荐乙肝供者的肾脏捐献。但在强效抗乙肝病毒的预处理前提下，有越来越多关于乙肝供肾者的使用经验的报道。我们总结 1 例乙肝抗体阳性受体接受 HBsAg+供肾的 DCD 肾移植病例。通过严密的术前筛查，以及术中、术后的抗 HBV 预处理，该患者未发生乙肝病毒感染，移植肾亦未发生 HBV 相关的肾小球肾炎。通过此病例，我们意在探讨乙肝供肾者的安全性以及抗乙肝病毒预处理的有效性。

【病例资料一】

受体主诉

体检发现肌酐升高 6 个月。

一般资料

患者,女性,24岁,汉族,血型A+,原发病为慢性肾病(无病理诊断),透析类型为血液透析,等待移植时间为12个月。供肾类型为DCD,HLA配型为4/6错配,PRA Ⅰ类以及Ⅱ类均为阴性。

受体术前主要检验指标

血红蛋白:89g/L,白细胞:4.28×10⁹/L,血小板数:198×10⁹/L。

肌酐:716.4μmol/L,血钾:4.82mmol/L,白蛋白(ALB):46.1g/L。

谷丙转氨酶(ALT):38U/L,谷草转氨酶(AST):26U/L,总胆红素:9.9μmol/L。

凝血酶原时间(PT):11s,活化部分凝血活酶时间(APTT):28.6s。

乙肝五项:-+---,表面抗体滴度>1 000mIU/ml;丙肝病毒抗体:阴性;人免疫缺陷病毒抗体:阴性。

受体主要检查指标

胸部X线:双肺纹理清晰,未见确切斑片影;心影形态大小未见异常。

心电图:窦性心律,电轴正常,T波顶尖。

泌尿专科体格检查:双侧肾区无隆起,无肾区叩击痛,双输尿管径行区无叩击痛,双下肢无水肿,左前臂见动静脉造瘘瘢痕,可触及震颤。

既往病史:否认"糖尿病及心、脑、血管、肺、肝"等重要器官疾病史,否认"肝炎、结核"等传染病史,否认腹部手术史,否认输血史,否认生育史,否认过敏史。按当地卫生防疫部门要求预防接种。

【病例资料二】

供体主诉

突发意识障碍3天。

供体一般资料

供者,男性,57岁,汉族,血型A+,原发病为脑干出血,传染病史为HBsAg+,供者患慢性阻塞性肺疾病6年。

供体术前主要检验指标

血红蛋白:136g/L,白细胞:10.1×10⁹/L,血小板数:74×10⁹/L。

肌酐:72.2μmol/L,血钾:4.28mmol/L,白蛋白:37.0g/L。

谷丙转氨酶(ALT):50U/L,谷草转氨酶(AST):40U/L,总胆红素:34.6μmol/L。

凝血酶原时间(PT):11.4s,活化部分凝血活酶时间(APTT):24.1s。

乙肝五项:+--++,HBV-DNA 定量:TND(获取后回结果);丙肝病毒抗体:阴性;人免疫缺陷病毒抗体:阴性。

尿液检查:隐血(++),蛋白(+),比重 1.020,捐献前 24h 尿量:2 500ml。

供体主要检查指标

头-胸-腹 CT:脑干-右侧桥小脑脑出血,脑干广泛血肿;双肺散在纤维条索影;右肾缩小,下盏铸型结石,最大 30mm;肝胆胰扫描未见异常。

【治疗与转归】

器官获取

经获取前评估,供者家属同意以及伦理审核,拟获取供者双肾。

肝脏因无合适受体,分配后亦无其他移植中心需求,故未获取肝脏。

右肾萎缩,形态改变,弃用右肾;左肾形态质地良好,拟配型后移植。

热缺血时间:15min;冷缺血时间:6h。

肾移植手术经过

手术区域:右侧髂窝。

供肾血管情况及变异:肾动脉直径 6mm,单支;肾静脉直径 1.3cm,单支;输尿管单支。

吻合方式:肾动脉-髂内动脉端端吻合;肾静脉-髂外静脉端侧吻合;输尿管膀胱再植。

手术出血:50ml;手术时间:2h 45min;开放后尿量:150ml。

抗 HBV 的预处理

患者术中切皮前即使用静脉乙肝免疫球蛋白 2 000IU 静脉滴注。术后第 1~5 天连续使用静脉乙肝免疫球蛋白 2 000IU 每天。术后第 6 天启用恩替卡韦治疗,0.5mg/qd,连续服用 1 年。于术后第 1、3、5、7 天复查高精度 HBV-DNA 定量,结果提示均为阴性。于术后第 7 天复查乙肝五项,结果提示为-+---,表面抗体滴度 >1 000mIU/ml,表面抗体阴性,核心抗体阴性。

免疫抑制剂应用

诱导免疫:兔抗人胸腺细胞免疫球蛋白 50mg 于开始至第 1、2 天连续使用。

维持免疫:他克莫司起始 2.5mg,q12h,麦考酚钠 540mg,q12h 联合激素的三联免疫抑制方案。后续因他克莫司谷浓度低下,更改为他克莫司 3.0mg,q12h+五酯胶囊 11.25mg,q12h。

移植后康复

移植物恢复:患者术后未发生移植肾延迟恢复(DGF),每日尿量维持在 1 200~2 500ml 之间。患者术前肌酐为 716.4μmol/L,术后第 1 天为 529.5μmol/L,第 3 天为 168.4μmol/L,第

8天为78.3μmol/L。我们对受体进行了移植肾Gcf-DNA的检查,于术后第1天检测值为3.0%,第7天检测值为0.4%,表明移植肾处于稳定期,未有急性排斥反应发生的迹象。

围手术期康复:患者术后第1天开始流质饮食,第2天肠道恢复通气,第3天下床活动,第4天拔出尿管,第6天拔出引流管,第8天出院随访。

随访期:截至目前,患者术后随访3个月,随访期间患者肌酐维持正常,他克莫司谷浓度维持在7.2~8.8ng/ml,尿量正常。第3个月时复查高精度HBV-DNA定量,结果提示均为阴性,同时检验的表面抗原及核心抗体阴性,表面抗体滴度持续>1 000mIU/ml。

【诊疗思维】

本病例中,受体属于乙肝病毒接种疫苗后取得免疫力的人群,供体属于HBV-DNA定量阴性的乙肝病毒携带者。由于免疫抑制剂的使用,如何避免受体发生供体来源的HBV感染是本病例关注的重点。我国学者于2010年在AJT杂志上就已发表了肝移植术中术后预防HBV复发的治疗经验,即联合乙肝免疫球蛋白和强效核苷类似物抗病毒治疗。我们对于肾移植术中、术后预防HBV感染的治疗策略大多借鉴于肝移植的经验。对于乙肝供体,我们多数情况下仍推荐乙肝患者作为肾移植受体。一方面,依然会启用这样的抗HBV的预防治疗,术后长期服用抗乙肝病毒药物;另一方面,文献显示不会增加受体HBV重复感染的风险。本病例受者于肾移植登记时即同意接受HBV供者的肾脏,故在等待期间按照医师的建议,接受了强效的乙肝疫苗,加强自身HBV抗体的水平。我们认为这是免疫供者来源HBV感染的一个关键点,如果受体术前乙肝表面抗体滴度<10mIU/ml,感染风险会更高。本病例的另一个关键点在于术中及术后乙肝免疫球蛋白的应用,由于捐献时供体HBV-DNA的检测结果往往没出结果,我们建议术中予受体乙肝免疫球蛋白提供被动保护,一般为2 000IU,若供体HBV-DNA复制量高,可以量用到6 000IU。本病例受者在肾移植术后未发生HBV的感染,如何应对HBV预防治疗失败的情况,我移植中心尚未有治疗经验。最后,我们再次强调,慎重地筛选受体,做好术前的知情同意,将保全患者生命作为治疗的首要原则,避免受体HBV的感染。

【拓展】

使用HBV感染的供体器官可以有效地扩充供体池,特别是对于我国,HBV感染较为普遍。选择合适供-受体,采取有效的预防措施可以控制供体来源的HBV感染,避免受体发生爆发性感染、HBV相关肝硬化以及原发性肝细胞肝癌。

对于HBV感染的供体,我们应当重点关注供体有无HBV病毒血症,即HBV-DNA是否复制。HBIG是应对HBV病毒血症首选的被动免疫措施。目前,国内外文献尚无统一的HBIG使用的剂量标准。我们建议在移植开始时即使用静脉HBIG 2 000~6 000IU,术后连续使用静脉HBIG 2 000IU 3天,确保围手术期高效价的抗体保护。

对于HBsAg+的供体,我国《中国实体器官移植供者来源感染防控专家共识2018版》明确建议,仅在一些中心挽救患者生命的情况下使用,前提是必须接受抗病毒的抢先治疗。美国AJT杂志在2015年一篇共识指南也有同样的建议。截至目前,文献报道的多数研究为

HBsAg+的供体捐献给 HBsAg+的受体。2012 年发表在 Transplantation 杂志上的一篇综述提示,HBsAg+的供体捐献给 HBsAg+的受体的情况应当是安全的,这样既缩短了受体的移植等待时间,亦不会增加受体重复感染的风险,受体术后应当启用核苷类似物的强效抗 HBV 治疗,如恩替卡韦、替诺福韦。对于 HBsAg+的供体捐献给 HBV 免疫的受体,AJT 杂志在 2014 年刊登一项研究显示,受体术前 anti-HBs 滴度大于 100mIU/ml 时,可以安全接受 HBsAg+的供体捐献,并且不需要 HBIG 与抗病毒药物的预防处理。

对于单存 Anti-HBc+的供者,国内外指南差距较大。我国的指南认为这样的患者传播风险仍然较高,应当采用严密的预防措施。

对于受体而言,通过接种疫苗的方式保持术前较高的 anti-HBs 滴度是防止 HBV 感染的最重要的因素。根据 KDIGO 指南的推荐,潜在的肾移植受者的 anti-HBs 滴度应当 >100mIU/ml,并且确保持续 >10mIU/ml。对于 HBsAg+/Anti-HBc+的供者捐献给 HBV 未接触受体,多数情况下会导致受体的感染并且在长期来看还需预防肝硬化、肝衰竭和原发性肝癌的发生。

近期,由林涛教授团队在 Clin Infect Dis 上发表了乙肝供体亲属肾移植的治疗经验。认为 HBsAg+供体的肾脏使用在 HBsAg−受体上是安全的。受体术前 HBsAb−/Anti-HBc−联合 HBsAg+供体,是受体术后发生乙肝感染的风险因素。

对于抗病毒药物而言,根据中国《器官移植术后乙型肝炎病毒感染诊疗规范 2019 版》推荐,肾移植术后 HBV 再感染的治疗与肝移植类似。多采用核苷类似物,首选恩替卡韦和替诺福韦进行抗病毒治疗,直至 HBV-DNA 转阴。如合并肝功能异常还需进一步行保肝治疗,同时检测 HBV 耐药基因突变,一旦发现耐药需及时调整用药。对于预防性抗病毒治疗的疗程,目前尚无指南推荐,我中心多采用 1 年的术后预防治疗。

【专家点评】

在中国人群中,HBV 感染的情况较普遍,合理利用 HBV 感染的供肾,不仅能扩充供体来源,同时还能取得良好的移植效果。当前,越来越多的研究发现,HBsAg+供体的肾脏是可以使用在 HBsAg−受体上的。采取及时的预防 HBV 感染的方案可以有效降低 HBV 的供-受体传播。天然未接触 HBV 的受者(HBsAb−/Anti-HBc−)是 HBV 供-受体感染的高风险人群,anti-HBs 滴度高的受体则感染风险较低。

(杨洪吉 侯一夫 陈凯)

参考文献

［1］李钢,药晨. 器官移植术后乙型肝炎病毒感染诊疗规范(2019 版)[J]. 器官移植,2019,10(03):243-248.

［2］HUPRIKAR S,DANZIGER-ISAKOV L,AHN J,et al. Solid organ transplantation from hepatitis B virus-positive donors:consensus guidelines for recipient management［J］. American Journal of Transplantation,2015,15(5):1162-1172.

［3］蔡常洁,范欣,黄海辉,等. 中国实体器官移植供者来源感染防控专家共识(2018 版)[J]. 中华器官移植杂志,2018,39(1):41-52.

［4］谢续标,蓝恭斌,彭龙开,等.乙肝/丙肝阳性供肾移植临床观察［J］.中南大学学报(医学版),2009,34(03):259-263.

［5］CHANCHAROENTHANA W,TOWNAMCHAI N,PONGPIRUL K,et al. The Outcomes of Kidney Transplantation in Hepatitis B Surface Antigen (HBsAg)-Negative Recipients Receiving Graft From HBsAg-Positive Donors:A Retrospective,Propensity Score-Matched Study［J］. American Journal of Transplantation,2014,14(12):2814-2820.

［6］邱涛,陈永连,周江桥,等.HBIG 联合恩替卡韦用于 HBsAg 阳性受者接受 HBsAg 阳性供肾移植的临床观察［J］.实用器官移植电子杂志,2018,6(2):209-212.

［7］PILMORE H L,GANE E J. Hepatitis B-positive donors in renal transplantation:increasing the deceased donor pool［J］. transplantation,2012,94(3):205-210.

［8］MOHRBACH J,JANSSEN M W,Gunnar H Heine,et al. Successful outcome of kidney transplantation from a HBV-DNA positive donor into recipients with cleared HBV-infection using a pre-emptive therapy approach［J］. J Clin Virol,2010,49(1):53-57.

［9］VEROUX P,VEROUX M,SPARACINO V,et al. Kidney transplantation from donors with viral B and C hepatitis［C］//Transplantation proceedings. Elsevier,2006,38(4):996-998.

十一、肾移植术后微小病毒 B19 感染致纯红细胞再生障碍性贫血 1 例分析

【摘要】

肾移植术后贫血发生率20%~50%。一种极端形式表现为纯红细胞再生障碍性贫血(pure red cell aplasia,PRCA):以正细胞正色素贫血、网织红细胞减低和骨髓中红系前体细胞显著减低或缺如为特征的综合征。该病虽较少见,但其病情进展迅速,严重影响移植患者术后恢复。微小病毒 B19(HPV B19)感染为肾移植后 PRCA 最常见原因,并逐渐受到医学界关注。在此,总结 1 例肾移植术后 HPV B19 感染所致 PRCA 并成功治愈病例,探讨该病诊断、临床特点、治疗及转归。

【病例资料】

主诉

肾移植术后 7 周余,血红蛋白进行性降低 1 月余

一般资料

受者,男性,32 岁,汉族,血型 A+,原发病为慢性肾病(无病理诊断),透析类型为腹膜透析,等待移植时间为 12 个月。供肾类型为 DCD,HLA 配型为 2/6 错配,PRA 阴性。供受体均无严重贫血病史;同供体供肾受体术后高血红蛋白血症。

免疫抑制剂应用情况

诱导方案:巴利昔单抗,术中及术后第 4 天分别 20mg 静脉滴注。初始免疫抑制剂方案:

他克莫司、麦考酚钠肠溶片、醋酸泼尼松。术后第 8 天出院,血肌酐波动在 98~110μmol/L。术后第 22 天起,HGB 进行性降低 120g/L 降至 78g/L,查 HPV B19-DNA(+),降低他克莫司、EC-MPS 剂量后贫血继续加重,于术后第 9 周将他克莫司转换为 CsA 至今。

临床表现

术后第 3 周开始逐渐表现出面色苍白、头晕、困倦无力、活动后心悸及气促等贫血症状,EPO 及常规铁剂、叶酸治疗无效;无皮疹,无关节肿痛,无其他特异性症状体征。

辅助检查

血常规:血红蛋白 111g/L(2019 年 3 月 22 日)→87g/L(2019 年 3 月 27 日)→78g/L(2019 年 4 月 15 日)→64g/L(2019 年 4 月 25 日)→52g/L(2019 年 5 月 6 日);MCV、MCHC 均正常;白细胞、血小板计数正常。

肝功能:胆红素水平正常。

网织红细胞计数:0.2%↓。

铁四项:血清铁 43.4μmol/L↑;铁蛋白 617.60μg/L↑;总铁结合力 48μmol/L;转铁蛋白 1.65g/L↓。

叶酸 >45.4nmol/L↑;维生素 B12 333.20pmol/L。

EPO>750.00IU/L↑。

Coombs 试验:直接(-);间接(-)。

HPV B19-DNA(+)。

CMV-DNA/IgM:(-);EB-DNA:(-)。

ESR 38mm/h;CRP:正常。

粪隐血试验:(-)。

尿常规:无明显异常。

胸部 CT:未见明显异常。

体格检查

体温 36.5℃,脉搏 115 次/min,呼吸 20 次/min,血压 111/65mmHg,血氧饱和度 98%。

意识清楚,体形消瘦,精神一般,贫血貌,面色苍白,眼睑和口唇黏膜为著,咽部微充血,扁桃体无明显肿大。双肺呼吸音清。移植肾质地正常、无触痛。

【诊断与鉴别诊断】

诊断

获得性纯红细胞再生障碍性贫血,中度贫血,肾移植术后 B19 病毒感染。

诊断依据

术后早期即开始出现进行性血红蛋白下降,红细胞平均体积(mean corpuscular volume, MCV)、平均红细胞血红蛋白浓度(mean corpusular hemoglobin concentration,MCHC)正常,网织红细胞异常低下,血小板、白细胞正常。

血胆红素不高,尿常规隐血(−)、尿蛋白(−)、尿胆原正常,Coombs 试验阴性,CMV-DNA(−),CT 排除胸腺瘤,符合《获得性纯红细胞再生障碍诊断与治疗中国专家共识(2020 年版)》中获得性 PRCA 诊断标准,可诊断为获得性 PRCA。

多次查血 HPV B19-DNA(+),结合病史诊断 HPV B19 感染致 PRCA。

鉴别诊断

主要临床表现为贫血,需从贫血病因和 PRCA 发病机制上进行鉴别诊断。

病因鉴别

缺铁性贫血:缺铁引起的小细胞低色素性贫血及相关的缺铁异常。表现为小细胞低色素性贫血,同时有缺铁依据及病因,铁剂治疗有效,本例 MCV、MCHC 正常,本例为正常细胞性贫血且血清铁↑、铁蛋白↑,铁剂治疗无效,可除外缺铁性贫血。

巨幼细胞贫血:叶酸、维生素 B12 缺乏或药物影响核苷酸代谢导致 DNA 合成障碍所致贫血,呈大细胞性贫血,MCV、MCH 均增高,MCHC 正常,血清叶酸、维生素 B_{12} 缺乏,本例叶酸↑、维生素 B12 正常,可除外巨幼细胞贫血。

溶血性贫血:溶血超过骨髓的代偿能力引起的贫血。存在如:胆红素↑、血红蛋白尿、尿胆原↑等溶血证据,同时伴红系代偿性增生,本例可除外。

失血性贫血:慢性或急性失血导致贫血,本例无出血病史及临床表现,化验:大便隐血(−)、尿隐血(−),暂无明确失血证据,可除外。

PRCA 发病机制鉴别

有先天性和后天获得性之分:

先天性 PRCA(Diamond-Blackfan anemia,DBA):核糖体蛋白结构基因突变导致核糖体生物合成异常,为红细胞内源性生成缺陷所致,多在出生后 1 年内发病,约 1/3 合并先天畸形。此外,Pearson 综合征,一种骨髓衰竭和胰腺外分泌功能缺乏的先天性线粒体疾病,也表现为红系前体细胞增生减低,有时归类为 PRCA。本例可除外。

获得性 PRCA:主要是由于病毒、抗体或免疫细胞等直接或间接攻击红系祖细胞、EPO受体等,抑制红系增殖和分化成熟,最终导致发病,可分为原发性和继发性。原发性 PRCA与自身免疫有关,无明确诱因或原发疾病,目前认为其多由 T 细胞免疫异常介导,少部分由 NK 细胞或 B 细胞介导。幼年短暂性有核红细胞减少是一种罕见原发获得性 PRCA,发病于 3 个月到 4 岁,多为自限性。部分骨髓增生异常综合征的患者有时表现类似于原发性PRCA,但其本质仍为恶性克隆性疾病。继发性 PRCA 常继发于不同疾病,发病机制复杂,多为免疫性。本例符合继发性 PRCA 诊断标准。

【治疗与转归】

2019 年 4 月 7 日查血 B19-DNA（+），综合考虑 B19 病毒致 PRCA。降低 EC-MPS 及 FK 506 剂量并口服铁剂、叶酸等对症治疗，但贫血仍进行性加重：78g/L（2019 年 4 月 15 日）→ 64g/L（2019 年 4 月 25 日）→ 62g/L（2019 年 5 月 2 日）。遂于术后第 9 周将 FK506 转换为 CsA，EC-MPS 减量，同时给予静注人免疫球蛋白（IVIG）（10g×7d）静注、输血等处理，贫血明显改善，HGB 逐渐爬升至 107g/L（2019 年 5 月 30 日）。网织红细胞计数 0.2%（2019 年 5 月 2 日）→ 9.6%（2019 年 5 月 20 日）。此后患者于 2019 年 7 月及 2019 年 9 月复发两次，分别给予 IVIG（20g×7d）、IVIG（20g×7d+10g×3d）输注并逐渐将 EC-MPS 减量至 180mg，Bid。目前随访 15 个月，HGB 波动在 110~125g/L，网织红细胞比例 1.0%~1.6%。多次复查确认 HPV B19-DNA（−），末次复查时间 2020 年 8 月 19 日，治疗期间移植肾功能无明显恶化。

【诊疗思维】

正常细胞性贫血，粒系、巨核系正常，是比较典型的 PRCA。根据病史可除外先天性和原发性 PRCA，下一步筛查继发性病因。

病史可基本除外自身免疫/结缔组织病、淋巴系统增殖性疾病和血液恶性肿瘤；CMV-DNA（−）、EB-DNA（−）。胸腺瘤是造成继发性 PRCA 的最常见原因，而 CT 排除。对于肾移植受者，HPV B19 感染是移植后 PRCA 最为常见的原因，结合血清学试验及必要时行骨髓穿刺活检，诊断相对并不困难。

本例早期即诊断 B19 感染，MPA 减量无效，后经 IVIG 等治疗后仍复发 2 次，考虑与首次 IVIG 剂量相对不足、免疫抑制状态病毒难以清除有关。

HPV B19 病毒感染提示免疫抑制过度，即使贫血并不严重，也应降低免疫强度，密切监测网织红细胞、HPV B19-DNA 定量，若出现红系造血障碍加重，果断减量、停用 MPA，或 MPA 转换为咪唑立宾（Mizoribine，MZR），他克莫司转换为 CsA。尽早予足量、足疗程 IVIG 治疗以降低复发，同时定期监测网织红细胞、B19-DNA 载量早期发现复发。

【拓展】

PRCA 与其他贫血的鉴别并不困难。但由于 PRCA 病因众多，需全面检查以排除先天性、原发性及其他继发性病因。具体可参考《获得性纯红细胞再生障碍诊断与治疗中国专家共识（2020 年版）》。肾移植后 PRCA 病因以药物不良反应和 HPV B19 等感染为主，后者感染率约 1%~12%，是最主要原因。有文献报道已成为肾移植后 1 年内继 CMV、EBV 后第三大机会性病毒感染，多集中在移植后前 3 个月，可能与术中应用免疫诱导治疗、术后早期免疫抑制强度较大等因素有关。

HPV B19 属微小病毒科红细胞病毒属，是该属病毒中唯一能感染人类的病毒，其感染广泛存在。主要通过呼吸道、血行及胎盘等传播。该病毒具有嗜红细胞特性，通过结合红细胞糖苷脂蛋白（即 P 抗原）感染红细胞，主要对骨髓红系前体细胞和早幼红细胞有损害作用，导致红系增生受抑。值得注意的是 P 抗原在巨核细胞、心血管内皮细胞也存在,因而少数患者还可能有发热、皮疹、全血细胞减少、心肌炎以及肝炎等临床表现。人体对微小病毒的免疫应答主要是体液免疫,免疫功能正常者多在 3 周左右自愈。然而,免疫抑制患者难以产生抗体以清除病毒,持续的病毒血症导致红系受到严重抑制,因此发生 PRCA。肾移植术后不明原因的贫血患者,在排除其他可能导致贫血的原因后,特别是伴随网织红细胞计数下降,血清铁、叶酸、维生素 B_{12} 和血清 EPO 不低,EPO 治疗反应差者需排查 HPV B19。

目前移植术后 HPV B19 感染致 PRCA 的诊断尚无统一标准,主要依据骨髓和病毒学检测。大多采用血清抗体和病毒 DNA 检测结合骨髓穿刺(或无)及其他一些实验室指标诊断 HPV B19 感染。免疫抑制状受者血清学特异性抗体产生不足或延迟故抗体检测并不可靠。病毒 DNA 定量敏感性、特异性高,利于早期诊断,已经成为临床诊断病毒感染的主要标准及评价疗效的有效指标。文献报道 HPV B19-DNA>10^3copies/ml 诊断微小病毒感染阳性。如高度怀疑 BPV B19 感染并且血清学和血 PCR 阴性时,应进行骨髓细胞学检查,同时应进行骨髓的原位杂交或免疫组化染色。特异性骨髓象为红系受抑制,粒系、巨核系正常,同时可见巨大原始红细胞及核内包涵体。本例患者 DNA 定性(+),但临床表现及血常规支持 HPV B19 感染致 PRCA。

当前尚无批准用于治疗 HPV B19 感染的抗病毒药物,治疗主要以输注 IVIG、调整免疫抑制剂为主。IVIG 为首选、安全有效的治疗方法,但其最佳给药剂量和持续时间还未达成共识,常用剂量为 400mg/(kg·d),持续 5~10d,强调起始足量,疗程视疗效而定;美国移植学会推荐:①可连续 5 天使用 400mg/(kg·d) IVIG 治疗;②总剂量为 2g/kg,疗程可缩短至 2~4d;1g/(kg·d) 剂量似乎有较高的肾毒性和其他不良反应;③第 1 次治疗无反应或有症状复发可给予额外疗程;④尽管复发率高,但无明确数据支持 IVIG 预防复发。但 IVIG 的疗效只是暂时的,不能从根本上清除病毒,降低免疫强度是巩固疗效,降低复发核心。多数文献表明应用 IVIG 同时宜尽早转换免疫抑制剂,将他克莫司转换为 CsA(目前国内外多作为治疗方案之一)并将 MPA 减量或转换为 MZR 或西罗莫斯(Sirolimus,SRL),对于病毒控制,减少复发,降低 IVIG 费用意义巨大。此外,大剂量 EPO,补充铁剂、维生素 B_{12} 和叶酸,促进骨髓细胞造血亦有助于患者康复。本例患者早期 HGB 下降不明显,遂仅降低 MPA 剂量,但无效,提示早期果断转换可能对于病毒控制有利。有效治疗后 1~2 周病毒载量下降,2~4 周 HGB 可恢复正常水平。虽然预后普遍良好,但贫血复发率超过 1/3。本例患者先后经历两次复发,考虑与首次 IVIG 剂量不足,后续免疫抑制强度降低不足、治疗期间未严格监测 HPV B19 拷贝数延误干预时机有关。值得注意的是,HPV B19 感染的治愈标准是病毒转阴,但是免疫抑制患者治疗后即使 HGB 稳定升高,贫血症状缓解,血清较长时间内仍有较低滴度的病毒(<10^4copies/ml),美国食品药品管理局亦建议血制品中 HPV B19-DNA<10^4copies/ml,提示低水平的病毒对机体并无影响,但是否会再发尚不清楚。因此,HBV B19 治疗目标是红系造血恢复、HGB 上升而非追求病毒完全转阴,同时加强随访监测,尤其 HGB 急剧下降、网织红细胞比例减低者应注意病毒复发可能。

综上,HPV B19 是肾移植相关 PRCA 的主要病因,应注意筛查,治疗上无统一标准,虽易复发,但一般预后较好。

【专家点评】

　　肾移植后 HPV B19 感染所致 PRCA 病例呈上升趋势。感染多集中于移植后 3 个月内，主要表现贫血相关症状，缺乏其他病毒感染表现。结合血常规、网织红细胞计数及骨髓细胞学涂片（也可无）不难诊断。治疗以调整免疫抑制方案、IVIG 为主，可辅铁剂、EPO 等对症支持治疗。预后良好，但易复发再燃，复发病例重复使用 IVIG 依然有效。需定期复查 HGB、网织红细胞比例，并适时检测 HPV B19-DNA，以防病毒复制、贫血复发。HPV B19 感染的预防，目前尚无特异有效的办法，由于传染性很高，可发生院内暴发，注意隔离治疗预防院内传播。

（邵　晨　王闪闪）

参考文献

［1］SHARMA N,BAJWA R. Parvovirus Infection-Related Anemia after Kidney Transplantation［J］. Case Reports in Transplantation,2020（2）:1-4.

［2］付蓉,邵宗鸿,张连生. 获得性纯红细胞再生障碍诊断与治疗中国专家共识（2015 年版）［J］. 中华血液学杂志,2015,36（05）:363-366.

［3］PABISIAK K,STPNIEWSKA J,CIECHANOWSKI K. Pure Red Cell Aplasia After Kidney Transplantation: Parvovirus B19 Culprit or Coincidence?［J］. Annals of Transplantation,2019,24:123-131.

［4］AN H P H,DIEM H T,CUONG N T. Parvovirus B19-associated anemia in kidney transplant recipients:a single-center experience［C］//Transplantation Proceedings. Elsevier,2019,51（8）:2693-2696.

［5］ANGELIKA B,INGRID S,PIERRE S,et al. Relapsing severe anaemia due to primary parvovirus B19 infection after renal transplantation:a case report and review of the literature［J］. Nephrology Dialysis Transplantation,2007（12）:3660-3663.

［6］ABDOLLAHI A,SHOAR S,SHEIKHBAHAEI S,et al. Status of immunity against PVB19 in HIV-infected patients according to CD4（+）cell count,and antiretroviral therapy regimen groups［J］. Niger Med J,2014,55（1）:20-23.

［7］NICCOLI G,SEVERINO A,PIERONI M,et al. Parvovirus B19 at the culprit coronary stenosis predicts outcome after stenting［J］. European Journal of Clinical Investigation,2014,44（2）:209-218.

［8］YOUNG N S,BROWN K E. Parvovirus B19［J］. New England Journal of Medicine,2004,350（6）:586-597.

［9］周文华. 肾移植术后微小病毒 B19 感染致纯红细胞再生障碍性贫血（1 例报道及文献复习）［D］. 浙江大学,2007.

［10］黄森林,于立新,邓文锋,等. 肾移植术后人类微小病毒 B19 感染致纯红细胞再生障碍性贫血 2 例并文献复习［J］. 器官移植,2015,000（004）:249-253.

［11］CHISAKA H,MORITA E,YAEGASHI N,et al. Parvovirus B19 and the pathogenesis of anaemia［J］. Reviews in Medical Virology,2010,13（6）:347-359.

［12］EID A J,CHEN S F. Human Parvovirus B19 in Solid Organ Transplantation［J］. American Journal of Transplantation,2013,13（s4）:201-205.

［13］CRABOL Y,TERRIER B,ROZENBERG F,et al. Intravenous immunoglobulin therapy for pure red cell aplasia related to human parvovirus b19 infection:a retrospective study of 10 patients and review of the literature［J］. Clinical infectious diseases,2013,56（7）:968-977.

[14] XIAO C,WANG C X,LIU L S,et al. Clinical Investigation of Human Parvovirus B19 Infection After Renal Transplantation in China［J］. Transplantation Proceedings,2013,45(4):1593-1599.

[15] 陈燕燕,黄洪锋,彭文翰,等.肾移植后微小病毒B19感染导致纯红细胞再生障碍性贫血八例[J].中华器官移植杂志,2013,34(004):231-234.

[16] 张晓伟,张雷,赵闻雨,等.肾移植术后微小病毒B19感染22例临床治疗经验[J].中华器官移植杂志,2019,40(6):323-327.

[17] 李帅阳,沈兵,刘志宏,等.肾移植术后人微小病毒B19感染导致纯红细胞增生障碍性贫血[J].现代生物医学进展,2012,12(014):2698-2702.

[18] EID A J,BROWN R A,PATEL R,et al. Parvovirus B19 infection after transplantation:a review of 98 cases［J］. Clinical Infectious Diseases,2006,43(1):40-48.

[19] ALBERT J,EID,MONICA I,et al. Human parvovirus B19 in solid organ transplantation:Guidelines from the American society of transplantation infectious diseases community of practice［J］. Clinical transplantation,2019,33(9):e13535.

[20] ARZOUK N,SNANOUDJ R,BEAUCHAMP-NICOUD A,et al. Parvovirus B19-induced anemia in renal transplantation:a role for rHuEPO in resistance to classical treatment［J］. Transplant International Official Journal of the European Society for Organ Transplantation,2010,19(2):166-169.

[21] PAKKYARA A,JHA A,SALMI I A,et al. Persistent anemia in a kidney transplant recipient with parvovirus B19 infection［J］. Saudi J Kidney Dis Transpl,2017,28(6):1447-1450.

十二、肾移植后供者来源狂犬病2例分析

【摘要】

回顾2例肾移植后确诊狂犬病受者的病例资料以及既往生活情况,获取供者详细资料,判断受者狂犬病是否经肾移植传播。供者为6岁男童,因不明原因引起的病毒性脑炎死亡,并捐献双侧肾脏以及双侧角膜。2例接受该供者肾脏的移植受者先后出现神经病变症状以及狂犬病特异性症状,经治疗无效,分别于发病后44天和34天死亡。经检查,2例受者唾液、尿液和痰液样本狂犬病毒核酸均呈阳性。追问病史,供者曾与家犬有频繁接触史,家属否认供者被动物咬伤史,供者无狂犬病疫苗接种史。狂犬病可以通过器官移植传播。供者来源狂犬病潜伏期较短,一旦发病治疗效果极差,病死率高。对于不能完全除外狂犬病,尤其是不明原因脑炎的供者器官,应酌情弃用。而对于已接受狂犬病供者器官移植但尚未发病的受者,应积极采取预防措施。

【病例资料】

供者资料

供者为6岁男童,来自广西,于2015年5月13日出现不明原因发热,伴有拒绝进食饮水、拒绝睡觉,当日因出现极度兴奋、尖叫、言语不清被送至当地医院,5月16日出现吞咽困难、多涎,经利巴韦林抗病毒治疗后病情仍持续加重,并逐渐昏迷,5月26日死亡。供者

外周血白细胞为 15.7×10⁹/L,脑脊液透明无色,脑脊液压力为 60 滴/min,脑脊液蛋白水平为 265mg/L,脑脊液葡萄糖水平为 4.7mmol/L,头颅 CT 检查示双侧颞叶密度轻度减低,临床诊断为病毒性脑炎。患者捐献双侧肾脏以及双眼角膜。追问病史,供者父母家中饲养犬并经常与之接触,发病之前与奶奶生活在另一个城市,未饲养任何宠物,父母和奶奶均否认供者遭动物咬伤史,无狂犬病疫苗接种史。

病例 1 主诉:肾移植术后 6 周,发热伴乏力 5 小时,入院。

病例 2 主诉:肾移植术后 7 周,腰痛 4 天,发热 3 天,入院。

此两例患者为同一供者供肾,肾移植术后先后再次入院。

一般资料

病例 1

患者,男性,55 岁,汉族,血型 A+,原发病为慢性肾病(无病理诊断),透析类型为血液透析,等待移植时间为 18 个月。供肾类型为 DCD,HLA 配型为 2/6 错配,PRA 阴性。

病例 2

患者,男性,43 岁,汉族,血型 A+,原发病为慢性肾病(无病理诊断),透析类型为血液透析,等待移植时间为 11 个月。供肾类型为 DCD,HLA 配型为 3/6 错配,PRA 阴性。

免疫抑制剂应用情况

两例患者免疫诱导治疗均应用巴利昔单抗,术中和术后第四天分别使用 20mg 静脉滴注。手术顺利。初始免疫抑制治疗方案为:他克莫司+麦考酚钠+醋酸泼尼松。术后肾功能恢复正常。术后 2 周顺利出院,此后定期于我院门诊复查,肾功能保持稳定。

临床表现

病例 1,入院前 5 小时患者无明显诱因出现体温升高,最高达 37.3℃,伴有全身乏力,伴有血压升高,最高达 167/107mmHg,伴有移植肾区轻度胀痛,无双下肢水肿,无纳差,无恶心、呕吐,无头晕、头痛,无胸闷、憋气,无发热、寒战,无咳嗽、咳痰,无夜间盗汗,尿量无明显变化。

病例 2,入院前 4 天受凉后出现腰痛,腰痛向背部放射,无发热,无恶心、呕吐,无咳嗽、咳痰,无腹痛、腹泻、腹胀,无尿量减少,无水肿表现。3 天前患者自觉腰痛较前加重,伴向会阴部放射,出现发热,最高 37.4℃,后自行退热,伴乏力,无恶心、呕吐,无咳嗽、咳痰,无腹痛、腹泻、腹胀,无尿量减少,无水肿表现。2 天前患者出现排气、排便停止,伴食欲下降、恶心,呕吐 1 次,呕吐物为胃内容物,尿量较前减少,当日共 1 200ml,体重无明显变化,无水肿表现。现患者仍诉腰痛,伴背部及会阴区放射,尿量减少,腹胀,伴乏力,走路不稳,言语不利,无头晕头痛,无下肢皮肤发麻,无下肢疼痛、下肢皮肤坏死等表现。无咳嗽、咳痰,无腹痛、腹泻,无水肿表现。

辅助检查

血常规:尿常规无特殊改变。

血生化检查肝肾功能:电解质无特殊异常。

血培养,尿培养:均阴性。

脑脊液检查:脑脊液压力稍增高,细胞数稍增多,主要为淋巴细胞,蛋白质略增高,糖及氯化物正常。

头颅磁共振(病例1):双侧脑室周围及深部脑白质斑点状异常信号,T1WI 上呈低或等信号,T2WI 及 FLAIR 上呈高信号,边缘不清,提示脑白质脱髓鞘改变。

头颅 CT(病例2):右侧基底节区可疑小斑点状低密度影。

唾液、尿液和痰液样本狂犬病毒核酸均呈阳性。

【治疗与转归】

病例1:患者入院后,因发热伴有腹胀、双下肢无力,不除外感染可能,予以头孢唑肟抗感染,通便等对症治疗,治疗后腹胀缓解,仍发热、肌无力。入院后第4天出现双下肢肌力进行性减退,伴有肌肉酸痛,行头颅 MRI 考虑脑白质脱髓鞘,不除外病毒感染导致神经系统疾病,加用更昔洛韦抗病毒感染,同时停用他克莫司及麦考酚钠,改用环孢素 A 抗排斥,予甲泼尼龙静脉滴注抗排斥和抗炎治疗。此后患者肌力减退仍进行性加重,考虑格林巴利综合征不除外,予静脉滴注 IVIG 20g/d,共5天。停头孢唑肟,改用莫西沙星抗细菌感染,同时予补液、利尿、营养神经等对症支持治疗。入院后第6天,行腰椎穿刺并完善脑脊液相关检查。患者此后病情未见好转,逐渐出现四肢软瘫,吞咽困难,听力下降,言语模糊,意识欠清,哭闹、饮水呛咳、感觉异常、睡眠不利、口角流涎等症状,为预防窒息的发生于入院后第7天转入 ICU,此后因呼吸衰竭使用有创通气支持,持续泵入咪唑安定+丙泊酚深度镇静,持续机械通气治疗。

入院后14天日根据狂犬病特异性症状,临床疑似诊断为狂犬病。入院后18天受者唾液、尿液和痰液样本狂犬病毒核酸均呈阳性,临床确诊为狂犬病。确诊后转入地坛医院,予以人狂犬病免疫球蛋白肌注,每天应用短效干扰素300万 U 皮下注射抗病毒,连用7天。此后腰穿提示脑脊液压力增高,给予脱水降颅压,补充白蛋白,胃肠营养支持,根据血培养及痰培养结果予抗感染治疗。患者神经系统病变逐渐加重,转院后12天开始双侧瞳孔逐渐散大,对光反射消失,压眶反射消失,同时全身深浅反射均无法引出,此后先后出现脑电图显示重度异常脑电图,双侧枕区未见明显 α 波,描记过程未见顶尖波、纺锤波,心电图提示Ⅲ度房室传导阻滞,持续泵入异丙肾上腺素、多巴胺、去甲肾上腺素维持血压、心室率,后因急性肾功能衰竭,开始行 CRRT,转院后25天患者处于深昏迷状态,血压进行性下降,抢救无效死亡。

病例2:患者入院后,间断发热、言语不清,双下肢无力,考虑格林巴利综合征不除外,予以静注人免疫球蛋白20g/d 连续治疗5天,同时予甲泼尼龙抗炎治疗,拉氧头孢+更昔洛韦联合抗感染,泮托拉唑,还原型谷胱甘肽保肝,营养神经、通便、补液等对症支持治疗,停用麦考酚钠。入院后第3天凌晨开始出现神情极度焦虑,伴有幻视、被害妄想,极度惊恐,吞咽困难,予以约束带束缚,停拉氧头孢及他克莫司,改用亚胺培南西司他丁钠抗细菌感染,环孢素排斥。入院后第4天患者出现急性尿潴留,留置尿管。此后患者肌力进行性减退,伴有持续高热,吞咽困难,拒绝进食、饮水。

入院后第6天根据狂犬病特异性症状,同时前一例患者高度疑似狂犬病,此患者临床诊断狂犬病。与前一患者一起同日转入地坛医院ICU抢救,转运前气管插管气道保护。予以诱导昏迷,深度镇静,机械通气治疗。

入院后8天受者唾液、尿液和痰液样本狂犬病毒核酸均呈阳性,临床确诊为狂犬病。

转入地坛医院后予以人狂犬病免疫球蛋白肌注,利巴韦林抗病毒,每天应用短效干扰素300wu皮下注射抗病毒,更昔洛韦抗巨细胞病毒。腰穿提示压力增高,给予脱水降颅压,补充白蛋白,胃肠营养支持,尿培养提示真菌,予以氟康唑抗真菌治疗,后加用万古霉素抗导管相关血流感染。继续规律抗排斥,给予输血治疗,根据血培养结果予相应抗感染治疗。此后患者病情进展,脑干受损严重,转院后21天患者突发室颤,抢救无效死亡。

两例病例肾移植经过(见图3-12-1,手机扫描本章末二维码阅图)。

【诊疗思维】

随着器官移植的广泛开展,人们逐渐认识到狂犬病可以通过器官移植传播。Houff等于1978年首次报道了经角膜移植传播的狂犬病病例,此后经角膜移植传播狂犬病的病例不断出现,逐渐引起人们重视。通过实体器官移植传播狂犬病的报道较少。近些年,随着实体器官捐献数量的不断增长,经实体器官移植传播狂犬病的报道也相继出现。文献共报道了14例经移植传播的狂犬病,包括11例实体器官移植、1例髂血管移植以及2例角膜移植。其中,7例实体器官移植受者及1例髂血管移植受者狂犬病发作,全部发作受者均死亡,病死率高达100%。本报告的两例患者在接受同一供者的器官移植后,先后确诊为狂犬病,且家属均否认动物饲养及咬伤史,而供者死因为病毒性脑炎,追问病史,供者存在狂犬病典型症状,因此考虑受者狂犬病来自供者,经器官移植传播。

【拓展】

我国是狂犬病高发国家,1996—2014年全国狂犬病报告发病数共计29 656例,病例主要分布在中国南部地区,发病数居前5位的省依次为广西、湖南、广东、贵州和江西,占全国发病数的58.25%,年龄分布以45~59岁最多(占27.22%),其次是0~14岁(占22.07%),职业分布以农民(占65.46%)、学生(占14.82%)和散居儿童(占7.67%)为主。本病例的供者来自广西,居住在狂犬病高发地区,且处于高发年龄段,具有犬类接触史,无疫苗接种史,是狂犬病患病高危人群。

狂犬病的潜伏期长短与病毒的毒力、侵入部位的神经分布等因素相关,病毒数量越多、毒力越强、侵入部位神经越丰富、越靠近中枢神经系统,潜伏期越短。根据流行病学统计,普通人群狂犬病潜伏期从第5天至数年,通常为2~3个月,极少超过1年,而狂犬病发病后,如无重症监护,患者可在出现神经系统症状后1~5天内死亡。而国外报道的实体器官移植后供者来源狂犬病的潜伏期中位时间为27天(20~519天),发病至死亡时间为(26±17)天(9~60

天)。此两例患者的潜伏期分别为 44 天和 48 天,发病至死亡时间分别为 44 天和 34 天。由此可见,实体器官移植受者潜伏期相对较短,可能与特殊的传播途径以及受者免疫抑制状态有关,也可能与肾脏丰富的神经分布有关。此外,实体器官移植后狂犬病患者生存期相对较长,可能与治疗措施有关,包括静脉注射人免疫球蛋白、大剂量皮质激素、密尔沃基疗法(狂犬病疫苗、狂犬病免疫球蛋白、抗病毒药物、麻醉剂氯胺酮)、机械通气等,这些治疗方式可能延长了患者的生存期,但是并不能改变其死亡结局。

狂犬病在临床上可表现为狂躁型或麻痹型,其中以狂躁型为主,约占总数的 2/3。上述两例患者发病早期均存在麻痹型症状,有与格林巴利综合征相似的神经病变症状,极易误诊,不易鉴别。

狂犬病虽然致死率极高(>99%),但是在暴露后可以通过主动免疫和被动免疫预防。接触后预防包括狂犬病疫苗和狂犬病免疫球蛋白。人体接种狂犬病疫苗后可以通过体液免疫产生狂犬病毒中和抗体,而狂犬病免疫球蛋白则直接提供了中和抗体。目前快速荧光灶抑制试验(rapid fluorescent focus inhibition test,RFFIT)是用来检测狂犬病毒中和抗体的“金标准”。根据 WHO 狂犬病专家咨询委员会推荐,中和抗体水平等于或高于 0.5IU/ml 时,接种者才具备有效的保护能力,如果中和抗体水平低于 0.5IU/ml,应进行加强免疫,至达到有效保护水平为止。

值得注意的是,国外文献报告的接受狂犬病供者器官组织的受者,有 6 例术后并未发病,包括 2 例角膜移植、2 例肝移植、1 例心脏移植以及 1 例肾移植。6 例受者均在未发病时即采取接触后预防,其中 2 例角膜移植受者在供者确诊狂犬病后切除移植角膜,1 例肝移植受者加用利巴韦林和干扰素。6 例受者采取接触后预防后中和抗体水平均大于 0.1IU/ml,其中 3 例大于 0.5IU/ml。此外,Vora 等对 3 例未发病受者进行了长期随访,分别存活了 18、19 和 20 个月未发病。而对于已发病受者,尽管在疑似发病或已发病后积极采取接触后预防措施,且部分受者体内检测到中和抗体,但是仍不能避免死亡结局。由此我们认为,受者在接受狂犬病供者器官至狂犬病发病前的时间是唯一可能有效的预防时间段,此时间段积极采取接触后预防措施,可能会避免狂犬病发病。相反,一旦狂犬病发病,尚无有效的治疗措施。因此,我们建议一旦临床疑似或确诊供者来源狂犬病,应立即上报有关部门并通知其他受者尽早采取预防措施,尽可能减小发病风险。

虽然我国的狂犬病发病率高,但是仍然存在被低估的情况。大多数狂犬病病例发生在偏远地区,受者死亡前可能未被临床医师确诊,与其他疾病相比实验室确诊病例比例相对较低。鉴于狂犬病实验室诊断只能在地级及以上疾病预防控制中心实验室进行,很难在短时间窗口内提供疑似狂犬病病例的明确诊断,以进行器官移植。由于没有确诊实验,很多情况下狂犬病供者被诊断为感染性脑炎,而感染性脑炎捐献临床并不罕见。因此,需要提高协调员、临床医师等对狂犬病的认识,加强供者评估,同时建立有效的供者来源性疾病的监管。

【专家点评】

目前所有指南中并未将狂犬病列入移植前供者常规筛查项目,但是对于存在感染性疾病风险,尤其是患有不明原因引起的脑炎供者,需在器官移植前对供者及家属进行详细的流行病学调查以及病史的再次确认,对于存在狂犬病高危因素或临床疑似狂犬病的供者,均应开展狂犬病相关血清学和病原学检测,一旦明确诊断,器官必须弃用。对于移植前不能排除狂犬病但无法确诊的供者,尤其是存在高危因素的供者,我们仍然建议舍弃器官,如果坚持使用,应对供者开展狂犬病相关血清学和病原学检测,以明确诊断,一旦确诊狂犬病,需尽早对受者采取预防措施。

(林　俊)

参考文献

[1] ZHOU H,LI Y,CHEN RF,et al. Technical guideline for human rabies prevention and control(2016)[J]. Zhonghua Liu Xing Bing Xue Za Zhi,2016,37(2):139-163.

[2] HAMPSON K,COUDEVILLE L,LEMBO T,et al. Correction:estimating the global burden of endemic canine rabies [J]. PLoS Negl Trop Dis,2015,9(5):0003786.

[3] World Health Organization. WHO expert consultation on rabies. second report [J]. World Health Organ Tech Rep Ser,2013(982):1-139.

[4] SRINIVASAN A,BURTON EC,KUEHNERT MJ,et al. Transmission of rabies virus from an organ donor to four transplant recipients [J]. N Engl J Med,2005,352(11):1103-1111.

[5] VORA N M,BASAVARAJU S V,FELDMAN K A,et al. Raccoon rabies virus variant transmission through solid organ transplantation [J]. JAMA,2013,310(4):398-407.

[6] HOUFF S A,BURTON R C,WILSON R W,et al. Human-to-human transmission of rabies virus by corneal transplant [J]. N Engl J Med,1979,300(11):603-604.

[7] MAIER T,SCHWARTING A,MAUER D,et al. Management and outcomes after multiple corneal and solid organ transplantations from a donor infected with rabies virus [J]. Clin Infect Dis,2010,50(8):1112-1119.

[8] VORA NM,ORCIARI LA,NIEZGODA M,et al. Clinical management and humoral immune responses to rabies post-exposure prophylaxis among three patients who received solid organs from a donor with rabies [J]. Transpl Infect Dis,2015,17(3):389-395.

[9] 宋淼,陶晓燕,李晓龙,等.1996-2007 年和 2008-2014 年中国狂犬病分布特点对比分析[J].中华实验和临床病毒学杂志,2015,29(4):300-302.

[10] MANNING SE,RUPPRECHT CE,FISHBEIN D,et al. Human rabies prevention--United States,2008: recommendations of the advisory committee on immunization practices [J]. MMWR Recomm Rep,2008,57 (RR-3):1-28.

[11] RUPPRECHT C E,BRIGGS D,BROWN C M,et al. Use of a reduced (4-dose) vaccine schedule for postexposure prophylaxis to prevent human rabies:recommendations of the advisory committee on immunization practices [J]. MMWR Recomm Rep,2010,59(RR-2):1-9.

[12] 张健,林俊,田野,等. 肾移植后供者来源狂犬病二例疗效观察[J].中华器官移植杂志,2017,38(10): 614-618.

[13] ZHANG J,LIN J,TIAN Y,et al. Transmission of rabies through solid organ transplantation:a notable problem in China [J]. BMC infectious diseases,2018,18(1):1-6.

十三、肾移植术后肺孢子虫感染 1 例分析

【摘要】

耶氏肺囊虫（pneumocystis jiroveci，PJP），以前称为卡氏肺囊虫（pneumocystis carinii，PCP），是免疫低下患者中典型的机会性感染，尤其是实体器官移植受者。尽管预防措施有一定效果，PJP 仍然是导致实体器官移植受者发生感染的重要病原体。PJP 胸部 X 线片上呈现弥漫性肺间质炎症，临床表现为低氧血症和发热，但无大量痰液。PJP 的确诊主要是通过检测肺组织或呼吸道分泌物，或通过支气管肺泡灌洗（bronchoalveolar lavage，BAL）、痰（自发或诱导）以及经支气管或开放肺活体组织检查获得的微生物以确诊 PJP。随着二代基因测序在临床的广泛开展，我科诊断 1 例耶氏肺囊虫感染，现将病例汇报如下。

【病例资料】

主诉

亲属肾移植术后 4 个月，间断发热 4 天。

一般资料

受者，男性，29 岁，汉族，血型 O+，原发病为慢性肾病（无病理诊断），透析类型为血液透析，等待移植时间为 4 个月。供肾类型为亲属供肾（母亲），HLA 配型为 3/6 错配，PRA 阴性。受体陈旧性肺结核病史 3 年余。胸片提示左上肺可见条索状高密度影。供体无结核病史，亦无结核疫区旅居史。肾移植术前胸片提示患者无结核感染。

免疫抑制剂应用情况

患者免疫诱导治疗应用巴昔利单抗，术中及术后第 4 天分别 20mg 静脉滴注。维持免疫抑制剂用药方案：他克莫司 2mg q12h；麦考酚钠肠溶片 540mg/d；醋酸泼尼松 10mg，q.d.；五酯软胶囊 1 粒，b.i.d.。患者术后血肌酐维持在 160μmol/L 左右。

术后由于血肌酐偏高，未常规使用复方新诺明、更昔洛韦预防感染。

临床表现

初始仅为间断低热，体温 37.5℃，1~2h 后自行缓解，偶有胸闷。

辅助检查

肺 CT（2019 年 6 月 26 日）（见图 3-13-1A，手机扫描本章末二维码阅图）：肺内支气管壁略增厚，双肺各叶见斑片状高密度影，边缘模糊。双肺上叶见小结节状、索条状高密度影，邻近胸膜受牵拉。

超敏 C 反应蛋白:85.09mg/L;葡聚糖-真菌 D:290ng/ml。

生化检查:患者血肌酐升高,由 160μmol/L 升高至 213μmol/L。

体格检查

双肺呼吸音粗,可闻及少许干啰音,心脏听诊未闻及异常。腹软,腹部可见肾移植术后手术瘢痕,愈合良好,腹部无压痛、反跳痛。

【诊断与鉴别诊断】

诊断

双肺间质性肺炎,移植肾功能不全,异体肾移植状态。

诊断依据

根据患者肾移植术后 4 个月,低热伴呼吸困难 4 天,结合实验室检查及影像学检查,怀疑肺炎(间质性肺炎、巨细胞病毒/耶氏肺囊虫感染)。同时患者血肌酐升高至 213μmol/L,诊断为移植肾功能不全。

【治疗与转归】

患者入院肺 CT 提示支气管炎、双肺炎症,考虑间质性肺炎(巨细胞病毒和/或耶氏肺囊虫感染),给予特治星、米卡芬净抗感染治疗,同时口服免疫抑制剂减半,甲泼尼龙 40mg/d,盐酸缬更昔洛韦片每天 1 片、复方新诺明 2 片、b.i.d. 口服。行支气管镜检查+肺泡灌洗,灌洗液送病原学检查。入院后第 6 天,患者出现呼吸困难,体温 38℃,测指尖血氧饱和度 50% 左右。查体:患者平卧位,意识清楚,呼吸频率较快,嘴唇轻度发绀,双肺呼吸音清晰,少许干啰音。给予鼻导管吸氧后患者一般症状缓解,测指尖血氧饱和度 65% 左右,血气血氧分压 54mmHg。4 小时后患者呼吸困难加重,最高体温达 39.1℃,血压 150/90mmHg,心率 150 次/分,指尖血氧 30%,氧分压 37mmHg。立即转入 ICU 进一步治疗,给予无创呼吸机辅助通气,血氧饱和度逐渐升至 90%,呼吸 30 次/min,心率 126 次/min。患者肺泡灌洗液基因检测提示:耶氏肺孢子虫及巨细胞病毒阳性。将复方新诺明增加为 3 片,3 次/d 口服、米卡芬净更换为卡泊芬净,同时停用口服免疫抑制剂,使用甲泼尼龙 80mg,每日两次,及对症支持治疗。患者病情逐渐缓解,逐步降阶抗生素、抗真菌药物及激素减量,脱离呼吸机改为面罩吸氧,逐渐恢复免疫抑制剂,患者出院时肌酐 109.9μmol/L。患者肺 CT 结果(见图 3-13-1,手机扫描本章末二维码阅图)。

肺 CT(2019 年 6 月 26 日):检查所见肺内支气管壁略增厚,双肺各叶见斑片状高密度影,边缘模糊。双肺上叶见小结节状、索条状高密度影,邻近胸膜受牵拉。

肺 CT(2019 年 7 月 1 日):肺内支气管壁略厚,双肺各叶见斑片状、大片状、网格状高密度影及磨玻璃影,边缘模糊。

肺 CT(2019 年 7 月 12 日):支气管炎,双肺炎症其内并间质性病变,伴双肺下叶部分不张,较 2019 年 7 月 1 日前片炎症加重。

肺 CT(2019 年 7 月 18 日):较 2019 年 7 月 12 日前炎症范围略减小、炎症密度增高,双肺下叶不张肺组织范围减少。

肺 CT(2019 年 7 月 28 日):双肺见条索状、斑片状高密度影。

【诊疗思维】

肾移植术后 3~6 个月为间质性肺炎的高发阶段。本例患者因术后血肌酐偏高,未能常规使用盐酸缬更昔洛韦及复方新诺明预防感染,所以该患者在此期间发病。患者发病 4d 后就诊,一定程度上延误了治疗的最佳时期(3d 内),导致患者出现呼吸衰竭。因为患者初始肺 CT 改变并不严重,呼吸困难症状也不明显,所以我们采用了使用 40mg 甲泼尼龙,同时将口服免疫抑制剂减半的治疗方案。肺泡灌洗的检查确诊了病原菌证据。但一周后,患者体温升高,出现呼吸困难、呼吸衰竭,需要正压通泼气维持。此时,肺泡灌洗液的基因二代测序结果为耶氏肺囊虫感染(HCMV 序列数为 42),证实为肺囊虫感染。遂将治疗方案调整为:复方新诺明增加至 3 片,b.i.d.,全部停掉口服免疫抑制剂,甲泼尼龙增加为 80mg,b.i.d. 静脉滴注。随着患者呼吸功能逐渐改善,根据肺 CT 的复查结果,逐渐减少激素,恢复口服免疫抑制剂。由于治疗期间完全停用 CNI,静点甲泼尼龙,治疗结束时患者肾功能也恢复至正常水平。

【拓展】

肺孢子虫最初被认为是原生动物类的一员,但在 1988 年被重新归类为子囊菌。它的生命周期既类似于原生动物,也类似于真菌。肺孢子虫属包括几个物种,包括分别感染老鼠和人的卡氏肺孢子虫和耶氏肺孢子虫。在人类和动物中,已鉴定出三种形式的有机体:滋养体,囊肿和子孢子(或囊内体)。

根据对动物模型和对人肺囊虫的研究表明,PJP 可能是通过空气传播而引起的。根据对其分子分型的研究,肺囊虫曾在心脏、肾和肝移植患者中有人际传播,潜伏期长达 150 天。根据广泛实施预防措施之前的研究,实体器官移植患者发生感染的风险约为 5%~15%。发病率随器官移植,地理位置和各中心特定的预防和免疫抑制方法的差异而不同。

PJP 感染的危险因素包括:淋巴细胞计数低,巨细胞病毒感染(CMV),低血球蛋白血症,移植物排斥反应或皮质类固醇治疗以及患者高龄(>65 岁)。表现通常包括发热,低氧血症呼吸困难和咳嗽。肺部 CT 扫描通常提示弥漫性间质改变。肺 CT 的改变最终取决于患者的基础疾病或伴随疾病,免疫抑制状态和感染持续时间。早期 PJP 表现为双侧肺门周围的细小弥漫性浸润物,进展为肺泡间质蝶形;从肺门区开始,浸润物通常扩散到牙尖或底部。尽管经过 3~5 天的逐步巩固治疗,这种模式仍经常进展。少见的类型包括结节、单侧浸润性病变、胸腔积液、气胸、淋巴结病或肺叶实变。

一般情况下,患者会有 $PO_2<60mmHg$ 和呼吸性碱中毒。几乎所有 PJP 患者的血清乳酸脱氢酶(LDH)酶都会升高(超过 300IU/ml)。

感染 PJP 患者的一线治疗选择是 21d 的甲氧苄氨嘧啶-磺胺甲基异噁唑(TMP-SMX)。对于轻度至中度治疗,TMP 15~20mg/(kg·d) 和 SMX 75~100mg/(kg·d),分 3 剂或 TMP-SMX

DS 口服，每天 2 片。对于中度至重度病例，每 6~8 小时静脉内给予 TMP 15~20mg/(kg·d) 和 SMX 75~100mg/(kg·d)，当患者表现出临床好转时改用口服。对于 TMP-SMX 轻度过敏的患者，应尝试脱敏。在对 TMP-SMX 严重过敏的患者中，不再建议脱敏，而选择其他药物治疗更为合适。辅助类固醇皮质激素可能在早期有用。建议在移植后至少 6~12 个月进行常规 PJP 预防，最好使用 TMP-SMX。

在接受 TMP-SMX 的有效预防的患者中不应发生 PJP，如果不进行预防，则在实体器官移植后的前 6 个月，尤其是肺移植后，在强化免疫抑制期间，肺孢子虫肺炎的风险最大。

【专家点评】

随着复方新诺明在肾移植术后常规预防耶氏肺囊虫感染的常规开展，PJP 感染的发病率已经很低，致死率也逐年下降，但 PJP 感染仍时有发生。但由于 PJP 发病无特殊临床表现，确诊需要做支气管镜肺泡灌洗，取得病原学的证据。临床医师往往根据移植后特定的发病时间、间断低热、呼吸困难、肺 CT 间质性改变等特点进行相应的临床推断和经验性治疗。糖皮质激素的使用量还没有统一的共识，但对于呼吸衰竭的患者，激素有减少肺间质渗出、改善通气的好处，并且还能为减少或停止 CNI，减少此时排斥反应的发生而起到积极的作用。

（周洪澜　王　钢）

参考文献

［1］ TRUONG J, ASHURST J V. Pneumocystis (Carinii) Jiroveci Pneumonia. StatPearls［M］. Treasure Island (FL): StatPearls Publishing: 2020.

［2］ DE BOER M G J, BRUIJNESTEIJN VAN COPPENRAET L E S, GAASBEEK A, et al. An outbreak of Pneumocystis jiroveci pneumonia with 1 predominant genotype among renal transplant recipients: interhuman transmission or a common environmental source?［J］. Clinical infectious diseases, 2007, 44 (9): 1143-1149.

［3］ KOVACS JA, GILL VJ, MESHNICK S, et al. New insights into transmission, diagnosis, and drug treatment of Pneumocystis carinii pneumonia［J］. JAMA, 2001, 286 (19): 2450-60.

［4］ ROSTVED AA, SASSI M, KURTZHALS JA, et al. Outbreak of pneumocystis pneumonia in renal and liver transplant patients caused by genotypically distinct strains of Pneumocystis jirovecii［J］. Transplantation, 2013, 96 (9): 834-842.

［5］ FUJII T, NAKAMURA T, IWAMOTO A. Pneumocystis pneumonia in patients with HIV infection: clinical manifestations, laboratory findings, and radiological features［J］. J Infect Chemother, 2007, 13 (1): 1-7.

［6］ VOGEL M, WEISSGERBER P, GOEPPERT B, et al. Accuracy of serum LDH elevation for the diagnosis of Pneumocystis jiroveci pneumonia［J］. Swiss Med Wkly, 2011, 141: w13184.

［7］ FISHMAN JA, GANS H, Practice ASTIDCo. Pneumocystis jiroveci in solid organ transplantation: Guidelines from the American Society of Transplantation Infectious Diseases Community of Practice［J］. Clin Transplant, 2019, 33 (9): e13587.

［8］ STERN M, HIRSCH H, CUSINI A, et al. Cytomegalovirus serology and replication remain associated with solid organ graft rejection and graft loss in the era of prophylactic treatment［J］. Transplantation, 2014, 98 (9): 1013-8.

［9］HOSSEINI-MOGHADDAM SM,SHOKOOHI M,SINGH G,et al. A Multicenter Case-control Study of the Effect of Acute Rejection and Cytomegalovirus Infection on Pneumocystis Pneumonia in Solid Organ Transplant Recipients ［J］. Clin Infect Dis,2019,68(8):1320-6.

第三章　病例插图

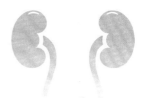

第四章　外科相关病例

一、肾移植术后移植肾动脉狭窄 1 例分析

【摘要】

移植肾动脉狭窄（transplant renal artery stenosis，TRAS）是肾移植术后最常见的血管并发症，最常发生在肾移植后的前 6 个月，是肾移植患者移植物丢失和过早死亡的主要原因之一。患者通常表现为恶性高血压、水钠潴留和移植肾功能不全。及时诊断和治疗 TRAS 可预防移植物损伤和全身并发症。在此，我们总结 1 例典型肾移植术后移植肾动脉狭窄病例，结合文献资料对该病例的临床表现、高危因素、诊断、治疗及转归等方面进行综合分析。

【病例资料】

主诉

肾移植术后 4 个月，血肌酐逐渐升高 1 个月。

一般资料

受者，女性，33 岁，汉族，血型 A+，原发病为慢性肾小球肾炎，血液透析 8 年，等待移植时间为 4 个月。供肾类型为亲属供肾（母亲），左侧供肾，HLA 配型为 4/6 错配，PRA-I 类 0，Ⅱ类 0。术后第 5 天发生急性排斥反应（acute rejection，AR）。

免疫抑制剂应用情况

患者未用免疫诱导治疗。初始免疫抑制剂方案为他克莫司、吗替麦考酚酯、醋酸泼尼松。术后第 5 天出现血肌酐急剧升高至 359μmol/L，无尿（24h 尿量仅为 5ml），考虑急性排斥反应，连用 3 天甲泼尼龙激素冲击治疗及兔抗人胸腺细胞免疫球蛋白治疗后，血肌酐逐渐降至正常水平，出院时肌酐 117μmol/L。免疫抑制维持方案为他克莫司、吗替麦考酚酯和醋酸泼尼松，维持他克莫司浓度 5~8ng/ml。

临床表现

患者术后定期门诊复查，血肌酐基本维持在 110μmol/L 左右，自肾移植术后第 2 个月开始，患者血肌酐逐渐升高，由术后 2 月血肌酐 155μmol/L 升高至术后 4 月血肌酐 505μmol/L。

血压逐渐升高，最高达 180/100mmHg，降压药物控制效果不理想。

辅助检查

血肌酐：505μmol/L，尿素氮：39.02mmol/L，胱抑素 C：6.26mg/L。

B 超提示移植肾动脉吻合口处狭窄，移植肾动脉 PSV：327cm/s，移植肾叶间动脉 PSV：18cm/s。移植肾动脉 CTA 提示移植肾动脉吻合口处局限性重度狭窄（见图 4-1-1，手机扫描本章末二维码阅图）。

体格检查

体温 36.3℃，脉搏 87 次/min，呼吸 18 次/min，血压 185/110mmHg，血氧饱和度 98%，双肺呼吸音清，未及明显干湿啰音。腹软，无压痛，未及明显包块及反跳痛。移植肾触诊质偏韧，大小正常，未及压痛。双下肢轻度凹陷性水肿。

【诊断与鉴别诊断】

诊断

移植肾动脉狭窄（TRAS）。

诊断依据

患者系肾移植术后 4 个月，临床表现为肌酐逐渐升高，血压升高，B 超和移植肾动脉 CTA 检查均提示移植肾动脉吻合口处狭窄，诊断为移植肾动脉狭窄。

【治疗与转归】

患者肾移植术后第 5 天发生急性排斥反应，连用 3d 甲泼尼龙激素冲击治疗及兔抗人胸腺细胞免疫球蛋白治疗后，血肌酐逐渐降至正常水平，出院时肌酐 117μmol/L。患者术后定期门诊复查，血肌酐基本维持在 110μmol/L 左右，自肾移植术后第 2 个月开始，患者血肌酐逐渐升高，由术后 2 个月血肌酐 155μmol/L 升高至术后 4 个月血肌酐 505μmol/L，收住入院完善 B 超及 CTA 检查提示移植肾动脉吻合口处狭窄。为明确诊断，请介入科行数字减影血管造影检查，确诊移植肾吻合口处狭窄，并同期行球囊扩张术，手术顺利，术中造影见狭窄段已被完全扩张开,血流通过畅通无障碍,术后 B 超造影提示移植肾主动脉 PSV:97cm/s,段动脉 PSV:20cm/s。术后患者肌酐逐步降低,球囊扩张术后第 5 天,肌酐降至 152μmol/L,患者血压逐渐降正常水平,停服口服降压药物。但患者扩张术后出现移植肾出血,移植肾包膜下血肿,予以制动、加压包扎及止血等处理措施后,患者情况稳定,移植肾并无继续出血征象。球囊扩张术后两周,患者肌酐降至 106μmol/L 出院。出院后门诊定期复查,肌酐维持在 120μmol/L 水平。

【诊疗思维】

患者肾移植术后第 2 个月开始,血肌酐逐渐升高,至术后 4 个月血肌酐升高至 505μmol/L,患者无明显急性排斥反应及药物肾毒性等临床表现,亦无 BK 病毒肾病证据,结合 B 超检查初步诊断移植肾动脉吻合口处狭窄。为明确诊断,行数字减影血管造影检查,确诊移植肾吻合口处狭窄,并同期行球囊扩张术,手术顺利,术中造影见狭窄段已被完全扩张开,血流通过畅通无障碍,术后 B 超造影提示移植肾动脉血流通畅无狭窄,患者血肌酐逐步降低至 106μmol/L,同时患者血压逐渐降正常水平,停服口服降压药物。经皮腔内血管成形术是治疗 TRAS 的首选方法,本例患者移植肾动脉中度狭窄(狭窄程度 <75%),我们采取单纯球囊导管扩张术,治疗效果显著,术后长期随访无再发移植肾动脉狭窄。

【拓展】

移植肾动脉狭窄(TRAS)是指移植肾动脉变窄,阻碍血液流向移植肾。报道的 TRAS 发病率差异很大,从 1%~23% 不等。TRAS 占肾移植后高血压病例的 1%~5%,血管并发症的 75%,是移植肾丢失和患者过早死亡的主要原因。TRAS 通常发生在肾移植后 3 个月到 2 年之间,在移植后的前 6 个月发生率最高。TRAS 患者通常表现为恶性高血压、水钠潴留和/或移植物功能障碍,无排斥反应的证据。与双侧肾动脉狭窄或单侧肾狭窄相似,TRAS 中肾素-血管紧张素-醛固酮系统(RAAS)被激活。这会导致钠水滞留,患者可能会出现水肿、充血性心力衰竭或反复发作的肺水肿。急性肺水肿患者典型表现为突发性严重无故呼吸困难,左心室收缩功能正常。肾动脉狭窄合并急性肺水肿是一种独特的疾病,具有独特的病理生理、临床和治疗特点,被命名为皮克林综合征(Pickering syndrome)。本例患者,术后出现恶性高血压并移植肾功能障碍,但并无急性肺水肿及充血性心力衰竭表现。

TRAS 会发生在不同的部位:受体动脉狭窄(吻合前,髂动脉)、吻合口狭窄和供体肾动脉狭窄,以吻合口狭窄最多见。已经确定的原因包括供体动脉粥样化、缝合技术、供体或受体动脉在获取或移植过程中的创伤以及免疫介导的血管损伤。由于供体血管和受体血管的质地和口径不同,在端端吻合术中更容易出现缝合不当。此外,端端吻合可能会引起湍流或血流动力学紊乱,这可能是导致狭窄的原因。弥漫性狭窄可能反映免疫介导的内皮损伤,肾移植排斥反应中狭窄的动脉和血管之间的组织学变化证明了这一点。同样,在本例中,患者肾移植术后第 5 天发生了典型的急性排斥反应,成为后来发生移植肾动脉狭窄的危险因素。

TRAS 的最终诊断需要使用有创血管造影:数字减影血管造影。虽然血管造影是诊断性的,但它们是有创性的,可能会引起各种并发症,如血栓栓塞、假性动脉瘤、创伤性动静脉瘘和血肿。因此,血管造影技术不被用作筛选工具,而是用于非侵入性筛查结果不确定的患者或需要治疗的 TRAS 患者。非侵入性检查是 TRAS 初筛检查的合理选择,包括多普勒超声、CT 血管造影和磁共振造影(magnetic resonance angiography,MRA)。多普勒超声通常被用作研究同种异体移植物功能障碍的初筛工具,因为它可以安全地进行,而不影响肾功能。目前认为移植肾动脉的收缩期峰值流速(peak systolic velocity,PSV)>250cm/s、移植肾动脉与叶间动脉 PSV 比值 >10 作为超声筛查 TRAS 的标准,TRAS 发生的可能性大,当移植肾动脉 PSV>280cm/s 发生 TRAS 可能性更大。结合临床表现,进一步行 DSA 检查确诊并同期行经皮血管腔内成形术(percutaneous translurninal angiography,PTA)治疗,可以提高早期 TRAS 检出率和治愈率。在本例中,移植肾动脉的收缩期峰值流速为 327cm/s,移植肾叶间动脉 PSV:18cm/s,移植肾动脉与叶间动脉 PSV 比值为 18.2,完全符合 TRAS 的 B 超诊断标准。CT 血管造影是一种广泛使用和使用的工具,可以准确无创地诊断 TRAS。这项技术提供了血管解剖的三维图像,描绘了与选择性血管造影结果高度相关的狭窄区域。除了无创性外,CT 血管造影比血管造影需要更少的碘造影剂体积。与 CT 血管造影类似,对比增强 MRA 还可以准确描述动脉解剖,检测和分级移植动脉狭窄,其优点是避免辐射照射,并使用相对无毒的钆造影剂。

由于 TRAS 是进行性加重,持续难治性高血压可诱发心脑血管事件,且移植肾功能损害在晚期不可逆,所以早期恰当的治疗显得尤为重要。目前 TRAS 的主要治疗方法有:单纯药物治疗、经皮腔内血管成形术(PTA)和外科血管重建术。如果肾功能稳定,且影像学上没有明显的血流动力学狭窄,则可使用抗高血压药物保守治疗来控制血压。如果有不受控制的高血压,肾功能恶化或狭窄进展,血管重建是必要的。经皮腔内血管成形术被认为是纠正狭窄的首选治疗方法,包括单纯球囊导管扩张术和血管内支架成形术,前者适用于轻度 TRAS 患者,但术后发生再次狭窄率高达 40%,且血压和移植肾功能的改善不明显;后者被认为是 TRAS 较佳的治疗方案,但其存在支架置入失败、移植肾动脉夹层瘤、动脉撕裂等风险,发病率接近 4%。本例患者肾脏移植术后 4 个月,肌酐逐渐升高,经移植肾脏 B 超检查初步提示移植肾动脉狭窄后行 DSA 检查确诊,狭窄程度为中度(50%< 狭窄 <75%),并成功地施行了单纯球囊导管扩张术,术后患者血压明显改善,肾功能均恢复正常水平。现患者已门诊随访 7 月余,肾功能稳定,肌酐维持在 120μmol/L 水平,复查 B 超移植肾血流正常,疗效确切。开放性血管整形手术被认为是一种抢救性的治疗方法,当 PTA 不成功时可以酌情使用。手术技术包括切除和重整、吻合,狭窄段隐静脉旁路移植,局部动脉内膜切除术和肾动脉切除/再吻合术,成功率似乎与经皮腔内血管成形术相当。然而,手术并发症的高风险会导致移植物丢失和高病死率。

【专家点评】

在肾移植后移植肾功能异常并高血压患者中识别 TRAS 是很重要的,因为它与移植物丢失和移植受体高病死率相关,更重要的是因为它具有潜在的可治疗性。TRAS 在鉴别诊断中应占重要地位,尤其是当肾移植患者出现高血压危象和急性肺水肿或皮克林综合征时。多普勒超声通常被用作筛查工具,但是依据超声检查诊断移植肾动脉狭窄要慎重,需要结合临床表现,如患者是否出现移植肾功能障碍,是否新发高血压或者出现降压药物难以控制的恶性高血压,但最终确切的诊断仍需要有创性血管造影。仅凭超声表现诊断移植肾动脉狭窄,一方面容易给患者造成不必要的心理压力,另一方面也容易导致过度治疗。我中心偶有患者门诊随访时行移植肾超声检查提示移植肾动脉狭窄,但多无移植肾功能障碍,我们建议患者密切随访,无需过度治疗。经皮腔内血管成形术被认为是治疗 TRAS 的首选方法,对于轻、中度 TRAS(狭窄程度 <75%)患者,我们建议行单纯球囊导管扩张术即可,既能达到治疗目的,但也能避免支架置入所带来的移植肾动脉夹层瘤、动脉撕裂等风险,而对于重度 TRAS(狭窄程度≥75%)患者,选择血管内支架成形术则更为适宜,降低再次狭窄发生率。开放性血管整形手术由于手术并发症的高风险所导致的移植物丢失和高病死率,仅作为一种抢救性的治疗方法,当 PTA 不成功时才可以酌情使用。我中心已完成逾千例肾移植手术,目前确诊典型移植肾动脉狭窄患者仅此一例,分析原因,一方面可能是因为我中心绝大多数是亲属活体供肾,移植肾脏冷、热缺血时间短,配型良好,所以 TRAS 发生概率极低;另一方面,血管缝合手术技巧不容忽视,尤其是对吻合动脉内、外膜的保护应多加注意,这一点需要移植科医师逐步揣摩和体会。

(刘洪涛　潘国政)

参考文献

[1] CHEN W,KAYLER LK,ZAND M S,et al. Transplant renal artery stenosis:clinical manifestations,diagnosis and therapy [J]. Clin Kidney J,2015,8(1):71-8.

[2] SRIVASTAVA A,KUMAR J,SHARMA S,et al. Vascular complication in live related renal transplant:An experience of 1945 cases [J]. Indian J Urol,2013,29(1):42-47.

[3] HURST F P,ABBOTT K C,NEFF R T,et al.Incidence,predictors and outcomes of transplant renal artery stenosis after kidney transplantation:analysis of USRDS [J]. Am J Nephrol,2009,30(5):459-467.

[4] QI R,QI G,ZHU D,et al. Diagnosis and Treatment of Early Transplant Renal Artery Stenosis:Experience From a Center in Eastern China [J]. Transplant Proc,2020,52(1):179-185.

[5] MESSERLI F H,BANGALORE S,MAKANI H,et al. Flash pulmonary oedema and bilateral renal artery stenosis:the Pickering syndrome [J]. Eur Heart J,2011,32(18):2231-2235.

[6] FERNÁNDEZ-NÁJERA J E,BELTRÁN S,APARICIO M,et al. Transplant renal artery stenosis:association with acute vascular rejection [J]. Transplant Proc,2006,38(8):2404-2405.

[7] 杨延皓,李恩源,陈浩,等. 同种异体肾移植术后早期肾动脉狭窄诊疗的回顾性研究[J]. 实用临床医药杂志,2018,22(9):11-15.

[8] FLUCK S,PRESTON R,MCKANE W,et al. Intra-arterial stenting for recurrent transplant renal artery stenosis [J]. Transplant Proc,2001,33(1-2):1245-6.

[9] KOBAYASHI K,CENSULLO ML,ROSSMAN LL,et al. Interventional radiologic management of renal transplant dysfunction:indications,limitations,and technical considerations [J]. Radiographics,2007,27(4):1109-30.

[10] ROUER M,GODIER S,MONNOT A,et al. Long-term Outcomes after Transplant Renal Artery Stenosis Surgery [J]. Ann Vasc Surg,2019,54:261-268.

二、肾移植术后鲍曼不动杆菌致肾动脉破裂 1 例分析

【摘要】

在肾移植进入 DCD 时代后,供体来源感染已成为我们面临的一项难关,而血管感染是肾移植围手术期罕见但后果却非常严重的一种并发症。在此,我们总结了 1 例因为供体来源感染造成移植肾动脉感染破裂出血的病例,旨在为今后供体来源感染的预防以及血管感染后的救治提供一种思路。

【病例资料】

主诉

肾移植术后 11 天,乏力伴左腰部疼痛半天。

一般资料

受者,男性,55 岁,汉族,血型 A-Rh(+),原发病为 IgA 肾病,透析类型为腹膜透析,等待移植时间为 5 年。供肾类型为 DCD,HLA 配型为 3/6 错配,PRA 为阴性。

手术及术后情况

患者原发病为 IgA 肾病,因尿毒症维持性腹膜透析 5 年,今有合适 DCD 供肾准备接受手术。供体,男性,39 岁,原发病为脑外伤,监护室住院 8 天,术前供体痰培养提示鲍曼不动杆菌(非耐药菌),血培养、尿培养均阴性。术中行供肾动脉-受体髂外动脉端侧吻合、供肾静脉-受体髂外静脉端侧吻合,输尿管膀胱吻合。免疫诱导治疗方案为兔抗人胸腺细胞免疫球蛋白针 25mg,q.d.×3d。术后免疫抑制方案为他克莫司+吗替麦考酚酯+醋酸泼尼松。术后肾保存液培养回报为鲍曼不动杆菌(非耐药菌),受体术后多次血培养、尿培养、引流液培养均为阴性,抗感染方案为哌拉西林他唑巴坦 4.5g,q12h。术后患者尿量在 1 500~3 000ml/d,肾功能恢复,血清肌酐逐渐下降至 140μmol/L 左右。血红蛋白稳定在 95g/L 左右。术后第 3 天常规行移植肾超声:移植肾包膜完整,肾内血流灌注佳,阻力系数无增加,肾动脉主干流速 0.78m/s,肾周少许积液 1.4cm×1.6cm。

临床表现

术后第 11 天,患者晨起解大便后突然出现全身乏力,无法站立,伴头晕,瘫倒在地,伴左侧移植肾区胀痛,评分 4~5 分,无发热,无畏寒寒战,无血尿,无呕血黑便等不适,立即被医护人员扶至床上,症状持续不缓解。给予心电监护,同时进行相应的检查。

辅助检查

快速血糖测定:5.8mmol/L。

血常规:白细胞 $11.2×10^9$/L,血红蛋白 86g/L,血小板数 $136×10^9$/L。

急诊床边移植肾 B 超:移植肾包膜尚完整,肾内血流灌注佳,阻力系数无增加,肾动脉主干流速:1.8m/s,移植肾周可见 6.5cm×7.3cm 混合回声团块,考虑移植肾周血肿。

体格检查

体温 37.3℃,脉搏 119 次/min,呼吸 20 次/min,血压 75/44mmHg,血氧饱和度 96%,一般情况可,有皮肤潮湿。心率快,律齐。双肺呼吸音稍粗,未及明显干湿啰音。腹软,肠鸣音无亢进,全腹无压痛和反跳痛。左髂窝移植肾区皮肤张力增高,移植肾饱满,质中,压痛明显。双下肢未见明显水肿。

【诊断与鉴别诊断】

诊断

肾移植术后,失血性休克早期,移植肾肾周血肿(移植肾血管破裂出血? 移植肾破裂?)。

诊断依据

1. 根据患者活动后出现头晕乏力,皮肤潮湿,有心率增快,血压明显下降,血红蛋白下降不明显(考虑大出血早期血液有浓缩)。

2. 移植肾 B 超提示移植肾包膜尚完整,肾内血流灌注佳,阻力系数无增加,肾动脉主干流速:1.8m/s(与第一次超声检查比较明显增快,首先考虑肾周血肿压迫可能),肾周可见 6.5cm×7.3cm 混合回声团块。

鉴别诊断

休克的诊断和鉴别诊断:围手术期突发晕倒,血糖正常范围,不考虑低血糖;伴有明显低血压、心律增快但规则,排除心律失常导致;病程中无感染相关指标比如超敏 C 反应蛋白明显增加和发热,暂时不考虑全身性感染导致的感染性休克;结合移植肾超声表现移植肾肾区疼痛和肾周较大血肿,首先考虑肾周大出血导致的休克早期表现。

移植肾周血肿的原因需要进一步明确出血的原因和最可能出血的部位,主要的鉴别在于何种原因引起的出血和最可能的出血部位,为探查手术准备各种预案。肾移植术后肾周突发出血容易发生在上厕所、打喷嚏等腹压明显增加的时候发生。其中移植肾破裂是肾移植后少见的并发症,往往见于移植肾功能恢复延迟或急性排斥发生时导致移植肾肿胀后容易发生,该患者无急性排斥反应发生的依据,也无 DGF 发生,常规移植肾复查移植肾无明显肿胀,移植肾包膜尚完整,不首先考虑移植肾破裂;其次肾静脉破裂出血,静脉出血一般速度慢,不出现低血压等休克表现,而且发病时间往往较长,也不是特别支持;根据该患者为

DCD 肾移植,供体有细菌感染证据,肾保存液也有同样的细菌,虽然为敏感菌,仍需考虑感染导致的移植肾动脉或髂动脉破裂出血可能。

此时仍需鉴别动脉出血的部位和原因,临床较为常见的原因有:①外科缝合因素导致动脉口破裂。由于外科技术的进步,因为缝合因素导致的移植肾动脉破裂出血越来越少,而且这种原因引起的血管破裂出血,一般在术后 24h 内就出现。而该病例在术后 11 天突然出现血管破裂,依据不够充分。②供体肾动脉或受体髂血管出现夹层或术中操作不当均可造成机械损伤导致动脉破裂。在该病例中,供体 39 岁,患者 55 岁,术前患者髂血管的超声检查中,均没有发现明显的钙化或者狭窄。尤其在肾移植术中,未发现供受者血管条件不佳的情况,基本可以排除;③病原体感染侵蚀移植肾动脉或髂动脉引起的破裂出血。感染是引起移植肾动脉或髂动脉破裂最常见的原因,尤其是 DCD 供肾,出血时间一般在 2 周左右。感染引起的移植肾动脉破裂主要是由侵袭性真菌导致的,其中以念珠菌、隐球菌和曲霉菌多见,其次为革兰氏阳性菌、革兰氏阴性菌以及厌氧菌,术中切除的血管培养及术后的引流液培养是鉴别感染病原体的重要方法。

【治疗与转归】

临床出现上述症状后,该患者立即接受扩容补液,同时输注血浆,内科药物止血;积极纠正血压的前提下联系手术室行急诊移植肾探查术。术中清除移植肾周血块后,见肾动脉与髂外动脉吻合口上方 0.5cm 处的肾动脉有 0.2~0.3cm 破裂口出血,予缝扎止血。考虑患者肾动脉破裂很可能为病原体腐蚀动脉所致,吻合口附近血管不排除继续出现病原体腐蚀破裂。遂切除吻合口近端肾动脉,吻合口周围近心端和远心端髂外动脉各 1cm(包括吻合口),肾保存液重新灌洗移植肾,用经过处理的尸体髂血管(来源于 DCD 供体髂动脉,经无水酒精、乙醚处理)分别与移植肾动脉,髂外动脉近心端和远心端端端吻合。吻合方式如下(见图 4-2-1,手机扫描本章末二维码阅图)

术中取下吻合口周围动脉组织行病理检查,可见大量炎症细胞浸润,未见菌丝,切缘未见炎细胞浸润,进一步证实为病原菌感染腐蚀动脉所致血管破裂出血。术后经验性予替加环素+头孢哌酮舒巴坦+伏立康唑抗感染,后血管组织培养及引流液培养均提示多重耐药鲍曼不动杆菌,仅对替加环素和多黏菌素敏感,经替加环素 50mg 静脉滴注,q12h 和头孢哌酮舒巴坦治疗 2g 静脉滴注,q8h 治疗 2 周后,患者恢复良好,血肌酐稳定在 85μmol/L 左右,血红蛋白在 80g/L 左右,在二次手术后 19d,患者顺利出院。后定期门诊随访,移植肾功能良好。

【诊疗思维】

随着 DCD 供肾成为主要的供肾来源,供体来源感染(donor-derived infection,DDI)已成为移植医师面临的重要挑战。该患者在移植术后 11 天出现血压、血红蛋白快速下降,移植肾区疼痛,B 超提示移植肾周血肿,首先可诊断移植肾血管破裂出血。在术中探查发现移植肾动脉破口,再结合供体痰培养及肾保存液培养为鲍曼不动杆菌(非耐药菌),虽然受体术后早期的各项培养均为阴性,但供体来源的鲍曼不动杆菌侵蚀移植肾动脉,造成动脉破裂出血仍是首要怀疑对象,所以在术中,我们用"Y 型"的尸体血管置换掉了动脉破口周围的髂外动脉、肾动脉,就是为了防止血管组织中仍有细菌的定植。根据供体的培养药敏(由敏感菌变为多重耐药菌),给予了替加环素+头孢哌酮舒巴坦针抗感染,同时考虑到真菌感染不能完全排除,所以也联合伏立康唑抗感染治疗。术后的血管组织培养及引流液培养进一步证实了患者为多重耐药鲍曼不动杆菌引起的动脉破裂出血,经过抗感染治疗 2 周后,患者的各项培养均转阴性,移植肾功能恢复良好。

【拓展】

血管感染是器官移植术后的一种罕见但后果非常严重的并发症。在法国,念珠菌移植部位感染的估计发生率为 1‰。而在我们中心,曲霉菌移植部位感染的发生率为 0.5%。有文献报道,DCD 供体 ICU 住院时间较长(超过 7 天),受体术后可能更容易发生血管感染。在我们中心最近的一项研究中发现,供体肾保存液培养出 ESKAPE(屎肠球菌、金黄色葡萄球菌、肺炎克雷伯菌、鲍曼不动杆菌、铜绿假单胞菌、大肠杆菌)这些细菌的,受体术后早期更容易发生供体来源感染。该病例中供体 ICU 住院时间 8 天,但痰培养及肾保存液培养均提示鲍曼不动杆菌(早期为敏感菌,后转为耐药菌),虽然术后受体的各项培养均为阴性,但还是发生了严重的血管感染事件。该病例提示我们,对于供体捐献前存在病原学培养阳性的患者,尤其是保存液阳性,受体术后预防感染方案必须还是应该尽可能选择覆盖供体病原体的抗生素,该例患者术前细菌为抗生素敏感的鲍曼不动杆菌,术后感染血管导致移植肾动脉破裂的细菌变为泛耐药的鲍曼不动杆菌,仅有替加环素和多黏菌素敏感,说明对于免疫功能不全的肾移植患者,在术后使用广谱敏感抗生素的前提下,有可能筛选出耐药菌,造成切口局部二次感染。

近年来监护室鲍曼不动杆菌的分离不断增多,已成为医院监护病房感染的重要致病菌之一。其发生率达 6.9%,病死率为 20%~50%,多药耐药鲍曼不动杆菌的感染机会给临床抗感染治疗和控制医院感染增加了很大困难。本病例通过培养结果对抗生素进行了选择,同时结合专家意见选用含有舒巴坦钠的头孢哌酮钠舒巴坦钠进行联合使用,作为常规抗耐药鲍曼不动杆菌感染的抢救性治疗选择并取得了成功,但作为广泛耐药鲍曼不动杆菌肺炎的治疗选择尚需要积累更多的临床经验。

在既往少数报道涉及感染引起动脉损伤的报道中,患者的移植物和动脉通常很难挽救成功。Osman 等分析了 24 例与肾移植相关的假性动脉瘤患者的数据,仅保留了五个移植物(21%),而有 9 例在患者失去了髂动脉或者股动脉。既往也有用支架或者自体髂内动脉挽救移植物及髂外动脉的病例。而在本病例中,创造性地使用"Y"形尸体血管成功抢救了移植物,同时保留了患者髂外动脉完整性。这种同种异体的血管组织最早主要用于动静脉内瘘的血管通路,而在经过该病例后,我们发现,这种血管用于抢救移植肾动脉感染具有很大优势。首先,"Y"形状非常匹配移植肾动脉和髂外动脉;其次,由于尸体血管长度足够,所有我们可以尽可能切除受感染的动脉;第三,尸体血管冷藏在 75% 乙醇中,在需要时可以随时取用。

综上所述,我们认为,供体来源感染是肾移植进入 DCD 时代后,移植医师面临的重大问题。在肾移植术后,受体预防感染必须覆盖供体病原菌,尤其是存在保养液阳性的情况时。

当发生感染侵蚀血管引起破裂出血时,需立刻外科手术干预。"Y"形尸体血管在抢救血管感染时,有一定优势,也许能够在保留髂外动脉的情况下同时挽救移植物,当然其推广应用仍需要临床扩大样本进一步证实。

【专家点评】

　　血管感染是器官移植的一种罕见但后果非常严重的并发症,在 DCD 供肾肾移植中,对于供体捐献前存在病原学培养阳性的患者,尤其是保存液阳性,受体术后预防感染方案必须覆盖供体的病原体,即使受体的各项培养阴性。而在发生血管感染破裂出血后,急诊外科手术是救治的重要手段,该例患者经过预处理的"Y"形尸体血管能够在尽可能切除受感染血管的前提下,保留患者髂血管的完整性并挽救了移植肾。

(黄洪锋　雷文华)

参考文献

[1] ALBANO L,BRETAGNE S,MAMZER BRUNEEL M F,et al. Evidence thatgraft site candidiasis after kidney transplantation is acquiredduring organ recovery:a multicenter study in France [J]. Clin Infect Dis,2009,48:194-202.

[2] WANG R,WU J,WANG Y,et al. Aspergillus infectionlimited to the anastomosed artery following renal transplantation:areport of 4cases [J]. Transpl Infect Dis,2009,11:363-366.

[3] CALVINO J,ROMERO R,PINTOS E,et al. Renal artery rupture secondarytopretransplantation Candida contamination of the graft in two different recipients [J]. Am J Kidney Dis,1999,33:3E.

[4] YU X,WANG R,PENG W,et al. Incidence,distribution and clinical relevance of microbial contamination of preservation solution in deceased kidney transplant recipients:a retrospective cohort study from China [J]. Clin Microbiol Infec,2019,25(5):595-600.

[5] ASZTALOS L,OLVASZTÓ S,FEDOR R,et al. Renalartery aneurysm at the anastomosis after kidney transplantation [J]. Transpl Proc,2006,38:2915-2918.

[6] OSMAN I,BARRERO R,LEON E,et al. Mycotic pseudoaneurysm following a kidney transplant:a case report and review ofthe literature [J]. Pediatr Transplant,2009,13:615.

[7] LIU G,WANG X,WU J,et al. Successful Repair of Kidney Graft Artery Rupture Secondary to Infection Using a Preprocessed Homologous "Y"-Shaped Iliac Artery [J]. American Journal of Transplantation,2019,19:936-937.

三、肾移植术后移植肾动脉假性动脉瘤 1 例分析

【摘要】

　　肾移植已经成为治疗终末期肾病的最佳治疗方式。自我国 1960 年吴阶平教授施行第一例肾移植术后,肾移植在我国各地相继展开。美国器官共享联合网络数据表明,截至2015 年底全球肾移植总数达 100 万例。我国肾脏移植事业的发展在近年取得了巨大的成绩,

每年肾脏移植数量仅次于美国,且效果相当。

终末期肾病患者因为长期透析,身体和血管条件较差,术后大剂量免疫抑制剂的使用,肾移植术后各种并发症多见。根据报道,肾移植外科并发症发生率为 2%~20%,血管并发症发生率为 1.9%~8.3%,肾移植术后发生移植肾动脉吻合口假性动脉瘤非常少见,其发生率为0.3%。术后吻合口假性动脉瘤易压迫移植肾动脉,导致肾缺血继而引发移植肾功能丢失。如若动脉瘤持续增大还可能导致破裂出血。外科手术包括假性动脉瘤的修补和切除、移植肾和假性动脉瘤的切除及自体静脉旁路修复,再次外科手术的操作难度极大。

在此,我们总结 1 例肾移植术后 2 个月出现移植肾动脉假性动脉瘤的病例,根据患者症状及超声影像确诊,及时行移植肾切除术后半个月又出现髂外动脉吻合口再发出血,急诊再行吻合口修补,继而因剧烈咳嗽再发吻合口出血而急诊介入行右髂外动脉覆膜支架置入,解决吻合口狭窄及出血。通过此病例,我们意在探讨肾移植术后需要警惕血管并发症的发生。超声对于肾移植术后发生血管并发症,尤其假性动脉瘤诊断价值。覆膜支架置入是解决移植肾术后髂外动脉缝合口出血的有效方法。

【病例资料】

主诉

同种异体肾移植术后 2 个月,发热咳嗽 6d。

一般资料

受者,男性,48 岁,汉族,血型 O+,原发病为慢性肾病(无病理诊断),透析类型为血液透析,移植等待时间为 6 个月。供肾类型为 DCD,HLA 配型为 2/6 错配,PRA Ⅰ类 0,Ⅱ类 0。受体原发性高血压病史 6 年,自服美托洛尔及洛丁新药物控制,血压波动在 135~180/95~110mmHg。

免疫抑制剂应用情况

患者免疫诱导治疗应用兔抗人胸腺细胞免疫球蛋白,术中及术后连续六天,分别 75mg 微量泵入 6h。初始免疫抑制剂方案为他克莫司、吗替麦考酚酯、甲泼尼龙,术后出现 DGF。

给予间断血液透析治疗,术后 1 个月患者出院,恢复可,出院时血肌酐为 114μmol/L,属于正常参考值范围。在术后复诊期间,患者偶有血压控制不佳,血压波动在 135~180/95~110mmHg 之间,24h 尿量约 2 000~2 500ml。自肾移植术后 2 个月至此次发病,患者血肌酐维持在 120μmol/L 左右。HGB 波动在 90~110g/L。

临床表现

同种异体肾移植术后近 2 个月,近 1 周来患者出现发热、咳嗽、咳痰伴急性上呼吸道感染症状。

呼吸系统症状:入院前体温 37.9℃,入院当天体温 36.5℃ (N),查体:双肺呼吸音粗糙,未闻及干湿啰音(因入院紧急,尚未来得及完善胸片或 CT,故无胸部影像学资料)。

移植肾相关症状:自发病开始,移植肾区无任何不适。血压升高,最高 180/110mmHg,自服拜新同及波依定控制不佳。伴尿量减少,每日尿量由原来 2 000ml 减少到 800ml 左右。

入院查体:移植肾区(右髂窝)无膨隆,无叩击痛。患者入院当天门诊血肌酐逐渐升高,由 120μmol/L 升高至 307.8μmol/L。贫血逐渐加重,血红蛋白由 104g/L 降至 78g/L,未输血。

体格检查

体温 36.9℃,脉搏 76 次/min,呼吸 20 次/min,血压 160/100mmHg,血氧饱和度 96%,双肺呼吸音粗糙,未及明显干湿啰音。腹软,右下腹无压痛,未及明显包块及反跳痛。移植肾触诊大小正常,未及压痛。双下肢未见明显水肿,小便自解,尿量较前明显减少,每日约 800ml。

辅助检查

血红蛋白 104g/L 降至 78g/L,血小板数:90×10⁹/L,未输血。

尚未来得及完善胸片或 CT,故胸部影像学资料暂缺。

B 超提示:

1. 移植肾皮质回声增强,皮髓质界限欠清,血管树显示稀疏(提示肾缺血)。

2. 移植肾段动脉流速减低,未探及叶间动脉、弓状动脉频谱。

3. 移植肾门处囊性暗区,多考虑假性动脉瘤(夹层可能)。

【诊断与鉴别诊断】

诊断

移植肾动脉假性动脉瘤,移植肾缺血,异体肾移植状态,移植肾功能不全,肾性高血压,中度贫血,血小板减少症,急性上呼吸道感染。

诊断依据

根据患者存在发热、咳嗽、尿量减少、血肌酐升高等临床症状,结合查体与实验室检查及影像学检查,明确移植肾动脉假性动脉瘤;移植肾缺血;异体肾移植状态;移植肾功能不全;肾性高血压;中度贫血;血小板减少症的诊断。

综上,患者移植肾动脉假性动脉瘤诊断成立,继而因假性动脉瘤压迫引起移植肾动脉管腔狭窄,同时假性动脉瘤使供肾血液形成涡流,最终使供肾血液减少,产生肾缺血。从而激活肾素-血管紧张素-醛固酮系统,引起继发性肾性高血压。同时,膨大的假性动脉瘤瘤体造成输尿管受压产生梗阻,进一步导致了肾后性尿量减少,引起移植肾功能不全。

诊断相关影像学结果(见图 4-3-1~图 4-3-3,手机扫描本章末二维码阅图)。

鉴别诊断

该患者为肾移植术后,免疫力低下,出现发热、咳嗽等呼吸道感染症状,呈低热,多为不规则发热,呼吸道系统疾病鉴别较为复杂。

1. 细菌、结核、真菌及病毒感染相关鉴别 感染是肾移植术后常见的并发症,也是肾移植术后发热的重要原因。根据该患者情况,体温未超过 39℃,多考虑由于肾移植术后特异性病原微生物感染所致,包括结核、病毒、真菌和原虫等各种病原体。对于肺结核,既往常有肺脏及骨、关节结核病史,影像学检查通常表现为上肺叶或下肺叶的局部浸润,可能存在空洞,炎症和组织破坏可能导致纤维化伴牵拉和/或肺门和纵隔淋巴结的肿大。从分泌物(如痰液、支气管肺泡灌洗液或胸腔积液培养)或组织(胸膜活体组织检查或肺活体组织检查)中分离出结核分枝杆菌,可确诊肺结核。肺真菌感染常表现为发热、头痛、咳嗽、咯痰等症状,当然也不排除非特异性感染,X 线影像表现无特征性,可为支气管性或大叶性肺炎,单发或多发结节,乃至肿块阴影和空洞。实验室分泌物标本 2 次显微镜检酵母假菌丝或菌丝阳性或真菌培养阳性,血清 1,3-β-D-葡聚糖抗原检测(G 试验)连续 2 次阳性是诊断主要依据。对于病毒感染外周血白细胞计数正常、稍高或偏低,痰涂片所见的白细胞单核细胞居多,培养常无致病菌。呼吸道分泌物中细胞核内包涵体及相关病毒 DNA 检测可提示病毒感染。支原体感染外周血白细胞总数正常、稍高,以中性粒细胞为主,约 2/3 的患者冷凝集试验阳性,滴度≥1:32。血清支原体 IgM 抗体≥1:64,可进一步确诊。肾移植术后使用大量免疫抑制剂,特别是糖皮质激素,非特异性感染因免疫抑制自身机体反应不佳也不能排除。

2. 关于移植肾门处囊性暗区的鉴别 移植肾动静脉瘘:常有外伤及医疗有创操作史,超声及 CT 平扫可见圆或椭圆低密度影,内有高密度,增强见圆或椭圆高密度影。DSA 是诊断金标准,可见增粗的供血动脉,瘘口有球形扩张的静脉瘤供血动脉经瘘口直接流入呈瘤样扩张动脉化的静脉瘤,瘤内呈涡流,常伴有血栓。瘤体或局部外周血肿压迫移植肾血供引起供血不足,引起血肌酐升高。严重者发生移植肾缺血坏死灶。

移植肾血管扭转:常有剧烈活动或者外伤撞击史,超声及 CT 提示移植肾脏位置异常改变及移植肾血流稀疏,扭转血管远端无血流或仅有稀少血流通过,引起移植肾供血不足,引起血肌酐升高,甚至发生移植肾缺血坏死。

【治疗与转归】

患者同种异体肾移植术后近 2 个月,发热咳嗽 6 天,呼吸道感染典型,追问病史尿量较平常减少,从平日 2 000ml 减少至 800ml,入院移植肾查体无明显异常,血压 160/100mmHg,门诊肌酐 307.8μmol/L,次日下午血肌酐升高至 774.1μmol/L,疾病进展较快,再次复诊床旁移植肾 B 超提示:①移植肾皮质回声增强,皮髓质界限欠清,血管树显示稀疏(提示肾缺血)。②移植肾段动脉流速减低,未探及叶间动脉、弓状动脉频谱。③移植肾门处囊性暗区,多考虑假性动脉瘤(夹层可能)。遂急诊行移植肾探查,术中发现术区严重粘连,组织层次不清,局部出血较多被迫移植肾切除,仍难以止血,考虑移植肾动脉破损,另做腹直肌切口进入腹腔,暴露右髂总动脉并阻断,借机快速修补移植肾动脉破损处,出血明显减少,术中未触及足背动脉搏动,考虑有修补移植肾动脉出血后导致移植肾动脉与髂外动脉吻合口处狭窄,探查中发现髂外动脉存在破损,被迫又行髂外动脉端端吻合术,术中确认吻合口及术野无活动性出血,触摸髂外动脉及右足背动脉搏动可,结束手术,术后停用抗排斥及免疫抑制剂,恢复血液透析治疗。术后半个月因剧烈咳嗽致手术区域不适疼痛,血红蛋白不稳定,超声提示腹腔中大量积液,再次急诊行剖腹探查及髂外血管吻合口修补术。术中发现腹腔约 1 000ml 血凝块及血性液体,右髂窝 5.0cm×3.0cm 血凝块,给予清除血凝块及血性液体,探查中发现原髂外动脉吻合口处有一约 1mm 破口,5-0 Prolene 给予修补,因局部炎性反应极重,未放置血管支架。此次术后第四天,患者突发上腹部腹胀不适疼痛,移动性浊音可疑阳性,腹肌紧张,引流管有血性液流出,急诊超声提示肝肾周不均质回声结构,考虑血凝块形成,考虑髂外吻合口再次出血,急诊介入 DSA 提示右髂外动脉狭窄并出血,给予施行右髂外动脉覆膜支架植入术。本患者几次术后多次引流管培养,均提示白色念珠菌阳性,给予敏感抗真菌治疗。

【诊疗思维】

患者系同种异体肾移植术后出现发热咳嗽 6 天,由于长期服用免疫抑制剂,肾移植患者上呼吸道感染率极高,呼吸道感染症状典型,首先考虑肾移植术后并发上呼吸道感染,追问病史尿量较平常减少,从平日 2 000ml 减少至 800ml,门诊肌酐 307.8μmol/L,次日下午血肌酐升高至 774.1μmol/L,肾功能损伤进展较快,初步考虑急性排斥、重症感染、移植肾肾前因素及肾后性梗阻性损伤等因素,根据临床症状及体征,急性排斥及重症感染因素多不考虑。因为时间紧迫,急诊床旁移植肾 B 超对于诊断肾前性及肾后性肾功能损伤因素具有绝对优势。移植肾超声提示肾门处囊性暗区,多考虑假性动脉瘤(夹层可能);文献报道真菌感染是移植肾动脉假性动脉瘤形成的最主要原因。

本病例术后多次引流管培养出白色念珠菌,为移植肾动脉假性动脉瘤的诊断及形成提供了依据。明确假性动脉瘤诊断,因瘤体较大,临床立即做出决断给予急诊行移植肾探查,手术治疗是移植肾动脉假性动脉瘤的最重要治疗手段,切除动脉瘤、重新缝合吻合口、保留移植肾是最理想的处理方式。但因为距离再次手术时间短,周围组织粘连极为严重,且假性动脉瘤动脉壁脆弱易碎出血,难以重建,局部动脉出血较多被迫移植肾切除。且因局部炎症反应及真菌感染破坏血管壁,导致多次吻合口出血。故术后抗排斥抗感染同时,一定要重视抗真菌治疗。另外,急诊床旁移植肾 B 超可以对移植肾动脉假性动脉瘤的诊断提供依据。

【拓展】

终末期肾病是影响人类健康的重大疾病,最有效的治疗手段是肾移植。肾移植是终末期肾病患者摆脱血液透析、延长寿命及提高生活质量的有效方法。目前肾移植手术方式、围手术期的管理以及抗排异药物治疗均已经逐渐完善,但肾移植术后血管相关性并发症的发生率仍达到 3%~15%。其中血管并发症包括移植肾动静脉狭窄、血管畸形(假性动脉瘤、动静脉瘘)、血栓形成等均具有较大的威胁。这些并发症会导致移植肾功能下降,甚至失去功能,严重者可致命。

肾移植术中及术后髂外动脉血管并发症较为少见,但是后果严重,一旦发生将严重威胁移植肾及患者生命。假性动脉瘤是肾移植术后少见且严重血管并发症之一。根据其发生部位可分为肾内型和肾外型,肾内型假性动脉瘤常发生于肾穿刺活检后,而肾外型假性动脉瘤多发生于动脉吻合口附近。诱发因素较多,器官移植患者由于使用免疫抑制剂以及术后应用广谱抗生素,机体正常菌群被抑制,易诱发真菌感染。真菌感染是移植肾动脉假性动脉瘤形成的最主要原因,其次包括吻合口张力大或者有渗漏、取肾或修肾过程中肾动脉外膜或内膜损伤、吻合口动脉壁未全层缝合、移植肾周围感染以及患者有高血压、高血脂等基础疾病引起受体血管条件差有关。

移植肾动脉假性动脉瘤临床表现多不典型,多数患者没有症状,本病例若没有急诊抽血结果及超声检查很容易漏诊或误诊。较小的假性动脉瘤常无任何表现,若进一步增大,可表现为:①移植肾区疼痛或胀痛不适:主要由于膨大的假性动脉瘤瘤体挤压移植肾肾区,或是假性动脉瘤破裂出血,局部压力升高,或者血液渗入腹腔继发感染引起急腹症,但手术造成移植区组织严重粘连使出血局限,疼痛也可能不明显。本病例无移植肾区疼痛不适及疼痛症状;②尿量减少:主要因为膨大的假性动脉瘤瘤体造成输尿管受压,导致肾后性少尿或无尿,本病例符合此症状,表现为尿量减少;③发热:肾移植患者长期使用免疫抑制剂以及术后大量广谱抗生素的应用,使机体正常菌群被抑制,诱发真菌感染。真菌感染表现为不规则发热,本病例入院前院外有体温升高,未超过39℃,且术后多次引流液培养均提示白色念珠菌阳性,故多考虑本病例假性动脉瘤形成与深部真菌感染密切相关。④高血压:因假性动脉瘤瘤体或血肿进一步增大,造成移植肾动脉以及髂动脉管腔压迫狭窄,影响移植肾血液供应,继而激活肾素-血管紧张素-醛固酮内分泌系统,引起外周血管收缩及水钠潴留,故引起血压升高。本病例入院时具有血压升高表现,符合此特点。

移植肾术后并发症的发现及其有效治疗多依赖于早期诊断,临床表现并无特异性,最终常通过超声、CT、MRI、移植肾动脉数字减影血管造影等影像学检查明确诊断。超声可对移植肾的形态、回声、血流情况进行快速监测,并具有简便无创、可重复性好及不需搬动患者等优势,当常规超声发现肾门无回声区,CDFI探及其内有丰富血流信号时,应高度怀疑假性动脉瘤形成,瘤体内及动脉性血流频谱是其特征性表现。因此超声是移植肾的主要影像学检测方法。移植肾动脉数字减影血管造影是最具特异性的诊断手段,被认为是确诊移植肾动脉假性动脉瘤的金标准。随着介入放射医疗技术的发展,通过数字减影血管造影明确移植肾血管病变特点可以直接通过介入手术治疗移植肾动脉假性动脉瘤。譬如国内聂海波等学者早在2003年就曾报道使用覆膜支架成功治疗移植肾动脉瘤,最终达到保留移植肾的目的。

移植肾动脉假性动脉瘤是肾移植术后较为少见的并发症,易压迫移植肾动脉引起移植肾缺血和功能丢失,或发生破裂导致大出血,甚至危及生命。目前对假性动脉瘤的处理仍有争议,①保守治疗:若移植肾动脉瘤尚未引起肾血流动力学及肾功能改变时,可保守治疗。②介入治疗:若为肾内型假性动脉瘤,或者患者瘤体相对较稳定,无局部压迫及破裂风险,肾动脉瘤可植入覆膜支架,一般认为对以介入治疗为主。③外科手术修补:诊断明确者可选择手术修补,若肾动脉瘤由感染引起,肾外型假性动脉瘤破裂风险较大,可行移植肾手术切除。关键在于是否保留移植肾并考虑移植肾血管重建方式。

结论:感染所致的移植肾血管病变常在术后2个月后出现。感染是导致移植肾假性动脉瘤形成的重要原因,其中真菌感染占比高达76%。多考虑与感染有关的移植肾动脉假性动脉瘤,情况允许的条件下首选移植肾及假性动脉瘤切除。反之,可考虑先行介入球囊予以止血的处理方法,争取手术时机。若术中发现大血管侵蚀严重也可对感染的血管病变远处行端端离断后近端结扎,远端血管与对侧的髂血管行血管搭桥。因本病例移植肾假性动脉瘤进展快,介入室距离住院病房远,无条件术前紧急情况下即刻行介入球囊予以止血。术中时间紧迫,存在大血管破损出血,局部组织粘连组织层次不清,随时有危及生命及截肢危险。另外,医院紧急行血管搭桥条件有限,虽已经考虑到此时病损血管行端端吻合后吻合口再发破裂出血的极大风险,但为及时保障下肢血运避免截肢风险,移植肾及假性动脉瘤切除后断然施行了血管端端吻合术。

正如所料,在血管端端吻合术后3d即出现吻合口再发出血,此时患者身体情况差,并没有条件承受较大创伤的手术,紧急决定给予行血管覆膜支架置入,虽与感染有关的血管病变不宜行覆膜支架置入,但只是通过术中处理病损血管时血管炎性特点,多考虑存在感染所致移植肾血管病变。本病例在最后一次髂外吻合口出血并给予施行右髂外动脉覆膜支架植入术前并未得到病原菌阳性结果,最终通过术后引流液培养证实白色念珠菌阳性。另外,我们考虑此时情况复杂性,即使血管覆膜支架闭锁,仍可促进患者下肢侧支循环的建立,避免最终截肢的重创。此患者最终术后虽出现一段时间跛行,但通过我们的努力给患者保全了下肢。

总之,本中心肾移植术后出现血管并发症总体发生率不高。白色念珠菌感染所致的移植肾动脉假性动脉瘤是肾移植术后的罕见并发症,抗真菌治疗是移植肾感染性假性动脉瘤治疗成败的关键。彩色多普勒超声对诊断移植肾动脉狭窄和假性动脉瘤具有快速临床诊断价值。移植肾动脉数字减影血管造影是最具特异性的诊断手段,是确诊移植肾动脉假性动脉瘤的金标准。这既是一种明确诊断方法,同时也是移植肾血管并发症的一种可靠处理方式。介入腔内治疗技术在移植肾动脉狭窄和假性动脉瘤中可获得良好治疗效果。本病例移植肾周引流液培养最终提示真菌阳性,且瘤体进展速度快,时间紧迫危急,最终采取移植肾手术切除治疗方案,最后通过数字减影血管造影明确髂外动脉狭窄伴出血处并给予施行覆膜支架置入手术。我们认为,此病例整个诊治过程中因为存在个体特殊性及医疗技术条件符合移植肾动脉假性动脉瘤的处理原则。

【专家点评】

肾移植术后血管并发症少见但凶险并难以处理,稍有不当可能危及患者生命,因此及时诊断和处理非常重要。本例的移植肾动脉假性动脉瘤是血管并发症中更为少见的一种,多与供肾动脉本身存在夹层、供者来源性感染、供肾动脉内膜损伤等因素有关,一旦发生,应尽早明确病因并及时针对病因予以医学干预。移植肾动脉真菌感染导致的急性动脉瘤及血管损伤病情进展快,往往以突发性大出血被发现,使医患双方皆措手不及,处理时应沉着冷静,保命为主,切除移植肾后,对后续可能出现真菌对血管进一步的侵蚀做好充分思想准备,移植肾切除、停用免疫抑制剂后可使用免疫增强剂,应用敏感的最高级别的抗真菌药物,尽量降低再次手术风险。本例患者的救治过程中,为维护患者生命和右侧髂外动脉血液供应,作者的团队展现了坚韧不拔的意志并付出了极为艰辛的努力,作为同道,在此致以崇高的敬意!

(王丽军　赵永恒)

参考文献

［1］CHADBAN S J,AHN C,AXELROD D A,et al. KDIGO clinical practice guideline on the evaluation and management of candidates for kidney transplantation［J］. Transplantation,2020,104(4S1):S11-S103.

［2］HOLMBERG C,JALANKO H. Long-term effects of paediatric kidney transplantation［J］. Nature Reviews Nephrology,2016,12(5):301-31.

［3］那彦群,叶章群,孙光,等.中国泌尿外科疾病诊断治疗指南 2014 版［M］.北京:人民卫生出版社,2014.

［4］陈卫国,周鹏,李晓伟,等.肾移植及移植后的血管并发症［J］.中国组织工程研究,2015,19(15):2394-2398.

［5］DIMITROULIS D,BOKOS J,ZAVOS G,et al. Vascular complications in renal transplantation:a single-center experience in 1367 renal transplantations and review of the literature［C］//Transplantation proceedings. Elsevier,2009,41(5):1609-1614.

［6］潘光辉,白寒,陈彤,等.肾移植术后移植肾动脉假性动脉瘤的诊断与治疗(附 2 例报告)［J］.临床泌尿外科杂志,1999,14(2):58-60.

［7］SHARRON J A,ESTERL R M,WASHBURN W K,et al. Surgical treatment of an extrarenal pseudoaneurysm after kidney transplantation［J］.Vasc Endovascular Surg,2009,43(3):317-321.

［8］陈伟峰,任雨,张曙伟,等.介入技术在肾移植术后并发症中的应用［J］.中华器官移植杂志,2019,1(04):250-253.

［9］ARDITA V,VEROUX M,ZERBO D,et al. Non-mycotic anastomotic pseudoaneurysm of renal allograft artery. Case Report［J］. Annali Italiani di Chirurgia,2016,87:S2239253X16025081.

［10］高小林,刘兴凯,张勇,等.移植肾并发白假丝酵母菌感染性假性动脉瘤二例［J］.中华移植杂志(电子版),2017,11(03):173-176.

［11］石炳毅,李宁.肾移植排斥反应临床诊疗技术规范(2019 版)［J］.器官移植,2019,10(05):505-512.

［12］HAMED M O,CHEN Y,PASEA L,et al. Early graft loss after kidney transplantation:risk factors and consequences［J］. American Journal of Transplantation,2015,15(6):1632-1643.

［13］明英姿,周威,叶少军,等.大隐静脉逆转代替髂外动脉治疗肾移植术后血管并发症(附 2 例报告)［J］.器官移植,2014,5(1):32-34.

［14］TAGHAVI M,FARD A S,MEHRSAI R,et al. Late onset anastomotic pseudoaneurysm of renal allograft artery:case report,diagnosis,and treatment［C］//Transplantation proceedings. Elsevier,2005,37(10):4297-4299.

［15］郭振宇,邓荣海.肾移植术后外科并发症处理技术操作规范(2019 版)［J］.器官移植,2019,10(06):653-660.

［16］陈妹花,张秋元,周德兴,等.彩色多普勒超声诊断移植肾术后假性动脉瘤形成 1 例［J］.中华超声影像学杂志,2015,24(12):1087-1088.

［17］ELSAYES K M,MENIAS C O,WILLATT J,et al. Imaging of renal transplant:utility and spe ctrum of diagnostic findings［J］.Cur Probl Diagn Radiol,2011,40(3):127-139.

［18］周静文,陈德基,何明基,等.电解可脱式弹簧圈瘤腔栓塞术治疗移植肾吻合口假性动脉瘤［J］.介入放射学杂志,2016,25:19-23.

［19］车海杰,李笑莹,桑桂凤,等.腔内覆膜支架治疗移植肾动脉吻合口假性动脉瘤［J］.介入放射学杂志,2015,24:1004-1007.

［20］王宸,刘圣,祖庆泉,等.介入治疗肾移植术后并发症临床研究［J］.介入放射学杂志,2017,26(07):

597-600.

[21] CHUNG M M T,CHAN Y C,LAW Y,et al. Infectious anastomotic pseudoaneurysm complicating renal allograft:case report and review of literature [J]. International Journal of Nephrology and Renovascular Disease,2017,10:55-60.

[22] PATRONO D,VERHELST R,BUEMI A,et al. Presentation and management of mycotic pseudoaneurysm after kidney transplantation [J].Transpl Infect Dis,2015,17(1):129-136.

[23] MOULAKAKIS K G,ALEXIOU V G,SFYROERAS G S,et al. Endovascular management of infected iliofemoral pseudoaneurysms-a systematic review [J]. VASA,2017,46(1):5-9.

四、髂静脉狭窄致移植肾静脉血栓 1 例分析

【摘要】

移植肾静脉血栓致病原因多为静脉梗阻因素或高凝状态,虽发生率不高,但会使移植肾血液回流受阻,导致移植肾肿胀甚至出血,严重者可致移植肾失功。我们总结 1 例髂静脉狭窄致移植肾静脉血栓病例。该患者有右侧股静脉穿刺病史,术前 B 超检查髂静脉未见异常。肾移植手术顺利,移植肾置于右侧,术后尿量正常、肾功能恢复良好。术后第 7 天,患者感移植肾区胀感,右下肢水肿,B 超检查提示移植肾静脉血栓。血管外科行静脉造影,发现髂静脉近端,移植肾静脉吻合口上方约 4cm 处可见狭窄,行髂静脉球囊扩张术。术后患者尿量增加,肌酐进一步下降,继续给予低分子肝素、利伐沙班片抗凝治疗。之后患者又出现移植肾周血肿,考虑与抗凝治疗有关,急诊给予清理移植肾周血肿,术后恢复良好。通过此病例,我们得出经验教训是:移植肾尽量不放在有过髂静脉穿刺病史的一侧;发现移植肾静脉血栓后应积极查找原因,尽早处理,能及时挽救移植肾功能;抗凝治疗要适度,避免引起出血。

【病例资料】

主诉

肾移植术后第 7 天开始出现移植肾区肿胀并右下肢水肿。

一般资料

受者,男性,44 岁,汉族,血型 O+,原发病为慢性肾病(无病理诊断),透析类型为血液透析,移植等待时间为 7 个月。供肾类型为 DCD,HLA 配型为 3/6 错配,PRA 阴性。侧股静脉穿刺透析病史。

免疫抑制剂应用情况

患者免疫诱导治疗应用巴利昔单抗,术前即刻 20mg、术后第 4 天 20mg 静脉滴注。免疫抑制方案为:泼尼松、吗替麦考酚酯、他克莫司。

临床表现

肾移植术后第 7 天,患者诉移植肾区肿胀并右下肢水肿,尿量正常。之后移植肾区肿胀及右下肢水肿逐渐加重,尿量基本正常。查体发现移植肾区略饱满,质地偏硬,右下肢呈凹陷性水肿,左下肢无水肿。术后第 10 天,行髂静脉扩张,术后恢复良好。术后第 17 天,患者感觉移植肾区肿胀明显,刀口渗液。查体发现移植社区明显隆起,切口压痛明显并有血性液体渗出。彩超检查示移植肾周及刀口下方血肿,急诊行血肿清理手术,术后恢复良好。

辅助检查

术前髂血管彩超:双侧髂总、髂外静脉走行自然,管壁连续规则,管壁未见明显狭窄和扩张。

术后第 3 天例行 B 超检查示:移植肾动脉主干阻力指数略高,RI=0.77,叶间动脉RI=0.68。移植肾血供良好,动静脉主干血流充盈完整。右侧股、腘静脉血流通畅,无血栓。

术后第 7 天患者感移植肾区肿胀并右下肢水肿,移植肾彩超检查示:移植肾动脉主干阻力指数略高,RI=0.84,移植肾静脉主干管腔内低弱回声,疑似血栓。

术后第 9 天,移植肾彩超检查示:移植肾动脉主干阻力指数略高,RI=0.82,移植肾静脉主干局限性增宽并管腔内低弱回声(4.9cm×1.0cm),疑似血栓。

术后第 10 天,行静脉造影显示移植肾静脉血流通畅,未见明显充盈缺损(与 B 超检查结果不一致),移植肾静脉开口近端4cm 处可见髂静脉狭窄。移植肾静脉及髂静脉远端压力:14cmH$_2$O,下腔静脉压力 10cmH$_2$O。行球囊扩张后,移植肾静脉及髂静脉远端压力:12cmH$_2$O,下腔静脉压力 10cmH$_2$O。

术后第 14 天,移植肾彩超示:移植肾动脉主干阻力指数略高,RI=0.81,叶间动脉RI=0.64。移植肾静脉主干局限性增宽并管腔内低弱回声,疑似血栓移植肾周及髂窝低弱回声分别为:5.2cm×1.2cm、4.6cm×2.3cm。

术后第 17 天,患者感移植肾区肿胀明显,刀口渗液,急诊彩超示:移植肾区刀口皮下9.4cm×3.8cm 不均质低弱回声区,考虑血肿。移植肾周及髂窝低弱回声分别为:5.2cm×3.2cm、5.7cm×4.4cm。

术后第 32 天,彩超检查示:移植肾动静脉主干血流充盈完整,未见血栓。未见血肿及其他异常。

患者肾移植术后肌酐持续下降,术前肌酐 1 245μmol/L,术后第 3 天降至 709μmol/L,术后第 7 天降至 271μmol/L,术后第 10 天降至 211μmol/L,术后第 17 天降至 154μmol/L,术后第 30 天降至 126μmol/L。

【诊断与鉴别诊断】

诊断

髂血管狭窄至移植肾静脉血栓;移植肾周血肿;切口皮下血肿。

诊断依据

鉴别诊断如下：

移植肾静脉扭曲：该供肾是右肾，肾静脉延长方法为封闭一端下腔静脉，另一端下腔静脉为移植肾静脉流出端，深静脉与下腔静脉连接部有夹角，有可能出现扭转情况。反复行彩超检查示移植肾静脉主干未见扭转，可排除此诊断。

下肢静脉血栓：患者右下肢肿胀，有可能是右下肢深静脉血栓形成，但彩超检查排除此诊断。

急性排斥反应：排斥反应与血栓形成有时也会发生误诊。该患者肌酐持续下降，尿量基本正常，每天尿量大于 2 000ml，基本不考虑急性排斥反应。虽然移植肾动脉主干阻力指数略高，考虑与静脉压力较高回流不畅有关。

移植肾静脉血栓：B 超反复检查示移植肾静脉血栓，但静脉造影并未发现，考虑血栓较小，静脉造影显示角度问题也可能并未显示较小血栓。

【治疗与转归】

术后第 10 天，行右侧髂静脉造影，发现移植肾静脉开口近端髂静脉狭窄（见图 4-4-1A，手机扫描本章末二维码阅图），行球囊扩张（见图 4-4-2，手机扫描本章末二维码阅图），再次造影显示髂静脉狭窄消失（见图 4-4-1B，手机扫描本章末二维码阅图）。

髂静脉造影及球囊扩张后，给予阿司匹林及低分子肝素抗凝治疗。

术后第 17 天，患者感移植肾区肿胀明显，刀口渗液。彩超检查示移植肾周及刀口下方血肿，考虑与抗凝治疗有关，急诊行血肿清理手术并彻底止血，术后恢复良好，术后第 30 天降至 126μmol/L，B 超检查移植肾未见明显异常。

【诊疗思维】

肾移植术后移植肾及同侧下肢肿胀，应首先考虑静脉回流出现问题，多见于移植肾静脉与髂静脉吻合口狭窄，但该患者 B 超检查并未发现静脉吻合口狭窄。进一步分析，应该考虑到近端静脉狭窄，但术前彩超检查示髂静脉未见异常，造成了一定的误导，术前彩超检查可能因髂静脉近端探测的距离不够，并未发现狭窄环的存在。遂行髂静脉造影，发现髂静脉近端明显狭窄环的存在，给予扩张处理后静脉回流通畅。

术后第 17 天出现移植肾周及切口皮下血肿的情况比较少见，分析原因应该与髂静脉造影和扩张后应用抗凝药物有关，给予清理血肿，彻底止血并降低抗凝药物的剂量后，未再出血。

【拓展】

肾静脉血栓形成的发生率为 0.1%~8.2%，多发生在术后 1 周内，是术后早期移植物丢失的主要原因之一。其治疗原则为①早期部分血栓形成可溶栓或抗凝治疗。②完全栓塞应尽早手术探查，如探查移植肾颜色尚可，切开肾静脉取出血栓，重新吻合或二次灌注后重新吻合;如移植肾呈紫黑色,则应切除。③术后超过2周发生的亚急性或慢性肾静脉血栓,药物溶栓联合导管介入取栓有效且安全,对于2周内的急性血栓,如有延迟溶栓时无效或有溶栓禁忌,也可尝试导管介入取栓。④积极治疗原发病。

该患者的病因并未多见,由于髂静脉狭窄造成了移植肾肿胀并同侧下肢水肿,行静脉扩张后,又因为应用抗凝药物出现了移植肾周及切口皮下血肿,虽然经过治疗后患者转归良好,仍给我们带来了经验教训。

患者术前有右侧股静脉穿刺透析病史,由于术前彩超并未显示髂静脉狭窄,我们仍然在右侧行移植手术,造成了手术并发症。通过该患者得到教训,尽量避免在股静脉穿刺病史一侧行肾移植,一方面静脉周围粘连造成手术困难,另一方面可能由于近端静脉狭窄而影响移植肾静脉回流。术中我们发现静脉阻力较高,但觉得仍在可接受范围,考虑可能为术前透析不充分、血容量大而造成的静脉压力略高,忽略了可能存在的静脉近端狭窄问题。

患者移植术前有过股静脉穿刺置管透析病史,但患者出现髂静脉近端狭窄,似乎与穿刺点并未吻合,且术前彩超显示髂静脉正常,这具有较强的迷惑性。分析原因应该是透析管较长,深入静脉的透析管末端具有一定的活动度,反复刺激静脉,在离穿刺点较远的位置形成了狭窄环。

尿量和肌酐问题。患者术后尿量基本正常且无血尿,术后早期还经历了多尿期;肌酐也是在持续下降,但下降速度慢于同一供体的左侧肾脏患者。移植肾静脉回流障碍,并形成了小块血栓,但并未影响尿量,肌酐也在持续下降。分析原因可能是髂静脉狭窄后,形成了一定的侧支回流通路,这在髂静脉造影时可以看到,虽然移植肾静脉压力略高于正常,但对肾功能的影响并没有太严重,这容易使临床医师误诊为排斥反应或不急于处理血管因素而延误治疗。

抗凝药物问题。行髂静脉造影和扩张后,常规应用给予阿司匹林及低分子肝素抗凝治疗,检测凝血功能也基本正常,但患者仍有血肿产生,应该行血栓弹力图检查,更加精确的判断患者的凝血功能,合理使用抗凝药物。

关于移植肾静脉血栓处理问题,本例患者由于血栓较小(4.9cm×1.0cm),且造影时并未发现,致无法取出,静脉扩张后22天复查彩超发现血栓消失,考虑机体溶栓机制导致血栓自行溶解消失。

【专家点评】

股静脉穿刺透析病史导了近端髂静脉狭窄,具有很强的迷惑性,术前检查(包括彩超)和手术过程中往往只注意吻合口周围有没有狭窄,近端髂静脉的狭窄难以发现。通过此病例得出的经验教训是:尽量不在有穿刺透析病史的同侧做肾移植;如果由于客观条件限制,必须在同侧做肾移植,也要注意髂静脉近端情况,术中要仔细评估髂静脉的压力高低也很重要。

术后要仔细观察患者双下肢肿胀情况,尤其是双下肢不对称性肿胀,要及时行彩超检查,注意下肢静脉血栓或髂血管狭窄等问题,及时采取治疗措施。该病例发现和处理均比较及时,取得了良好的预后。

(于胜强)

参考文献

［1］沈弋桢.第五届全军器官移植学术会议论文集［C］.北京：人民军医出版社,2011,153-154.

［2］EL ZORKANY K,BRIDSON J M,SHARMA A,et al. Transplant renal vein thrombosis［J］. Exp Clin Transplant,2017,15(2):123-129.

［3］INCI M F,OZKAN F,SEE T C,et al. Renal transplant complications:diagnostic and therapeutic role of radiology［J］. Canadian Association of Radiologists Journal,2014,65(3):242-252.

［4］郭振宇,邓荣海.肾移植术后外科并发症处理技术操作规范(2019版)［J］.器官移植,2019,10(06):653-660.

五、髂内动静脉吻合肾移植 1 例分析

【摘要】

肾移植已成为治疗终末期肾病的最有效方式,现阶段肾移植血管重建多采用供肾血管与患者髂血管吻合,以供肾血管与患者髂外血管吻合居多,髂内动静脉吻合却较为少见。在此,我们总结 1 例髂内动静脉吻合肾移植病例。在术前超声检查提示髂内血管血流无异常情况下,术前发现髂外静脉闭塞,在改为髂内动静脉吻合后移植肾血流成功重建,肾脏颜色鲜红,灌注良好,术后肾功能恢复良好。通过此病例,我们意在探讨肾移植血管重建的术式选择,应根据患者血管条件以及术者习惯不同各有侧重。

【病例资料】

主诉

乏力、纳差、间歇性双下肢水肿 3 年余。

一般资料

受者,女性,57 岁,汉族,血型 A+,原发病为慢性肾病(无病理诊断),透析类型为腹膜透析,移植等待时间为 3 年。供肾类型为 DCD,HLA 配型为 5/6 错配,PRA I 类 2%,Ⅱ类 0。患者原发性高血压病史多年,甲状腺乳头癌切除术后 1 年,术前有多次右侧股静脉穿刺置管史,无外部创伤史。

临床表现

自诊断为慢性肾功能衰竭、肾性高血压后规律透析 3 年,入院时全身乏力、纳差,小便减少,肾病面容,出现颜面及下肢水肿,高钾血症,高氯血症,轻度贫血及低蛋白血症等表现。

辅助检查

术前肺部感染症状:无。

术前胸片:无异常。

术前腹部脏器 CT:双肾萎缩,其他脏器无明显异常。

双侧髂血管超声:双侧髂血管内径正常,管腔连续通畅,髂血管彩色血流信号连续,未见明显充盈缺损(见图 4-5-1,手机扫描本章末二维码阅图)。

术前心电图:无异常。

术前血常规:轻度贫血。

术前血生化:血清肌酐 711.6μmol/L,尿素氮 18.8mmol/L。

【治疗与转归】

患者因有中国三类(DBCD)肾源匹配成功入院手术,拟于左侧髂窝处行肾移植术。手术采用在下腹 L 形切口进入,拟常规行供肾血管与患者髂外血管吻合术式。术中游离患者左侧髂外静脉时发现血管干瘪闭塞,无法与供肾静脉吻合,遂向深处分离出髂内血管,发现髂内动、静脉血供良好,遂临时改为供肾血管与患者髂内血管端侧吻合术式,开放髂血管后移植肾颜色鲜红、灌注良好,血流开放后约 1min 有尿液流出,手术顺利,出血约为 50ml,未输血。术后常规采用他克莫司+吗替麦考酚酯+糖皮质激素三联免疫抑制方案。患者术后恢复良好,移植肾血管状态良好,血供丰富(见图 4-5-2、图 4-5-3,手机扫描本章末二维码阅图),尿量逐渐增多,血清肌酐逐渐降低,术后 2 周血清肌酐基本恢复至正常水平(见图 4-5-4,手机扫描本章末二维码阅图)。

【拓展】

目前供肾血管与患者髂血管吻合是现阶段国际上普遍采用的肾移植术式,髂内、外血管是肾移植血管重建常用的选择。应用髂外还是髂内动、静脉行血管重建,目前临床上观点不同。近年来,较多术者倾向于选择髂外动、静脉行端侧吻合,这种术式很依赖于髂外血管的通畅程度。而髂静脉闭塞临床上并不少见,原因较多,诸如长期多次行股静脉插管或介入治疗、急性髂静脉血栓形成、慢性下肢深静脉血栓形成、动脉压迫综合征导致血管狭窄、骨盆肿瘤、脓肿、蜂窝织炎、子宫肌瘤及妊娠等致子宫增大、腹主动脉及髂动脉动脉瘤、术后血肿压迫、骨赘及骨刺、腹膜后纤维化等。临床已有报道当髂外静脉闭塞的多种处理办法,包括取出栓子后与髂外静脉吻合、与髂总静脉吻合、与下腔静脉吻合及与髂总静脉和下腔静脉交汇处吻合等办法,预后不尽相同。本例肾移植患者术前多次行髂血管超声检查未发现闭塞,而术中却意外发现血管闭塞,可能与术前多次行股静脉插管和介入治疗不无关联。同时,本例患者肾移植术前常规行彩色多普勒超声检查显示双侧髂血管及血流正常,术中发现髂外静脉闭塞。考虑因髂外血管闭塞侧支血管形成代偿,对超声结果有干扰,这一假设在术后左侧髂血管造影结果中得到证实(见图 4-5-5,手机扫描本章末二维码阅图)。这说明术前血管检查不能单一依赖彩色多普勒超声结果,而应该结合血管造影对双侧髂血管状态进行更全面的评估以选择合适的术式。另一方面,髂外动、静脉和髂内动、静脉吻合组移植肾动脉血液灌注和移植肾功能差异无统计学意义,这给移植肾血管重建术式的多样性选择提供了进一步的佐证。

综上所述,我们认为移植肾动、静脉血管重建方式的选择不应局限于单一术式,同时对患者术前血管通畅程度的评估方式应予以重视,单纯的髂血管彩色多普勒超声检查并不一定满足诊断的需求。除彩色多普勒超声外,患者既往病史、有创操作史也是重要的诊断依据,还可结合髂血管造影检查、以综合评估患者血管情况,以确保手术顺利进行。

【专家点评】

中心静脉置管和髂外静脉置管是肾移植患者术前常见的有创操作,多次置管操作能增加血栓形成的风险,而对于女性患者而言,妊娠所导致的髂血管压迫更会增加髂血管闭塞的可能性,因此术前评估血管通畅程度尤为关键。目前评估血管流畅程度多以超声检查为主,但并不能除外侧支循环的干扰,导致单一检查存在误判的可能,应结合患者病史及血管造影等检查措施以明确诊断。同时术式的选择也应多样化,多数中心使用髂外动静脉吻合的术式,但是不同患者血管情况不尽相同,因而术式的选择应根据患者血管条件以及术者习惯不同各有侧重。

(叶少军)

参考文献

[1] 叶少军,方泽鸿,胡前超,等.髂内动静脉吻合肾移植一例[J].中华移植杂志(电子版),2017,11(02):97-99.

[2] 向军,李昕,刘龙,等.供肾动脉与受者髂外动脉吻合的肾移植618例[J].中华器官移植杂志,2005,26(5):316.

[3] SHI WY, HU LY, WU S, et al. Two swine models of iliac vein occlusion: Which form most contributes to venous thrombosis? [J]. Thromb Res, 2015, 135(6):1172-1178.

[4] BIRN J, VEDANTHAM S. May-Thurner syndrome and other obstructive iliac vein lesions: meaning, myth, and mystery [J]. Vasc Med, 2015, 20(1):74-83.

[5] CARR S, CHAN K, ROSENBURG J, et al. Correlation of the diameter of the left common iliac vein with the risk of lowerextremity deep venous thrombosis [J]. J Vasc Interv Radiol, 2012, 23(11):1467-1472.

[6] SHARIFI M, BAY C, MEHDIPOUR M, et al. Thrombus obliteration by rapid percutaneous endovenous intervention in deep venous occlusion (TORPEDO) trial: midterm results [J]. J Endovasc Ther, 2012, 19(2):273-280.

[7] 刘龙山,王长希,陈立中,等.右侧髂外静脉狭窄者肾移植时的术中处理三例[J].中华器官移植杂志,2008(11):699-700.

[8] 孙发林,陈建中,裴继云,等.髂内静脉闭锁患者的肾移植二例[J].中华器官移植杂志,2005(03):144.

[9] 王洪伟,田川,刘双德,等.选择髂内或髂外动脉吻合对移植肾的影响[J].中华泌尿外科杂志,2006,27(8):541-543.

六、移植肾感染切除 1 例分析

【摘要】

移植肾感染是肾移植术后较为少见的并发症,因出现临床症状而切除移植肾的病例更为少见,在此,我们总结 1 例发生在二次肾移植之后的首次移植肾(左侧)感染并切除的病例。该患者二次肾移植后第 6 天发生腹痛并发热,移植肾功能良好,B 超及 CT 结果排除本次移植肾因素。患者排便、排气均正常,排除肠梗阻。主动脉及全腹增强 CT,显示"主动脉夹层",腹部 B 超显示"左侧移植肾因肠气过大未探及",但患者无肠梗阻表现,"肠气过大"的情况不应存在,考虑"肠气"应为感染的肾脏。遂先转入心脏外科行"胸主动脉支架术",放置支架后腹痛缓解,但发热仍然存在,转回我科后切除左侧移植肾脏,体温恢复正常。通过此病例,我们意在阐明移植肾失功后并不意味着可以放任不管,仍存在感染风险并需手术切除的临床问题。

【病例资料】

主诉

移植肾失去功能 2 年,二次肾移植术后 7 天,腹痛伴发热 1 天。

一般资料

受者,女性,60 岁,血型 A+,原发病不详。2003 年在外院行首次肾移植(移植肾位于左侧髂窝),2010 年移植肾失功,恢复血液透析。患者无结核病史及其他感染性疾病史,亦无结核暴露史及结核疫区旅居史。肾移植术前胸部 X 线片及 T-SPOT 检查均提示患者无结核感染。于 2012 年 4 月 26 日在本中心行同种异体肾移植术,PRA 及淋巴毒试验均为阴性,HLA 配型 2/6 错配。

免疫抑制剂应用情况

免疫诱导治疗应用巴昔利单抗,术中及术后第 4 天分别 20mg 静脉滴注。初始免疫抑制剂方案为环孢素 A、吗替麦考酚酯胶囊、醋酸泼尼松片。至术后第 6 天患者准备出院,此时查血肌酐为 108μmol/L,其他移植肾彩超、血生化及尿液分析显示移植肾周无积液,肾脏血流灌注良好,移植肾脏无积水,移植输尿管未见扩张,血肌酐水平进行性下降,血红蛋白水平稳定,尿常规未见异常。

临床表现

肾移植术后第 6 天下午,出现下腹痛伴发热,问诊时患者难以确定下腹痛准确位置,体温 38.2~39.5℃,无咳嗽、胸闷、气短等呼吸系统症状,外周血氧饱和度 98%~100%,无腹痛、便秘、腹泻、肠胀气等消化系统症状,术后血肌酐进行性下降至108μmol/L,环孢素A谷浓度202ng/ml,血红蛋白126~138g/L。血常规检查未见明显异常,t-spot阴性。

辅助检查

移植肾B超:移植肾位于右髂窝,大小:10.8cm×4.5cm×5.1cm,边界清楚,形态规则,实质区回声暗淡均匀,皮质内动脉血流速度Vmax=31cm/s,RI=0.71。彩色多普勒血流显像(CDFI-color Doppler flow imaging,CDFI)显示彩色血流充盈好。左侧移植肾因肠气过大未探及。

胸主动脉增强CT:主动脉弓-腹主动脉末端见内膜片状撕裂影及真假腔形成,破口位于胸主动脉起始,大小约2cm;腹腔干起自真假两腔;肠系膜上动脉内见内膜片撕裂累及;双肾动脉起自真腔,管腔重度狭窄,双肾萎缩,灌注减低。诊断:主动脉Ⅲ型夹层(见图4-6-1,手机扫描本章末二维码阅图)。

双肺及全腹增强CT:双肺下叶条片状、弧形高密影。余双肺野清晰,肺纹理规整,未见异常组织密度影及占位性病变。气管支气管通畅,未见狭窄或阻塞征,肺门影不大,纵隔结构清楚,未见占位病变,气管旁、隆突前下、血管前及腔静脉后未见肿大淋巴结。双侧胸膜无增厚,未见胸腔积液。下腹部瘢痕影,右侧髂窝内见肾脏影,移植肾大小形态正常,未见异常强化及占位,肾盂肾盏无扩张积水。左侧髂窝可见团状混杂密度影,其内大部为气体影,余为絮状软组织影(见图4-6-2,手机扫描本章末二维码阅图)。

体格检查

体温38.6℃,脉搏87次/min,呼吸18次/min,血压105/60mmHg,血氧饱和度96%,双肺呼吸音清晰,未及明显干湿啰音。移植肾触诊质偏韧,大小正常,未及压痛。双下肢未见明显水肿。

【诊断与鉴别诊断】

诊断

二次肾移植术后;主动脉夹层;左侧移植肾病变。

诊断依据

主动脉增强CT及移植肾彩超。

疑问:主动脉夹层的诊断可以解释患者的腹痛症状,但无法解释患者的发热问题。

鉴别诊断

患者为二次肾移植术后,主要表现为下腹痛和发热,须进行系列鉴别诊断。

急性排斥反应:该患者血肌酐进行性下家,无升高表现,移植肾B超未见明显异常,可排除急性排斥反应的诊断。

移植肾周血肿或输尿管梗阻:CT 与 B 超结果均提示患者无移植肾周积液,且移植肾脏无积水,移植输尿管未见扩张,可排除移植肾周血肿或输尿管梗阻的诊断。

急性肠梗阻:发生肠梗阻时可出现腹痛、发热及左肾 B 超提示的"左侧移植肾因肠气过大未探及"表现,但患者大便及通气皆正常,且腹部 CT 未显示气液平,不支持肠梗阻的诊断,患者的发热应该另有原因。

肠结核:肠结核 CT 表现多为肠壁环形增厚,回盲瓣增厚,可呈肠道跳跃性改变,增强后均匀强化为主。本例患者的影像学结果、结核相关检查及病史均不提示结核存在。

【治疗与转归】

为解释和解决患者的发热问题,根据以上资料,还有一处不明,即是患者第一次移植的左侧髂窝的肾脏存在异常。一般情况下,无论是原肾还是移植肾脏,丧失功能后 B 超下常表现体积缩小,血流稀疏,而不是本例患者所表现的"左侧髂窝可见团状混杂密度影,其内大部为气体影,余为絮状软组织影",为解释和解决这一问题,笔者找到了放射科专家,确定左侧移植肾脏的改变应为长期慢性感染所致,发热亦应与此有关,应再择期切除。

将患者转入心脏外科,于 2012 年 5 月 18 日行胸主动脉支架置入术(见图 4-6-3,手机扫描本章末二维码阅图),腹痛减轻,发热依旧;自心脏外科转回我科,于 5 月 22 日行左侧移植肾切除术,术中可见移植肾区粘连严重,整个肾脏呈充气状膨胀,小心将其与周围组织剥离,避免因其破裂导致感染播散,将肾脏完整切除(见图 4-6-4,手机扫描本章末二维码阅图),送病理,术后当日,患者体温恢复正常。至今已随访 8 年余,肾功能良好,生活质量良好。

病理:纤维囊壁样结构,大片坏死或玻璃样变性,可见硬化的肾小球轮廓,大量中性粒细胞浸润。肾组织大片坏死,肾周淋巴结反应性增生(见图 4-6-5,手机扫描本章末二维码阅图)。

【诊疗思维】

影响移植术后患者的腹痛及发热的因素较多,特别是二次移植患者,本身长期服用免疫抑制,机体处于免疫抑制状态,经历第二次移植后,情况会变得更加复杂。针对相对复杂的病情,不应停留于简单的解释,需对患者的主诉负责。例如本例患者的"腹痛"主诉,就应该考虑到上述鉴别诊断的诸多可能,主动脉夹层的诊断确实属于意外发现,因为器官移植术后的主动脉夹层现象终究少见,文献提示长期服用免疫抑制剂确实是主动脉夹层发生的危险因素。

腹痛的主诉得以解释后,应考虑到"主动脉夹层"的诊断是否能解释患者的发热症状,显然是有些牵强。回顾患者 5 月 9 日的移植肾 B 超显示"左侧移植肾因肠气过大未探及",但患者始终无肠梗阻表现,与"肠气过大"的情况互相矛盾,还有一个因素,笔者与 B 超室医师探讨该患者病情的时候,B 超室医师很困惑的一个问题就是"没有发现患者的左侧移植肾脏",促使笔者在放射科专家那里找到最终答案,这里所谓的"肠气过大",实际上是因某种产气病原体感染而扩张的肾脏。

【拓展】

移植肾感染是肾移植术后较为少见的并发症,因出现临床症状而切除移植肾的病例亦少见,本例患者的情况更加特殊。二次移植本身增加了术后出现并发症的风险,同时增加了并发症出现后诊断的难度。就本例患者而言,主动脉夹层与首次丧失功能移植肾感染都与移植史和长期服用免疫抑制剂相关,而首次失功移植肾感染并导致发热与肾移植围手术期免疫诱导及激素冲击后免疫状态下降相关,在判断病情、分析诊断时,应充分考虑到可能的原因并反复推敲鉴别诊断。

同样本例患者,对肾移植及泌尿外科医师而言,主动脉夹层并不是腹痛患者的常见诊断,但当排除了急性排斥反应、肠梗阻、肾周血肿、泌尿系感染、急性腹膜炎及阑尾炎等常见原因后,应进行全身性的检查。考虑到移植肾功能恢复早期,我们一般不建议对患者进行增强 CT 的检查,但特殊情况下,做好注射造影剂后的透析准备时,该做的检查还是要做,以免发生漏诊。

移植肾的切除并不容易。一般认为,移植后 2 个月内的移植肾与周围组织粘连较轻,选择包膜外切除,而 2 个月以后的移植肾与周围组织粘连重,以选择包膜下切除为宜,亦有观点认为以移植后 6 周或 3 个月为时间分界点。但对于因感染导致的移植肾切除,为保证肾脏的完整性,笔者认为以包膜外切除为宜。本例患者左侧移植肾脏已植入左侧髂窝 10 余年,与周围组织粘连紧密,真皮层以下难以区分层级结构,特别是这种长期感染的移植肾脏。为避免手术过程中探查时损伤肾脏时导致感染播散,我们采用了尽量靠近外围的包膜外分离方式,由于腹膜与肾脏粘连紧密,术中不得不切除一部分肾脏一侧僵硬的腹膜。由于组织间分界不清,原移植肾动静脉与髂血管的分离和显露变得非常困难,易发生意外出血而导致术者无处下手,手术陷入僵局,故文献报道移植肾切除术中血管损伤的发生率为 2%~14% 增加了手术难度。本手术不追求把肾脏分离得特别清晰,以完整切除肾脏、肾脏离体时不受损伤、腹腔内脏器不受损伤、不受感染波及、髂血管完整为目的,手术历时 4.5h,以上目标全部实现,出血 50ml,故能使患者术后体温即可恢复正常,8 余年来平稳度过。

【专家点评】

对于失去功能移植肾的处理方法主要有手术切除、介入栓塞、保守治疗(免疫抑制剂减量或停用)等方法,多数情况下为保守治疗。对于非明确感染性发热、移植肾区胀痛、肉眼血尿、重度高血压、移植肾肿瘤、穿刺活检后出现动静脉瘘等严重并发症等情况下可采用手术切除。移植肾切除为非常规手术,是高风险手术,并发症发生率及病死率较高,因此在选择手术时应慎重,严格掌握手术指征,根据病因及肾移植的时间选择具体手术方式。

由于结构不清晰,为避免伤及邻近组织,手术过程中尽量少用缝线止血,需要缝合时应选择可吸收缝线。移植肾切除的术后管理尤为重要,术后患者生命体征、引流情况、心肺功能及患者心理调节等因素都会对远期疗效产生影响。对于在术前已经明确有心脏病、高血压、糖尿病等慢性疾病的患者,术前应尽量调节至容许范围,减少术后并发症的发生。

(张　更)

参考文献

［1］KOKAI H,SATO Y,YAMAMOTO S,et al. Isolated dissection of the superior mesenteric artery after living donor liver transplantation:a case report［C］//Transplantation proceedings. Elsevier,2012,44(2):588-590.

［2］AYUS J C,ACHINGER S G,JEE S,et al.Transplant nephrectomy improves survival following a failed renal allogLaft［J］.J Am soc Nephrol,2010,21(2):374-380.

［3］GHYSELEN L,NAESENS M. Indications,risks and impact of failed allograft nephrectomy［J］. Transplant Rev(Orlando),2019,33(1):48-54.

七、移植肾破裂 1 例分析

【摘要】

移植肾破裂是肾移植术后早期严重并发症之一,处理不及时或不当,可导致移植肾的丢失,甚至导致患者死亡。2020 年 8 月 17 日我院完成 1 例亲属供肾肾移植术,术后第 4 天出现移植肾破裂,经积极诊断和手术处理,恢复良好,顺利出院。在此,对该例移植肾破裂的临床表现、诊断、处理以及原因进行分析,以提高对移植肾破裂的认识。

【病例资料】

主诉

肾移植术后第 4 天开始,移植肾区胀痛,切口引流管有活动性血性液流出,尿量逐渐变少。

一般资料

受者,男性,29 岁,汉族,血型 O+,原发病为慢性肾小球肾炎(临床推断),透析类型为血液透析,移植等待时间为 3 个月。供肾类型为亲属供肾(母亲),右侧供肾,HLA 配型为 5/10 错配,PRA Ⅰ类 0,Ⅱ类 0。受者 HBsAg(+),HBeAb(+),HBcAb(+),HBV DNA(-);原发性高血压病史 4 年余,目前服用可乐定。

免疫抑制剂应用情况:术中甲泼尼龙 500mg 静脉滴注,术后第 1、2 天甲泼尼龙 500mg 静脉滴注,术后第 3 天甲泼尼龙 120mg 静脉滴注,术后第 4 天甲泼尼龙 80mg 静脉滴注,术后第 5 天甲泼尼龙 40mg 静脉滴注,术后第 6 天开始,醋酸泼尼松片 10mg 口服,q.d.。维持期免疫抑制剂方案为吗替麦考酚酯胶囊、他克莫司、醋酸泼尼松。MMF 维持 MPA 的 AUC 30~60mg·h/L。他克莫司浓度治疗窗:第 1 个月 10~15ng/ml,第 2~3 个月 9~12ng/ml,第 4~6 个月 7~10ng/ml,6 个月以后 4~8ng/ml。

临床表现

腹胀:患者术后第 3 天开始出现腹胀,并感觉逐渐加重,伴有纳差。

肾区胀痛:术后第 4 天开始感觉移植肾区明显胀痛,并逐步加重。

尿量减少:术后第 1 天(24h)尿量 2 025ml,第 2 天(24h)尿量 1 038ml,第 3 天(24h)尿量 450ml。

体格检查

术后第 4 天(二次手术探查当日)体格检查:体温 37.5℃,脉搏 80 次/min,血压 99/70mmHg,血氧饱和度:99%。意识清,精神状态可,贫血貌、略痛苦表情、少许出汗。切口引流管活动性血性引流液,大概 40ml/h。腹部稍微膨隆,移植肾区隆起,腹部肌张力高,移植肾区压痛明显。

辅助检查

术后第 1 天尿常规检查:蛋白质 2+,白细胞酯酶+/−,隐血 3+。

术后第 3 天切口引流液真菌及细菌培养均阴性。

术后第 4 天(二次手术探查当日),白细胞计数 6.19×10^9/L,嗜中性粒细胞百分比 95.81%,淋巴细胞百分比 1.82%,血红蛋白 61g/L,血小板计数 81×10^9/L;总胆红素 9.20μmol/L,谷丙转氨酶 41u/L,γ-谷氨酰转移酶 30u/L,谷草转氨酶 16u/L,碱性磷酸酶 33u/L;尿素氮 45.5mmol/L,肌酐 723.9μmol/L;血浆凝血酶原时间 13.3s,活化部分凝血活酶时间 40.3s,国际标准化比率 1.04,纤维蛋白原含量 3.97g/L。

术后第 4 天(二次手术探查当日)床旁超声检查:移植肾肿胀,大小 12.1cm×5.5cm×5.0cm,下极轮廓模糊,皮质回升增强,椎体肿大,为 2.2cm×1.9cm;CDFI 显示移植肾动脉血流阻力大,下极被膜外见 3cm×4cm 不规则杂乱回声包绕,内见稍高回声组织及不规则低回声,移植肾血流信号明显减少,移植肾静脉频谱消失。

术后第 4 天(二次手术探查当日)腹盆腔 CT 平扫检查提示移植肾外侧及肾静脉髂外静脉吻合口出血肿形成(见图 4-7-1,手机扫描本章末二维码阅图)。

【诊断与鉴别诊断】

临床诊断

移植肾破裂;移植肾静脉狭窄。

诊断依据

肾移植后活动性出血的依据:腹胀、移植肾区胀痛隆起、切口引流管活动性血性引流液、血压下降、血红蛋白下降。

移植肾静脉狭窄的依据:亲属右侧供肾,肾静脉短,腹胀等因素推移肾脏容易导致肾静脉牵拉狭窄;B 超提示移植肾静脉频谱消失,肾动脉血流阻力大,肾血流信号明显减少,移植肾肿胀;CT 提示肾静脉髂外静脉吻合口处存在血肿,可压迫肾静脉和髂外静脉;尿量减少。

肾脏破裂的依据:B 超提示移植肾肿胀,下极轮廓模糊,皮质回升增强,椎体肿大,下极被膜外见 3cm×4cm 不规则杂乱回声包绕,内见稍高回声组织及不规则低回声;腹盆腔 CT 平扫检查提示移植肾外侧广泛血肿形成;切口引流管活动性血性引流液。

鉴别诊断

移植肾静脉与髂外静脉吻合口出血:主要见于移植肾静脉与髂外静脉吻合时缝合不够严密、肾静脉过短的情况下肾脏受到推移致吻合口裂开等情况。肾静脉吻合口出血可表现为患者术后腹胀或用力等情况下突发移植肾区胀痛或肿胀感,症状可逐渐加重并向下腹部及膀胱区蔓延。查体可发现肾移植区隆起伴腹肌紧张,压痛及反跳痛等表现。如出血量大可出现血压下降,心率增快、脉搏细速等休克征象。部分患者可出现切口渗血不止,引流管引流出大量暗红色血液。通过 B 超或 CT 等影像学检查可发现移植肾周围大量积液、血凝块。

移植肾动脉吻合口出血:主要见于移植肾动脉与髂内或外动脉吻合时缝合不够严密、供或患者年龄大、肾动脉或髂血管存在明显动脉粥样硬化、术后伤口感染等情况。动脉吻合口破裂是非常严重的并发症,常危及患者生命。其出血通常十分凶猛,可出现突发的移植肾区疼痛不适,移植肾区肿胀隆起、患者自觉出冷汗、烦躁不安、脉搏细速,血压迅速下降,引流管引流出大量鲜血,尿量显著减少。

移植肾肾门出血:肾门部出血多为摘取肾脏、修肾过程中或移植肾开放血流后对肾门出血的小血管结扎不够仔细所致,多见于公民逝世捐献肾移植。移植肾肾门出血相对较缓慢,一般不会影响患者血压、血红蛋白和尿量。如果在肾周形成血肿,患者也会存在移植肾区肿痛感。

【治疗及转归】

积极补液、输注成分红细胞,维持生命体征稳定。术后第 4 天急诊行移植肾探查:按原切口逐层打开使移植肾显露;见肾周广泛血肿,清除术野血肿后发现移植肾明显肿胀,移植肾下极纵行长约 4cm、深约 1cm 破裂口(见图 4-7-2,手机扫描本章末二维码阅图),活动性出血;显露并用血管夹夹闭肾动脉,注意用冰水保护肾脏;继续清除深部血肿,见移植肾肾静脉因肾脏受到推移而受牵拉变得纤细,肾静脉周围被血肿严密包裹,彻底清除深部血肿;1-0 可吸收线先间断褥式缝合移植肾破裂口,再连续缝合裂口以加固;检查切口及移植肾再无活动性出血,彻底清洗创面,留置切口引流管后关闭切口。

患者后续接受抗排斥、预防感染等综合治疗,移植肾肾功能逐渐恢复,顺利出院。出院时每 24h 尿量 3 000ml 左右,血肌酐维持 240mmol/L 左右。

【诊疗思维】

移植肾破裂相较于移植肾动脉吻合口破裂,一般不如后者来得凶险及后果严重。但移植肾破裂仍是肾移植术后早期严重的并发症,如不及时有效处理则会带来严重后果,对于移植肾破裂如何做到早发现、早处理对于改善患者预后十分重要。对于术后出现移植肾区胀痛、切口渗血、引流管活动性出血者,应动态监测血压、心率、血红蛋白、每小时出血引流量及每小时尿量等,及时接受 B 超(最好床边 B 超)、腹盆腔 CT 等影像学检查,病情允许的情况下可以接受数字减影血管造影检查(可同时进行介入处理)。根据出血量或出血速度、生命体征的稳定性、影像学检查结果(尤其是 CT 影像的研判),并结合供受者的血管条件、血管吻合和肾脏摆放的可靠性来综合逻辑判断是移植肾破裂、动脉吻合口出血还是静脉吻合口出血。

移植肾破裂主要还是出现于移植肾静脉血栓、静脉狭窄等导致移植肾脏淤血肿胀的情况下,单纯因为急性排斥反应或肾脏突发挤压等导致移植肾破裂的情况极为少见。本病例供受者年龄均不大,动脉条件良好,术中动脉吻合非常可靠,术后出血并不凶险,因此分析动脉吻合口出血的可能性不大;本病例为亲属右侧供肾,肾静脉短,术中吻合静脉较为困难,术后先有腹胀后有出血,考虑为腹胀推移肾脏,导致静脉吻合口裂开出血,血肿又进一步压迫移植肾静脉,最终导致移植肾静脉回流障碍、肾脏淤血肿胀而破裂,此分析通过 B 超、CT 检查以及尿量减少等得到印证。最终手术探查证实。

【拓展】

移植肾破裂是肾移植术后早期严重并发症,临床相对少见,其发生率约为 3%~7%,如处理不及时或不当,可导致移植肾丢失甚至危及患者生命。移植肾破裂多发生在术后两周内,破裂部位通常在肾长轴凸缘,破裂方向与肾实质内叶间动脉的排列相关,一般为 1 处,但亦可以有多处。移植肾破裂的主要原因有移植肾静脉引流不畅、供肾过度灌注或灌注压力过高、排斥反应、急性肾小管坏死等,以上原因均可导致术后移植肾肿胀、组织脆性增加,当肾包膜内压力增加到一定程度导致包膜崩裂时,因压力变化导致肿胀脆弱的肾组织裂开。本例患者系亲属活体供右肾移植,肾静脉相对较短,术后腹胀导致肾静脉吻合口过度牵拉出血,继而血肿压迫肾静脉,导致移植肾肿胀、破裂。

移植肾破裂的早期明确诊断、及时得当处理至关重要。其诊断并不困难,典型的临床表现有突发的移植肾区剧痛伴隆起、引流管持续引流出新鲜血液、出现休克样表现、突发少尿或无尿等。实验室检查常提示血红蛋白下降。B 超或 CT 可见移植肾区不同程度的血肿。当临床考虑移植肾破裂,且出血量大、生命体征不稳定时,应尽早手术探查,可进一步鉴别诊断移植肾破裂及动脉吻合口破裂等。经探查后确诊为移植肾破裂,应根据患者全身及移植肾情况考虑是否保留移植肾。移植肾破裂严重、出血量大,患者休克症状难以纠正,应紧急切除移植肾。若移植肾破裂同时已经发生难以逆转的排斥反应,肾脏保留价值较小,亦可考虑切除移植肾。对于破裂口较小、出血量少者,可清除血肿后缝合裂口,经观察出血停止、移植肾血供良好,则可保留移植肾。本例患者临床表现为腹胀 1 天后突发移植肾区胀痛及无尿,生命体征尚稳定,探查发现移植肾受推移、肾静脉受到牵拉变得纤细,同时周围大量血凝块压迫,肾静脉闭塞,移植肾肿胀明显,下极可见一长约 4cm、深约 1cm 的破裂口,予清除血肿、修补破裂口、复通静脉血流后,移植肾肿胀较前明显好转,色泽红润,决定保留移植肾,术后经 2 次床边血滤,移植肾功能逐渐恢复。

鉴于移植肾破裂带来的严重后果,肾移植术中及术后应尽力减少或避免其发生。取肾时应注意保护肾脏,避免过度挤压,同时尽可能缩短冷热缺血时间,降低术后急性肾小管坏死的发生率。修肾时注意保护血管内膜,避免灌注压力过高或过度灌注。术中避免肾静脉过长、过短、扭曲、吻合口狭窄,保持肾静脉血流通畅,同时注意移植肾恰当摆放,防止静脉吻合口张力过大或移植肾静脉受到挤压等。术后应及时发现并正确处理急性排斥反应,移植肾功能延迟恢复患者及时充分血滤,同时拟纠正低蛋白血症及凝血功能障碍。术后早期避免剧烈活动,及时处理咳嗽、腹胀等增加移植肾外部压力的症状。

　　综合看来,移植肾破裂是肾移植术后紧急、严重并发症之一,处理不当可导致肾功能的丢失和/或人死亡。及时发现并有效处理可明显改善其预后。目前手术探查仍是治疗的首选,大多数情况下可选择保留移植肾,但对于危及生命的出血及不可逆转的排斥反应,则需切除移植肾,后期可等待再次肾脏移植。

【专家点评】

　　移植肾破裂是肾移植术后早期少见但严重的并发症,处理不及时或不当可能危及患者生命,因此及时诊断和正确处理非常重要。本例移植肾破裂与移植肾静脉梗阻有关,亲属捐献供肾相比公民逝世后供肾,其动、静脉长度均较短,本例系供右肾移植,肾静脉长度相对更短,这给血管吻合造成了很大的困难,也对移植肾的摆放提出了更高的要求。术后早期任何情况导致移植肾移位,均可引起血管过度牵拉导致出血,尤其是静脉吻合口旁的出血,若出血量较大,血凝块可压迫移植肾静脉,从而导致移植肾血流流出受阻,最终导致移植肾肿胀破裂。移植肾破裂病情进展快,往往以急性大出血或突然无尿被发现,情况危急,若怀疑为移植肾破裂,应紧急行移植肾探查术,保命为主,术中根据情况决定是否保留移植肾。本例患者的救治过程中,作者团队沉着冷静,付出了巨大的努力,成功挽救患者生命并保留移植肾。

（廖贵益　钟金彪　丁汉东）

参考文献

[1] SOLIMAN S A,SHOKEIR A A,EL-HEFNAWY A S,et al.Vascular and haemorrhagic complications of adult and paediatric live-donor renal transplantation:a single-center study with a long-term follow up [J]. Arab J Urol,2019,10(2):155-161.

[2] RAY D S,THUKRAL S. Spontaneous renal allograft rupture caused by acute tubular necrosis:a case report and review of the literature [J]. Case Reports in Transplantation,2017,2017:9158237.

[3] 丁利民,李新长.肾移植术后出血的临床诊治[J].中华器官移植杂志,2018,39(4):243-245.

[4] 邱涛,周江桥,刘修恒,等.围手术期移植肾切除的临床分析[J].国际泌尿系统杂志,2019,39(2):265-268.

[5] 郝昌军.移植肾破裂5例救治体会[J].中国冶金工业医学杂志,2015,32(1):76-77.

[6] CARVALHO J A,NUNES P,ANTUNES H,et al. Surgical complications in kidney transplantation:an overview of a Portuguese reference center [C]//Transplantation Proceedings. Elsevier,2019,51(5):1590-1596.

八、移植肾及输尿管结石 1 例分析

【摘要】

移植术后尿路结石发生率极低,文献报道发生率约为 0.17%~1.8%。肾移植患者只有一个有功能肾脏,因此一旦出现结石梗阻,对患者及移植肾功能影响很大。在此我们介绍 1 例移植肾及输尿管结石的病例,患者因无尿及移植肾区胀痛来院就诊,超声发现移植肾及输尿管结石,经皮肾镜联合输尿管软镜碎石治疗后移植肾功能恢复良好。通过病例,我们意在探讨移植肾及输尿管结石的诊断及治疗策略。

【病例资料】

主诉

肾移植术后 12 年,无尿伴移植肾区胀痛 1 天。

一般资料

受者,男性,48 岁,汉族,血型 A+,原发病为新月体肾炎,透析类型为血液透析,移植等待时间为 6 个月 。供肾类型为 DCD,HLA 配型为 2/6 错配,PRA I 类 2%,II 类 0。供受体均无泌尿系结石病史。

免疫抑制剂应用情况

患者免疫诱导治疗应用兔抗人免疫球蛋白 2.5mg/(kg·d),初始免疫抑制剂方案为环孢素 A 7mg/(kg·d)、吗替麦考酚酯 1g,q12h、醋酸泼尼松 60mg qd。术后第三年因齿龈增生将环孢素更换为他克莫司。入院前免疫抑制剂方案为他克莫司 0.5mg,q12h、吗替麦考酚酯 0.5g,q12h、醋酸泼尼松 5mg,q.d.。尿量每天约 2 000ml,血肌酐波动于 80~100μmol/L。

临床表现

患者肾移植术后 12 年,10 年前无明显诱因出现移植肾重度积水,考虑患者输尿管狭窄。予以患者行经尿道输尿管支架管置入术,术后积水好转。3 个月后拔除支架管,移植肾积水复发,遂反复更换输尿管支架管三次。2 年后拔除支架管,超声示移植肾轻度积水,较拔除前未见明显加重,尿量无明显减少,血肌酐 88μmol/L,未再行输尿管支架管置入术。5 年前患者体检发现移植肾结石,大小约 3cm,予以经皮肾镜碎石术,术后恢复良好,结石无残留,结石分析显示磷酸铵镁。2 年前复查超声,再次发现移植肾结石 3 枚,最大约 3cm,无明显肾盂积水,未行进一步治疗,期间规律复查超声。1 天前患者无明显诱因出现无尿伴移植肾区疼痛,无明显血尿,无明显尿频、尿急、尿痛,无发热,无恶心、呕吐。

移植肾相关症状:无尿、移植肾区胀痛、肌酐升高,由 100μmol/L 升高至 264μmol/L。

辅助检查

血常规：白细胞：14.76×10^9/L,中性粒细胞百分比：69.9%,血红蛋白：138.0g/L。

生化全项：肌酐：264μmol/L,尿素氮：8.5mmol/L,血钾：4.2mmol/L,血钠：141.2mmol/L。

尿常规：无尿。

甲状旁腺激素：阴性。

他克莫司血药浓度：4.3ng/ml。

腹部 CT 提示：移植肾重度积水,移植肾多发结石,最大者位于肾下盏,大小约 4cm;输尿管上段结石,大小 1.6cm×1.1cm(见图 4-8-1,手机扫描本章末二维码阅图)。

移植肾超声：移植肾肾盂扩张伴多发结石;移植肾输尿管结石继发上段扩张。

体格检查

体温 36.3℃,脉搏 79 次/min,呼吸 20 次/min,血压 150/90mmHg,双肺呼吸音稍粗,未及明显干湿啰音。心律齐,未闻及明显杂音。腹软。移植肾触诊质偏韧,压痛(+),大小正常,未闻及血管杂音。双下肢未见明显水肿。

【诊断与鉴别诊断】

诊断

移植肾及输尿管结石;移植肾积水;肾功能不全;异体肾移植状态。

诊断依据

根据患者急性起病,突发无尿、移植肾区胀痛等临床症状,结合实验室检查及影像学检查,血肌酐升高至 264μmol/L,CT 可见移植肾及输尿段上段高密度影。诊断为移植肾及输尿管结石。

鉴别诊断

移植肾急性排斥：患者发生移植肾急性排斥反应可出现移植肾区疼痛,尿量突然减少或无尿,可伴有高血压、水肿,肌酐升高。超声或核素检查示移植肾血流减少,肾核素检查还可见肾小球滤过率下降及肾小管功能下降,移植肾分泌功能减低。本患者既往有移植肾结石病史,腹部 CT 可见移植肾及输尿管结石,继发移植肾重度积水,故该患者的症状首先考虑结石继发移植肾积水造成。

移植肾输尿管狭窄：移植肾输尿管狭窄可出现尿量减少,肌酐升高,超声或 CT 可见移植肾积水,狭窄段以上输尿管扩张。晚期可出现移植肾皮质变薄,血供减少。本患者 CT 示移植肾及输尿管结石,因其既往存在移植肾输尿管狭窄病史,故不能完全排除移植肾输尿管狭窄所导致的结石发生。

移植肾动脉狭窄：移植肾动脉狭窄,患者可出现尿量减少,肌酐升高。此外,还可伴有进行性难治性高血压。移植肾彩色多普勒检查敏感性高。结合患者病史及检查结果,暂不考虑该病。

药物中毒:免疫抑制剂过量可能出现尿量减少,肌酐升高,一般不伴有移植肾区疼痛。该患者定期复查,他克莫司血药浓度稳定,暂不考虑。

下尿路梗阻:膀胱出口梗阻可导致患者出现移植肾积水,移植肾输尿管全程扩张,尿量减少,肌酐升高。患者往往伴有进行性排尿困难、尿频、尿急、尿线细、排尿费力等症状。通过检测尿流率,必要时行尿动力检查可确诊。本患者无相关症状,暂不考虑。

【治疗与转归】

患者发病后急诊行移植肾输尿管支架管置入术,予以患者头孢西丁 2g q8h,预防性抗感染治疗。手术过程顺利,置入支架管后可见浑浊尿液流出,术后继续抗感染治疗,未调整免疫抑制剂方案。留置输尿管支架管两周后,患者肌酐逐渐下降至 89μmol/L,遂接受碎石手术治疗。患者截石位,拟逆行经尿道置入输尿管镜探查输尿管,但因为角度问题(移植肾输尿管开口于膀胱前壁)未成功。遂改为超声引导下经皮肾镜术,穿刺针入肾盏,扩张通道至24F,置入肾镜可见移植肾肾盂内多发结石,气压弹道结合超声将结石击碎并吸出体外。更换输尿管软镜探查移植肾输尿管,未见明显结石残留和狭窄。留置输尿管支架管及肾造瘘各 1 根。术后复查结石无明显残留,肾积水较前明显好转(见图 4-8-2,手机扫描本章末二维码阅图)。术后两天拔除肾造瘘管,1 个月拔除输尿管支架。术后 1 年复查患者移植肾积水无明显进展,移植肾功能恢复良好。结石成分分析仍为磷酸铵镁结石。

【诊疗思维】

普通人群中发生的输尿管结石通常会引起剧烈的疼痛,但因移植肾已经去神经化,所以移植肾输尿管结石一般不会造成患者出现剧烈疼痛的症状,故会造成诊断的延迟以及继发严重的感染,从而导致移植肾功能不可逆地受损。因此,对移植肾输尿管结石及时诊治十分重要。本例患者因泌尿系结石导致移植肾输尿管完全梗阻,伴无尿及移植肾区胀痛,症状明显,结合相关影像学检查不难诊断。患者既往有移植肾输尿管狭窄病史,留置 2 年输尿管支架管后,肾积水和肌酐情况稳定,未进一步加重。然而,移植肾及输尿管结石的出现仍不能在术前排除外移植肾输尿管狭窄的存在。所以在手术过程中,除经皮肾镜联合输尿管软镜进行碎石取石外,探查移植肾输尿管是否存在狭窄也非常必要。此外,针对此类患者的免疫抑制剂方案,除了一些可能源于免疫抑制剂造成的代谢异常(如尿酸升高等),一般无需更改用药方案。该患者的结石成分为磷酸铵镁,目前的用药方案暂无明显提高结石发病率的危险因素,故未调整方案。

【拓展】

移植肾及输尿管结石由于可造成尿路梗阻、继发败血症和移植物功能丢失的风险,对移植患者是一种潜在的威胁。

由于移植物的去神经化,超过 50% 的患者无任何疼痛症状。最常见的症状是血尿,少尿/无尿,发热,血清肌酐水平升高,尿细菌培养阳性等。超声检查是诊断结石并确定其位置和大小最有用的诊断工具。腹平片则因为骨盆阴影和肠道的遮挡,造成其检查敏感性降低。计算机断层扫描(CT)对于结石诊断的特异性、敏感性较高,但对较小的结石,可能出现漏诊。

肾移植患者移植肾发生尿石症可能源于供体和受体两方面。除了肾小管中毒、继发甲状旁腺功能亢进、高尿酸血症、复发性尿路感染、高钙尿、尿量少、流出道梗阻等常规危险因素外,免疫抑制剂和异物(如支架和缝合材料)亦是肾移植患者泌尿系结石形成的危险因素。钙调蛋白酶抑制剂、咪唑立宾等免疫药物使用导致的高尿酸血症与尿酸结石形成有关[6]。然而,除了该特殊成分结石,大部分患者结石的成因与免疫抑制剂的使用无关。因此,多数患者无须调整免疫抑制剂方案。

肾移植患者尿石症的治疗方法与一般人群的治疗方法相似且同样安全。技术选择包括体外冲击波碎石、内镜和经皮肾镜碎石术。小结石小于0.4~0.5cm可以动态监测。对于直径为0.5~1.5cm的结石,可以采用ESWL进行处理。对于>1.5cm的结石通常需要输尿管镜或经皮肾镜碎石取石。输尿管镜在肾移植患者结石手术中取出输尿管结石的成功率高达78%,但由于移植肾输尿管的开口可能在穹隆、前壁或后壁的高位,入路较为困难,会在一定程度上影响手术成功率。早在2002年,Henderson A等即在输尿管镜手术失败的情况下,联合经皮肾镜和输尿管软镜治疗移植肾输尿管结石。本例患者术中输尿管镜下导丝置入输尿管开口困难,反复尝试不能进入输尿管,遂改为经皮肾镜联合顺行输尿管镜处理结石,手术过程顺利,术后移植肾功能恢复满意,结石完全清除。对于移植肾及输尿管结石患者的随访,应定期行超声检查。

肾移植术后泌尿系结石发生率较低,但却可导致一些严重的并发症。因此,及时诊治至关重要。一般来说,治疗方案可参考孤立肾的治疗方案。多镜联合的微创技术可用于移植肾结石的治疗。此外,长期随访对于确定预后以及防止复发都十分必要。

【专家点评】

肾移植后尿石症是一种罕见的并发症,但却可以导致严重的并发症和移植物丢失。在大多数移植肾输尿管结石的患者中,尿石症的发生往往不伴有疼痛容易造成诊治的延误。肾移植后尿石症的治疗方案与一般人群的治疗方案相似,但由于移植患者长期服用免疫抑制剂的特殊性,身体长期处于免疫抑制状态,所以要注重感染的预防及治疗,确保患者的安全。排查、去除患者结石发生的危险因素、长期密切随访对确定预后以及预防复发非常重要。

(胡小鹏)

参考文献

[1] MAMARELIS G,VERNADAKIS S,MORIS D,et al. Lithiasis of the Renal Allograft,A Rare Urological Complication Following Renal Transplantation:A Single-Center Experience of 2045 Renal Transplantations[J]. Transplantation Proceedings,2014,46(9):3203-3205.

[2] SEVINC C,BALABAN M,OZKAPTAN O,et al. Flexible Ureterorenoscopy and Laser Lithotripsy for the

Treatment of Allograft Kidney Lithiasis [J]. Transplant Proc,2015,47(6):1766-1771.

[3] MARTIN G,SUNDARAM C P,SHARFUDDIN A,et al. Asymptomatic Urolithiasis in Living Donor Transplant Kidneys:Initial Results [J]. Urology,2007,70(1):2-5.

[4] VERRIER C,BESSEDE T,HAJJ P,et al. Decrease in and management of urolithiasis after kidney transplantation [J]. J Urol,2012,187(5):1651-1655.

[5] WONG KA,OLSBURGH J. Management of stones in renal transplant [J]. Curr Opin Urol,2013,23(2): 175-179.

[6] CANAS G. Quiz page. Stones in the kidney allograft and bladder. Nephrolithiasis is common after transplantation. Cyclosporine often leads to chronic hyperuricemia and the formation of uric acid stones [J]. Am J Kidney Dis,2003,41(1):xli.

[7] STRAVODIMOS K G,ADAMIS S,TYRITZIS S,et al. Renal transplant lithiasis:analysis of our series and review of the literature [J]. Journal of endourology,2012,26(1):38-44.

[8] HENDERSON A,GUJRAL S,MITCHELMORE A E,et al. Endo-urological techniques in the management of stent complications in the renal transplant patient [J]. Transplant international,2002,15(12):664-666.

九、肾移植术后移植肾输尿管梗阻 1 例分析

【摘要】

移植肾输尿管梗阻是肾移植术后常见的泌尿系统并发症,病因复杂,诊治不及时或方法不当,易导致移植肾功能减退甚至丢失。在此,我们总结 1 例肾移植术后半年发生梗阻的病例。该病例考虑是由输尿管末端结石并石街形成所导致的长段梗阻,该类型梗阻少有文献报道。经开放手术治疗后,患者顺利恢复,随访 7 个月移植肾功能正常,未出现尿漏、梗阻复发等并发症。通过此病例,我们意在探讨经皮肾造瘘(percutaneous nephrostomy,PCN)、逆行输尿管镜、开放手术 3 种治疗方案在移植肾输尿管梗阻中的适用性。

【病例资料】

主诉

肾移植术后半年,移植肾区胀痛伴尿量减少 3 天。

一般资料

受者,男性,51 岁,汉族,血型 O+,原发病为慢性肾炎(未经活体组织检查证实),未透析,移植等待时间为 1 个月。供肾类型为 DCD,HLA 配型为 3/6 错配,PRA Ⅰ类 8%,Ⅱ类 0%。供肾为左肾,左供肾动脉共 3 支,开口于腹主动脉瓣成"品"字形;供者 CT 提示左肾 2 个小结石(大者 4cm×6mm),左肾无积水,左输尿管未见异常。

肾移植术中、术后恢复、出院后随访情况

肾移植术中情况:供肾静脉与髂外静脉,供肾动脉 3 支共腹主动脉瓣与髂内动脉端端吻

合。开放血流后,供肾充盈良好,颜色红润、质地硬,很快开始泌尿。供肾输尿管与膀胱行乳头状缝合+隧道包埋,置输尿管支架 1 根。

患者免疫诱导方案为 rATG+MP,免疫抑制维持方案为他克莫司+吗替麦考酚酯+醋酸泼尼松;其术后恢复顺利,出院后随访 5 个月情况稳定。围术期及随访详情见表 4-9-1。

临床表现

移植肾相关症状:以移植肾区疼痛为主要症状,呈持续性胀痛,不能自行缓解。自觉尿量明显减少,发病不到 24h 进入无尿状态。发病初期有尿时,无尿频、尿急、尿痛或肉眼血尿。

全身症状:伴有恶心呕吐,呕吐胃内容物。不伴有畏寒发热。随着病情进展,食欲、精神逐渐变差。

辅助检查

CRP:43.6mg/L,白细胞:10.3×10^9/L,血红蛋白:134g/L。

肾功能:肌酐 1 665.6μmol/L,肾小球滤过率 2.83ml/(min·1.73m^2),尿素氮 40.2mmol/L。

床旁彩超:移植肾增大,肾盂积水,血供正常,各级血管阻力指数在 0.6~0.7 之间。

CT:移植肾轮廓增大,可见积水扩张,实质内见斑点样致密影;移植肾输尿管扩张,其内见长段结节致密影;考虑移植肾、输尿管结石并移植肾积水。

体格检查

体重 64.8kg(平日约 59kg),体温 36.8℃,脉搏 76 次/分,血压 126/77mmHg。移植肾区皮肤略隆起,移植肾饱满,大小约 12cm×7cm×6cm,质地硬,伴有压痛。颜面部、双下肢水肿。

【诊断与鉴别诊断】

诊断

移植肾输尿管急性梗阻;移植肾输尿管下段结石;急性肾衰;移植肾轻度积水。

诊断依据

患者于肾移植术后半年发病,主要表现为移植肾区胀痛,尿量逐渐减少,最后至无尿,持续 3 天,合并有恶心呕吐、精神食欲变差的不典型症状;查体发现,移植肾增大、质地变硬、压痛阳性,合并体重明显增加、水肿的水钠潴留表现,可判断疾病累及移植肾;结合实验室检查,血肌酐骤升至 1 665.6μmol/L,肾小球滤过率降至 2.83ml/(min·1.73m^2),急性移植肾功能衰竭诊断成立。究其病因,彩超提示肾盂、上段输尿管扩张积水,可初步判断输尿管存在梗阻。但限于彩超的局限性,输尿管远端显示不清,经进一步 CT 检查发现移植肾下段输尿管结石并石街形成,以上输尿管及移植肾盂扩张积水,可确定移植肾输尿管存在急性梗阻,梗阻原因与移植肾输尿管下段结石相关。

表 4-9-1 围术期及随访数据

术后天数	尿量/ml/d	SCr/μmol/L	肾小球滤过率/ml/(min·1.73m²)	rATG/mg/d	激素 MP 或 Pred/mg/d	普乐可复/mg/d	吗替麦考酚酯/g/d	体重/kg	其他
0	0	576.6	9.6	75	500(MP)	0	0	50.4	术后 11h 尿量 7 790ml
1	3 790	298.0	20.6	75	400(MP)	0	0	卧床	–
2	4 020	266.4	23.4	50	200(MP)	0	2.0	卧床	–
3	2 030	177.5	37.5	25	200(MP)	6	2.0	48.8	静脉滴注 MP 改为口服 Pred
4	1 740	166.1	40.4	25	80(Pred)	6	2.0	48.8	rATG 免疫诱导结束
8	3 340	148.7	46.0	–	20(Pred)	6	2.0	50.2	他克莫司 C_0 5.5ng/ml
12	2 650	145.0	47.3	–	20(Pred)	6	1.5	48.2	他克莫司 C_0 9.8ng/ml,他克莫司胶囊减至 5mg/d
17	2 750	142.7	48.2	–	20(Pred)	5	1.5	50.6	他克莫司 C_0 5.3ng/ml,他克莫司胶囊加至 6mg/d,拔除输尿管支架后出院
30	2 100	152.3	44.7	–	15(Pred)	6	1.5	52.2	他克莫司 C_0 6.9ng/ml
90	1 800	146.3	46.8	–	10(Pred)	5	1.5	54.5	他克莫司 C_0 8.3ng/ml
150	2 500	111.3	64.2	–	10(Pred)	5	1.5	57.2	他克莫司 C_0 7.6ng/ml
180	0	1 665.6	2.8	–	5(Pred)	5	1.0	64.8	本次发病住院

注:SCr 为血清肌酐;肾小球滤过率使用简化 MDRD 方程计算,公式为男性肾小球滤过率 $[ml/(min·1.73m^2)] = 186 × [SCr(\mu mol/L)/88.402]^{-1.154} × 年龄^{-0.203}$;rATG 为兔抗人胸腺细胞免疫球蛋白;MP 为甲泼尼龙;Pred 为醋酸泼尼松;他克莫司 C_0 为他克莫司谷浓度。

鉴别诊断

急性排斥反应:表现为发热,尿量减少,对利尿剂不敏感,血压明显升高;移植肾明显肿大、压痛;血肌酐、尿素氮测定明显升高;彩超提示移植肾肿大,供肾动脉及弓形、叶间动脉阻力指数大于 0.75 以上,不伴有肾盂输尿管扩张。患者彩超各级血管阻力指数无明显升高,合并有肾盂积水,与急性排斥的彩超表现不符,故不考虑急性排斥。

移植肾动脉血栓形成或栓塞:肾动脉血栓形成或栓塞多在术后 1~2 周内发生,主要原因是灌注供肾时动脉内膜损伤、动脉吻合口技术欠佳、髂内动脉内膜斑块脱落等。患者觉肾区疼痛,体检发现移植肾体积 缩小、质软,如动脉主干栓塞,可出现完全无尿。彩超可发现移植肾缩小,肾动脉内可见到血栓回声,血栓远端及肾内见不到彩色血流信号。CT 也有助于明确诊断。患者移植肾饱满,彩超血供正常、血流信号达包膜下,故不考虑此病。

移植肾静脉栓塞:主要由血管吻合口技术失误、静脉吻合口处扭曲、肾周感染或患者有高凝状态等引起。可表现为少尿或无尿、血红蛋白尿、移植肾肿胀压痛。彩超发现移植肾增大,皮、髓质界限不清,肾静脉内可见血栓回声,血栓处静脉可增宽且不为探头加压所压陷。急性期肾静脉及肾内静脉血流消失,动脉表现为高阻力改变。CT 也有助于诊断。患者彩超静脉血流未发现异常,动脉阻力指数无明显增高,不符合静脉栓塞的表现。

其他原因导致的移植肾输尿管梗阻:如输尿管膀胱吻合口狭窄、输尿管缺血性坏死、腔内外占位性病变压迫、输尿管扭转、输尿管内疝等导致的梗阻,常需要通过彩超、CT 或磁共振泌尿系水成像(MR urography,MRU)等辅助检查来鉴别梗阻原因。通过 CT 分析,患者梗阻的原因与结石相关,但是否合并有输尿管或吻合口狭窄有待明确。

【治疗与转归】

入院当日急诊手术治疗,手术方案为逆行输尿管镜碎石术,备开放手术。在逆行输尿管镜术中,成功找到移植肾输尿管开口,未见有喷尿。斑马导丝刚进入输尿管开口,就因阻力明显无法继续深入,逆行输尿管镜操作失败。随后转开放手术,术中因移植肾输尿管扩张,辨认相对容易,探查发现下段输尿管壁严重水肿增厚,可触及腔内存在长段结石,结石与管壁粘连,无法活动。在结石梗阻以上离断移植肾输尿管,远端输尿管因术后粘连,加之梗阻后炎症水肿,分离困难,为避免风险,予以旷置。离断后不久,输尿管断端有尿液泌出,近端输尿管颜色、质地、蠕动基本正常,且长度适宜,行移植肾输尿管膀胱再植术,留置输尿管支架 1 根,术区置引流管 1 根。手术顺利结束。

术后患者顺利进入多尿期,主要治疗方案为:①恢复他克莫司、吗替麦考酚酯、醋酸泼尼松维持免疫抑制治疗;②常规外科预防感染及补液等治疗;③延长术区引流管、导尿管、输尿管支架留置时间,以观察及防范尿漏并发症。

术后第 3 天,患者血肌酐降至 558.1μmol/L,肾小球滤过率 10.0ml/(min·1.73m^2);术后 2 周,血肌酐为 243.6μmol/L,肾小球滤过率 26.0ml/(min·1.73m^2),排外尿漏后拔除术区引流管及导尿管。患者于术后第 16 天出院,未出现尿漏、感染或排斥等并发症,出院时血肌酐 217.6μmol/L,肾小球滤过率 29.6ml/(min·1.73m^2),尿量稳定在每天 2 400ml 以上。术后 4 周拔除输尿管支架。随访 12 个月,尿量每天约 2 000ml,血肌酐 122.0μmol/L,肾小球滤过率 57.7ml/(min·1.73m²),彩超未见肾盂、输尿管积水或结石。

【诊疗思维】

患者肾移植术后半年,以移植肾区胀痛、尿量减少为主要临床表现,结合彩超、CT 对于急性梗阻的诊断并不困难,也能基本肯定梗阻的位置及程度。

至于梗阻的原因,有可能是来源于供肾的结石掉入输尿管;或是患者因高尿酸血症、尿路感染等原因,形成了新的结石;也有可能移植肾输尿管下段或膀胱吻合口本就存在狭窄,狭窄导致局部易形成结石,结石又加重狭窄,最后发生急性梗阻。结合病史,考虑供肾结石掉入输尿管导致梗阻可能大。

急性梗阻已经发生,需尽早手术以挽救移植肾功能。至于手术方案先尝试逆行输尿管镜,是考虑到其风险低、侵扰少、损伤小。虽事先已了解到逆行输尿管镜插管的难度大、失败概率高,但如果在输尿管镜下成功碎石并置入输尿管支架,就能及时解除梗阻、改善肾功能。即便不一定能彻底根除梗阻的根本原因,这也是患者最受益的方案。

逆行输尿管镜失败后选择开放手术,而不是文献报道较多的 PCN,缘由如下:其一,移植肾积水轻,移植肾存在一定活动度,动脉、静脉、肾盂前后位置可能有变,移植肾 PCN 较普通肾脏的风险更大,一旦出现出血、感染并发症,累及移植肾,严重者可导致移植肾失功。其二,患者当前病情能耐受开放手术,开放手术能一期解除梗阻、处理梗阻原因,而 PCN 需二期手术解除梗阻病因。其三,PCN 二期手术解除梗阻的方法存在局限性,导致效果不确切,最后可能还是需要开放手术治疗。而对于开放手术,处理输尿管膀胱下段梗阻,手术范围多局限于输尿管膀胱吻合口附近,涉及移植肾、移植肾门的操作少,安全系数高。术中直接处置梗阻段亦是防止梗阻复发的最有效措施。当然,开放手术也有劣势,我们将在后文详述。该病例术中剩余的移植肾输尿管长度,能满足行输尿管-膀胱重新再植的要求,大大降低手术难度及术后出现并发症可能性。

【拓展】

文献报道输尿管梗阻发生率在 2%~10%,在术后 1 周至 1 年之间均可发生。通常将移植后 3 个月内出现的梗阻定义为早期梗阻,3 个月后的为晚期梗阻。早期梗阻与手术技巧有关,常见原因有输尿管缺血(约占 80%)、输尿管膀胱吻合处狭窄或淋巴囊肿、血肿的外部压迫等;如果术中输尿管保留过长,则增加了早期梗阻的风险,因为这样更容易出现缺血和扭结,常表现为间歇性梗阻。晚期梗阻的病因尚不清楚,它可能是腹膜后缺血性纤维化、急性排斥引起的血管炎或免疫抑制治疗引起的血管收缩。而肿瘤和结石是导致非移植患者输尿管梗阻的常见原因,但在移植患者中并不常见。输尿管结石导致的梗阻有少量文献报道,结石的原因有 47% 是由供肾带入,另外移植后的高尿酸血症、尿路感染及尿路梗阻也可导致结石形成。

因移植肾输尿管去神经化,临床上并发结石时常无绞痛,输尿管梗阻后多表现为尿量减少甚至无尿、血肌酐升高、移植肾区胀痛不适等。诊治不及时可导致移植肾功能不可逆受损、甚至完全丢失。因此，当出现上述症状，在排外急性排斥、药物中毒或血管并发症后，应考虑输尿管梗阻的可能。

超声、CT 和 MRU 是诊断和评估输尿管梗阻的常用影像学手段。超声检查是理想的无风险的首选检查，对肾盂积水敏感性高，同时可确认移植肾血流灌注情况。但肾盂积水在早期可能不明显，此外，轻微的肾盂扩张在无梗阻的情况下并不少见，比如膀胱输尿管反流。CT 可以提供清晰的解剖学细节来明确判断积水的原因和程度，还可准确定位梗阻、估算梗阻长度。MRU 可用于特定的病例，与 CT 具有相似的优点，连续性的动态显像可以辅助诊断输尿管的蠕动功能，其更好的软组织分辨率提供了识别腔内病变如碎片、血栓或肿瘤的能力，但不包括结石。

一旦确诊或强烈怀疑输尿管梗阻，须立即进行干预以挽救移植肾功能。逆行输尿管镜风险低、侵扰少、损伤小，但由于移植肾输尿管与膀胱吻合口位于膀胱顶部偏前侧，逆行输尿管镜插管在技术上具有挑战性，一般很难通过此方法进入移植肾输尿管并进行治疗操作。所以，与非肾移植的输尿管梗阻处理原则不同，绝大多数中心不将逆行输尿管镜治疗作为首选方案。但近年来，逆行输尿管镜成功解除梗阻的报道呈增多趋势。

大多观点主张首选 PCN，因移植肾位置表浅，肾盂积水后 PCN 成功率更高，穿刺部位以中上盏为宜，置管引流可以迅速改善移植肾功能，还可以通过顺行造影明确梗阻部位和程度，为后续的输尿管镜和球囊扩张提供直观的影像学参考。待肾功能改善，再行二期手术对输尿管梗阻进行根治。经皮球囊扩张并顺行置入输尿管支架法简单、安全、疗效较好，且可反复进行。该治疗方案对于早期梗阻成功率是 88%，晚期梗阻的成功率只有 67%；梗阻长度 <2cm，成功率为 86%，梗阻过长者则成功率几乎为 0，需开放手术治疗。较复杂的梗阻可联合钬激光输尿管梗阻段切开术以提高成功率。但有学者认为，导致移植肾输尿管梗阻的狭窄，经 PCN 结合球囊扩张方法治疗，可缓解梗阻，然而长期观察，狭窄再发生率高达 50%，常在治疗后 12 个月内出现。

虽然 PCN 得到广泛肯定，但也有不同观点认为移植肾有一定活动度，积水一般不重，由于不同供肾侧别可能肾血管位于肾盂前面，因此 PCN 风险较大，并且对于 >2cm 的狭窄梗阻处理效果差，倾向直接开放手术治疗。特别是对于管壁外因素如血肿、淋巴囊肿等手术并发症引起近期术后狭窄导致的梗阻，开放手术是最佳选择。但因局部瘢痕粘连，正常的解剖结构消失，易损伤移植肾及血管，输尿管难以辨认，开放手术难度大。可选择的手术方式包括输尿管-膀胱重新再植、移植肾输尿管-自体输尿管吻合、移植肾肾盂-自体输尿管吻合及移植肾肾盂-Boari 肌瓣吻合等。应尽量避免使用移植肾肾盂-自体输尿管吻合和移植肾肾盂-Boari 肌瓣吻合术，保留移植肾肾盂，以备处理并发症失败后用做另一选择，而且后者发生膀胱输尿管反流的概率大。

总而言之，对于移植肾输尿管梗阻的治疗，更多的观点倾向首选 PCN，而非开放手术或逆行输尿管镜；但对于晚期或长段梗阻，开放手术是一致认同的最佳选择；逆行输尿管镜存在技术操作上的困难，不建议常规运用。

笔者认为，针对梗阻这个主要矛盾，PCN、开放手术、逆行输尿管镜都能达到迅速解除梗阻、改善肾功能的目的。对一般情况差、不能耐受开放手术者，首选 PCN 或逆行输尿管镜；

如前文所述,前者对应的弊端是更大的创伤风险,后者是更低的成功率,手术医师应结合自身经验做出选择。对于能耐受手术者,开放手术一期解决梗阻、祛除梗阻病因,复发率低,使患者最大获益,对比 PCN 也可以是更好的选择。总之,手术方案的选择应结合梗阻原因、程度以及手术经验而定。

【专家点评】

移植肾输尿管梗阻是严重威胁移植肾功能的并发症之一,一旦发生,立即表现为少尿或无尿,肌酐水平上升。损害程度与梗阻程度及梗阻时间正相关,诊断明确后,应立即解除梗阻。

移植术后早期(1 至 3 个月内)或梗阻原因不明确,推荐经皮肾穿刺造瘘(PCN)引流。理由为简单创伤小,为二期诊治提供时间。经输尿管镜的逆行置管内支架引流,虽然创伤小,但操作难度大,失败率高。只能作为先行尝试,并备失败后替代治疗预案。移植术后中远期(大于 3 个月),急性梗阻,推荐经皮肾穿刺造瘘。水肿消退后行二期手术。慢性梗阻可控制感染后行开放手术。根据梗阻的部位和原因选择手术方式。

本病例临床思维清晰,诊治方案恰当,治疗效果满意,有一定的临床借鉴价值。

(钟　林)

参考文献

[1] BERGER P M,DIAMOND J R. Ureteral obstruction as a complication of renal transplantation:a review [J]. Journal of Nephrology,1998,11(1):20-23.

[2] SANDHU C,PATEL U. Renal transplantation dysfunction:the role of interventional radiology [J]. Clin Radiol,2002,57(9):772-783.

[3] LEONARDOU P,GIOLDASI S,PAPPAS P. Percutaneous management of ureteral stenosis of transplanted kidney:technical and clinical aspects [J]. Urol Int,2011,87(4):375-379.

[4] KUMAR S,AMELI-RENANI S,HAKIM A,et al. Ureteral obstruction following renal transplantation:causes, diagnosis and management [J]. Br J Radiol,2014,87(1044):20140169.

[5] KLINGLER HC,KRAMER G,LODDE M,et al. Urolithiasis in allograft kidneys [J]. Urology,2002,59(3): 344-348.

[6] 石景芳,王迎春,陈宏,等 . 移植肾输尿管梗阻伴结石 1 例报告并文献复习[J].国际放射医学核医学杂志,2008(05):319-320.

[7] Adamo R,Saad W E,Brown D B. Percutaneous ureteral interventions[J].Tech Vasc Interv Radiol,2009,12(3): 205-215.

[8] BROMWICH E,COLES S,ATCHLEY J,et al. A 4-year review of balloon dilation of ureteral strictures in renal allografts [J]. J Endourol,2006,20(12):1060-1.

[9] STREEM S B,NOVICK A C,STEINMULLER D R,et al. Long-term efficacy of ureteral dilation for transplant ureteral stenosis. J Urol,1988,140(1):32-35.

［10］聂志林,李黔生,靳风烁,等.肾移植后尿路并发症的发生及治疗:1 223 例次资料回顾［J］.中国组织工程研究与临床康复,2010,14(18):3275-3278.

［11］FAENZA A,NARDO B,CATENA F,et al. Ureteral stenosis after kidney transplantation:interventional radiology or surgery? ［J］. Transplant Proc,2001,33(1-2):2045-2046.

第四章　病例插图

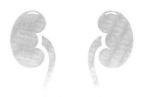

第五章 特殊类型移植病例

一、第5次肾移植1例分析

【摘要】

因肾脏移植后受者的生理和生活质量显著优于维持性透析状态,而移植肾的长期存活时间又相对有限,使近年等待和接受多次肾移植的受者数量与日俱增,其中多数为2次肾移植,少数为3次肾移植,个别为4次肾移植,5次肾移植则即使在国际上都罕有报道。3次及5次肾移植往往需要在左侧或右侧髂窝切除原丧失功能的移植肾,不仅手术难度加大,而且术后各种并发症风险也较初次或2次移植增加,属于困难肾移植。5次肾移植在手术技术上更具挑战,移植部位的选择也尚无定论。通过分享这次5次肾移植案例,为多次移植手术的开展提供参考。

【病例资料】

入院病史

受者,男性,55岁,AB血型。因"慢性肾小球肾炎、尿毒症"分别于2002年3月、2003年3月、2012年2月和2015年9月接受初次、2次、3次和4次肾移植。移植部位均为髂窝,第1和2次移植部位为右髂窝,第2和4次移植部位为左髂窝。第3次和4次移植的同时分别切除原丧失功能的移植肾。前四次移植肾的存活时间分别为7天、8年5个月、3年4个月和1年10个月。既往高血糖病史,口服降糖药物控制可;房颤病史,未予以治疗。

辅助检查

第5次移植术前PRA Ⅰ类22%,Ⅱ类86%,包括A3,B44、45、49、51、76、82;DR52、53、

DQ2、4、7、8、9(表5-1-1)。

表 5-1-1 患者术前相关数据

	血型	HLA-A	HLA-B	HLA-DR	HLA-DQ	MM	移植前	
受者	AB	2,—	38,75	15,—	5,6	/	/	
1st	AB	2,11	52,54	4,8	4,6	6/8	阴性	
2nd	AB	3,68	44,51	1,13	5,6	6/8	阴性	
3rd	AB	11,24	48,75	15,16	5,6	4/8	Ⅱ类 17%	
4th	AB	2,11	46,60	16,9	5,9	6/8	阴性	
5th	A	2,11	38,60	15,—	5,—	2/8	Ⅰ类 22% Ⅱ类 86%	无预存 DSA

体格检查

身高 172cm,体重 80kg,心率 90 次/min,血压 99/60mmHg,双肺呼吸音清,未闻及明显干湿啰音。腹软,腹部无压痛,未及明显包块及反跳痛。下腹部可见两条手术瘢痕,呈左右对称分布,长度约 15cm,左右侧分别可触及缩小移植肾,移植肾触诊质偏韧,未及压痛。双下肢见轻度水肿及色素沉着。

【诊断与鉴别诊断】

诊断

移植肾失去功能;血透状态。

诊断依据

患者病史明确,4 次肾移植术后,移植肾失去功能,规律血透。

鉴别诊断

高血压肾病:在肾病之前有多年的高血压控制不理想病史。长期高血压导致肾脏微小血管内压力增高,蛋白漏出,对肾脏结构造成难逆性损伤,逐渐进展至慢性肾衰竭阶段。临床早期以夜尿增多为主要表现,继之出现蛋白尿及血尿。

缺血性肾病:在肾病之前存在移植肾动脉狭窄的病因,包括吻合口缝合狭窄、吻合口瘢痕增生、肾动脉粥样硬化等。慢性缺血导致肾功能缓慢减退,肾脏体积缩小等改变。临床表现可有顽固性高血压、肾性贫血等。

肾病综合征:肾病综合征病因复杂,病理改变主要为肾小球基膜通透性增加,临床表现为大量蛋白尿、低蛋白血症、水肿、高脂血症。大量蛋白尿是指成人尿蛋白排出量 >3.5g/d;低蛋白血症是指血浆白蛋白降至 30g/L 以下。

IgA 肾病:IgA 肾病病理主要是肾小球系膜区以 IgA 或 IgA 沉积为主,伴或不伴有其他免疫球蛋白在肾小球系膜区沉积。临床表现主要为反复发作性肉眼血尿或镜下血尿,可伴有不同程度蛋白尿。

排异反应:排异反应病理类型分为细胞性排异反应和抗体介导性排异反应。细胞性排异反应主要表现为移植肾组织内淋巴细胞浸润;抗体介导性排异反应主要表现为微血管炎改变,伴或不伴 C4d 沉着。临床表现主要以血肌酐升高为主,可伴有蛋白尿及肾脏肿胀等表现。

【诊疗及转归】

术前准备

患者术前复查 PRA Ⅰ类 22%,PRA Ⅱ类 86%,提示高致敏,但由于配型较理想:HLA 错配数仅为 2/8,并且 Luminex 单抗原微珠法显示无供者特异性抗体(DSA),淋巴细胞毒交叉配合试验和 Flow-CDC 也均为阴性(<10%),故未行血浆置换等脱敏预处理。

术中诱导及术后维持方案:诱导治疗采用兔抗人胸腺细胞免疫球蛋白(rATG),首剂 50mg 在移植肾动静脉开放前静脉滴注,术后 25mg/d,连用 2d。同时静脉滴注 IVIG 10g/d,连用 1 周后减为 5g/d,持续 3 天。维持免疫抑制方案为他克莫司+吗替麦考酚酯。

手术方式

腹膜外高位肾移植术。

手术步骤

经第三次肾移植的右下腹原切口切开腹壁直至已失去功能的移植肾表面,从肾包膜内游离并切除萎缩的肾脏(见图 5-1-1A,手机扫描本章末二维码阅图),双重缝扎受者体内的肾动、静脉残端。贴近切口的外侧壁切开肾窝残留增厚的纤维结缔组织壁,分离腹膜并推向内侧。先显露及游离右髂总动脉,然后游离下腔静脉左、右髂总静脉分叉处平面以上的一小段下腔静脉侧壁(见图 5-1-1B,手机扫描本章末二维码阅图)。将移植肾的肾动、静脉分别与受者的右髂总动脉及下腔静脉行端侧吻合(图 5-1-1C),试开放无吻合口出血后(图 5-1-1D),依次开放肾静脉、动脉血流,可见移植肾颜色鲜红且质地良好(图 5-1-1E)。仔细止血后将移植肾放置于腹膜后高位。经导尿管滴注无菌生理盐水约 200ml 充盈膀胱,充分显露膀胱右侧顶壁。避开前两次的输尿管膀胱吻合处,将移植肾的输尿管保留适宜长度后内置双 J 管,输尿管末端与膀胱黏膜间断吻合(5-0 PDS 可吸收线),然后行膀胱肌层隧道包埋(图 5-1-1F)。分离输尿管走行处的粘连组织,确保输尿管从原移植肾肾窝的底部平整通过,避免骑跨带来的并发症。于肾上极及膀胱吻合口附近分别放置一根橡皮引流管后逐层关闭切口。供肾冷缺血 11 小时 30 分,手术时长 4 小时 50 分。

转归

术后受者即刻来尿,第1天尿量4 250ml,血肌酐稳定下降。术后第3天发生快心室率房颤伴室内差异性传导,同时彩超示移植肾内血流减少,立即给予胺碘酮持续静脉泵入,8h后成功复律。另给予前列地尔20μg/d静脉滴注以改善微循环,结果连用3d后患者的凝血时间显著延长(PT 25s,PTA 34%,INR 2.2,KPTT 44s),伴血红蛋白由124g/L下降到84g/L,右侧腹出现大片皮下瘀斑,立即停用前列地尔并输注冷沉淀和凝血酶原复合物纠正凝血功能至正常。术后第8天彩超显示肾周出现16.8cm×6cm液性暗区,提示血肿,遂在彩超定位下穿刺抽吸出暗红色陈旧性积血约300ml。术后第13天超声造影显示移植肾内血流丰富,各级动脉阻力指数0.72~0.88。之后患者的血肌酐继续下降至118μmol/L,复查彩超血肿逐渐变小,于移植后20d好转出院。至今随访32个月,患者的血肌酐保持稳定(100μmol/L),无新生DSA、急性排斥反应及感染,有轻度蛋白尿(500~800mg/d),通过口服雷公藤多苷片和舒洛地特控制。

【诊疗思维】

患者虽然为高致敏状态,但HLA错配数仅为2个(不含与既往供者位点的重复错配),并且采用最敏感的Luminex单抗原微珠法检测提示无供者特异性抗体(DSA),而且淋巴细胞毒交叉配合试验和Flow-CDC也均为阴性(<10%)。我们虽然未给予血浆置换等脱敏处理,但仍选用了兔抗人胸腺细胞免疫球蛋白进行诱导和IVIG预防新生DSA。在PRA的基础上,增加术前的Luminex单抗原微珠法检测和Flow-CDC检测,如果预存DSA和Flow-CDC均为阴性,则无需行术前血浆置换+IVIG的脱敏处理。而五次肾移植另一难点在于如何选择手术部位,在切除既往移植肾的同时还要精确游离出血管,去除血管外附着筋膜以便吻合。

【拓展】

目前国际上报道的多次肾移植研究多为3次和4次移植,5次移植寥寥无几。多次移植的手术方式可概括为4种:①经腹异位肾移植:采用下腹正中切口,推移盲肠后暴露髂血管与移植肾血管进行吻合;②腹膜外异位肾移植(端-侧吻合式):供肾置于髂窝,供肾血管吻合在髂总血管上;③腹膜外异位肾移植(端端吻合式):切除原移植肾,但保留原移植肾的动脉和静脉,用于与新植入供肾的动、静脉吻合;④腹膜外原位肾移植:采用右侧经12肋切口,切除部分12肋,游离并切除左侧自体肾,保留肾静脉尽可能长,甚至解剖至肾实质内;保留左肾的肾盂和输尿管;供肾动脉与受者的肾动脉或脾动脉端端吻合,供肾静脉与受者的肾静脉或脾静脉端端吻合,受者上述血管条件不佳时,供肾动、静脉分别与受者腹主动脉及下腔静脉端-侧吻合;此外,供肾肾盂与自体肾肾盂吻合或受者输尿管-供肾肾盂吻合或供受者输尿管-输尿管吻合。无论选择上述哪种方式,3次以上肾移植的外科并发症概率都较初次和2次肾移植高。腹膜外异位肾移植术式的常见并发症包括血肿、血栓、尿路梗阻、尿漏、淋巴漏和切口感染等,发生率达28%~50%。原位肾移植的手术并发症包括尿漏、肾动脉狭窄、血栓和尿路梗阻等,总体发生率约16%。本例患者也在术后1周并发移植肾周血肿,与手术创面大、血小板水平较低和使用抗凝血治疗有关,经积极改善凝血功能和粗针穿刺引流积液后治愈。本例的临床过程提示在五次肾移植中采用右侧腹膜外高位移植方式是安全可行的,但须密切注意监测凝血功能和血小板变化、避免抗凝过度导致肾周血肿形成。

多次肾移植的另一个难题是反复接触外来移植抗原导致的HLA致敏,使移植后细胞性排斥反应和体液性排斥反应的发生率都显著增高(达30%~68.8%),这是导致多次肾移植后1年移植物存活率普遍下降(约71%~87.5%)的重要因素。例如Ooms等报道同侧髂窝内再次肾移植99例,其中16例在术后1年内切除移植肾,而有6例为急性排斥反应所致。Barnes等报道23例3次和4次肾移植,其中5例患者直接由急性排斥反应导致移植肾失功。本例患者在第五次肾移植前高度致敏,未给予脱敏处理和大剂量的免疫诱导,但移植后随访16个月均未发生急性排斥反应,主要得益于此次移植前良好的供受者配型。我们建议在现有脱敏治疗效果有限的情况下,重视多次肾移植的供受者配型,位点尽量多配并避免DSA存在,是减少移植后免疫风险的最直接有效的措施。

【专家点评】

本例肾移植是目前国内首次报道的五次肾移植,采用切除原髂窝失去功能移植肾,供肾动、静脉分别与受者髂总动脉及下腔静脉端侧吻合的腹膜外高位移植方式取得了良好的移植效果,为特殊的多次肾移植提供了一种良好的手术方式参考。远期疗效有待进一步观察。

(陈　刚　朱　兰　郭志良)

参考文献

[1] HALAWA A. The third and fourth renal transplant:technically challenging,but still a valid option [J].Ann Transpl,2012,17(4):125-132.

[2] FRIEDERSDORFF F,PATABENDHI S,BUSCH J,et al. Outcome of Patients after Third and Fourth Kidney Transplantation [J].Urol Int,2016,97(4):445-449.

[3] MUSQUERA M,PERI L L,ALVAREZ-VIJANDE R,et al. Orthotopic kidney transplantation:an alternative surgical technique in selected patients [J]. Eur Urol,2010,58(6):927-933.

[4] DABARE D,KASSIMATIS T,HODSON J,et al. Outcomes in third and fourth Kidney transplants based on the type of donor [J]. Transplantation. 2019,103(7):1494-1503.

[5] OOMS L S,ROODNAT J I,DOR F J,et al. Kidney retransplantation in the ipsilateral iliac fossa:a surgical challenge [J]. Am J transplant,2015,15(11):2947-2954.

[6] BARNES J C H,GOODYEAR S J,IMRAY C E A,et al. Kidney retransplantation from HLA-incompatible living donors:A single-center study of 3rd/4th transplants [J]. Clin Transplant,2017,31(11):e13104.

二、神经源性膀胱肾移植 2 例分析

【摘要】

神经源性膀胱(neurogenic bladder,NB)的定义为由于神经系统疾病或者损伤导致的膀胱储尿或排尿功能障碍,主要表现为尿潴留、反流、尿失禁等,后期以双侧上尿路扩张、积水常见,甚至发展为肾功能衰竭。肾移植联合肠道膀胱扩大术是治疗神经源性膀胱导致尿毒症的主要方式,然而神经源性膀胱可能会损害移植肾功能,面临更高的感染以及肠道并发症风险。在此,我们报道 2 例成功运用肾移植联合肠道膀胱扩大术治疗神经源性膀胱致尿毒症病例。

【病例资料一】

患者,男性,31 岁,因尿失禁 20 年,维持性血液透析 4 年入院。

患者自幼尿失禁,骶骨部位有一 4cm×3cm 大小包块,质地中等,彩超提示隐性脊柱裂,脊膜膨出,内含马尾、终丝、脂肪组织,与周围组织粘连,诊断为"隐性脊柱裂""神经源性膀胱"。15 年前行膀胱颈气化电切术治疗,尿失禁稍缓解。5 年前,患者尿失禁加重,血清肌酐升至 362μmol/L。尿动力学检查提示:尿流率偏低;膀胱功能容量尚可,感觉功能存在,顺应性低,膀胱相对安全容量约 370ml,储尿期未见膀胱逼尿肌无抑制性收缩,排尿期未见逼尿肌收缩,小便未解出,结合尿失禁病史,考虑充盈性尿失禁可能性大;最大尿道压偏低。静脉肾盂造影提示:双肾积水,双侧输尿管上段扩张。行经尿道膀胱镜下膀胱颈肉毒素注射术,术后尿失禁稍缓解。3 个月后,血清肌酐进行性增高至 700μmol/L,患者出现视物模糊,血压高达 220/140mmHg,予右侧输尿管再植+右侧输尿管支架植入术治疗。术后排尿困难及尿失禁有所好转,夜间无遗尿,仍排尿费力,射程短,尿量少。4 年前患者肾功能进一步下降,无尿,左肾 GFR 为 12.62ml/min,右肾 GFR 为 4.2ml/min,开始规律血液透析。于 2017 年 4 月收入我院行活体肾移植同期回肠膀胱扩大术。

受者,男性,31 岁,汉族,血型 AB+,原发病为神经源性膀胱,透析类型为血液透析,移植等待时间为 15 个月。供肾类型为亲属供肾(母亲),HLA 配型为 2/6 错配,PRA I 类 5%,2 类 6%。受者先天性隐性脊柱裂,神经源性膀胱。

手术步骤

手术取脐下至耻骨联合上方腹正中切口,将移植肾静脉和肾动脉分别与左髂外静脉和左髂外动脉端侧吻合,血流开放后输尿管即刻有尿液喷出;膀胱挛缩成梨形,容积约 50ml,将膀胱于正中线矢状打开,内壁可见散在滤泡样增生;打开腹膜,见乙状结肠与周围腹膜轻度粘连,距回盲部 15cm 处截取 20cm 长的带蒂回肠,纵行剖开回肠,清洁肠腔,行 U 形侧侧吻合扩大宽度,再将准备好的回肠与膀胱切口连续缝合,使之成为新膀胱顶壁,膀胱内留置蕈形引流管,通过膀胱前壁、腹壁引出体外,用于术后膀胱冲洗及引流。输尿管穿过腹膜缝

合于腹膜内新膀胱的回肠上,留置输尿管支架管。将近、远端回肠断端用吻合器侧侧吻合后封闭吻合口并加固,留置腹腔和盆腔引流管,逐层关腹。

免疫抑制剂应用状况

术前 1 天起:吗替麦考酚酯 1 000mg,b.i.d.。术后 0~3 天:甲泼尼龙 200mg/d+ATG-F 100mg/d。术后第 2 天起:他克莫司 1.5mg,b.i.d.+五酯胶囊 11.25mg,b.i.d.。术后第 4~9 天:吗替麦考酚酯+他克莫司+醋酸泼尼松(60/50/40/30/20/10mg)。术后 10d 以后:吗替麦考酚酯+他克莫司(无激素方案)。

【病例资料二】

患者,男性,23 岁,因尿失禁 15 年,血清肌酐升高 1 年入院。

患者自幼尿失禁,诊断为"神经发育不良",未予重视。1 年多前发现血清肌酐 2 000μmol/L,开始规律血液透析;尾椎 MRI 示:脊髓马尾显示不清;彩超示:双肾重度积水,双肾输尿管全程扩张。尿动力学检查显示:充盈期未见逼尿肌明显无抑制性收缩,逼尿肌收缩力减弱,腹压辅助排尿。2017 年 10 月于我院行活体肾移植同期乙状结肠膀胱扩大术。

受者,男性,23 岁,藏族,血型 A+,原发病为下尿路梗阻(神经源性膀胱),透析类型为血液透析,移植等待时间为 19 个月。供肾类型为亲属供肾(父亲),HLA 配型为 3/6 错配,PRA 1 类 12%,2 类 2%。受者有神经源性膀胱病史。

手术步骤

手术取右侧髂窝弧形切口,将移植肾静脉和肾动脉分别与右髂外静脉和右髂外动脉端侧吻合,血流开放后输尿管口有尿液喷出;于耻骨后探查膀胱,容量约 50ml,将膀胱于正中线矢状剖开,内壁欠光滑,厚约 1.5cm;打开腹膜,截取 10cm 乙状结肠,纵行剖开,清洁肠腔,覆盖于膀胱顶沿膀胱切缘缝合,膀胱内留置蕈形引流管 1 根;新膀胱充盈后容积约 400ml,移植肾输尿管以抗反流技术吻合于新膀胱顶壁右侧,内置输尿管支架管 1 根;将近、远端结肠断端手工端端吻合并加固;留置腹腔和盆腔引流管,逐层关腹。

免疫抑制剂应用状况

术前 1 天起:吗替麦考酚酯 1 000mg,b.i.d.。术后 0~3 天:甲泼尼龙 200mg/d+ATG 50mg/d。术后第 2 天起:他克莫司 1.5mg,b.i.d.+五酯胶囊 11.25mg,b.i.d.。术后 4~9 天:吗替麦考酚酯+他克莫司+醋酸泼尼松(30/25/20/15/10/5mg)。术后 10 天以后:吗替麦考酚酯+他克莫司(根据血药浓度调整剂量)+醋酸泼尼松(5mg/d)。

【治疗与转归】

病例 1 术后第 2 天下床活动,排气后逐渐由流食恢复至普食;术后 4d 肌酐水平 170μmol/L,尿量约 2 500ml/d;术后第 5 天解黑便,至术后 2 周黑便消失;术后第 6 天拔除腹腔及盆腔引流管。术后 3 周行膀胱造影提示:膀胱容量可,无漏尿、反流,遂拔除尿管及膀胱造瘘管。术后 1 个月出院。术后 2 个月拔除移植肾输尿管支架管。受者于术后 4 个月因肺部感染住院一次,肌酐升高至 172μmol/L。予以莫西沙星抗感染治疗,调整免疫抑制剂用量(吗替麦考酚酯减量至 1 000mg/d,醋酸泼尼松增至 30mg/d),住院 2 周复查胸部 CT,肌酐降至 140μmol/L 以下,好转出院。受者定期于门诊随访。现术后 3 年半,肾功能稳定,肌酐:100~130μmol/L,他克莫司浓度:4.8~9.9ng/ml。目前能自行排尿、不需要间歇性清洁导尿,无残余尿。

病例 2 术后 5d 血清肌酐降至 140μmol/L 以下,尿量 2 500ml/d;术后第 2 天下床活动,6d 后逐渐恢复至普食,无黑便。术后 3d 拔出盆腔引流管,8d 拔除腹腔引流管,17d 拔除导尿管,于术后 26d 出院。术后 6 周来院拔除蕈形膀胱造瘘管和输尿管支架管。受者定期门诊随访,需要每日清洁导尿。现术后 3 年,肾功能稳定,肌酐 106~140μmol/L,他克莫司浓度:4.4~9.4ng/ml。无排斥反应、感染、结石发生。

【诊疗思维】

神经源性膀胱后期若发生肾功能衰竭(尿毒症期),可根据患者的情况选择相应的肾脏替代治疗方法。肾脏移植是尿毒症最佳的治疗方式,对于伴有神经源性膀胱疾病患者,移植成功的关键在于正确处理下尿路功能障碍,保证膀胱储尿和排尿功能,防止反流影响移植肾功能及预防尿路感染。膀胱扩大术是治疗神经源性膀胱较为成熟的治疗方式,且术式选择具有多样性。此 2 例患者中,术者根据患者的肠管、膀胱周围粘连情况,对例 1 选用了回肠扩大膀胱,对例 2 采用了乙状结肠扩大膀胱。移植肾输尿管吻合方式亦有多种选择,目前并未有统一的标准。需要注意的是,患者术后可能发生尿潴留、泌尿系感染、结石及肠道功能障碍,因此提高患者随访依从性尤为重要。

【拓展】

神经源性膀胱是一类由神经系统的损伤或病变,而产生膀胱储尿或排尿异常的疾病。长期的膀胱储尿或排尿异常,将导致膀胱功能减退,顺应性降低,膀胱内压力增高,进而导致输尿管反流,输尿管扩张,双肾积水,严重者甚至发展成为尿毒症。目前国际主流的神经源性膀胱治疗方式主要有间歇性清洁导尿、药物治疗、外科手术治疗及电、磁刺激等神经调节。然而对于病程较长且并发尿毒症的神经源性膀胱患者而言,肾移植联合膀胱扩大治疗将成为其主要治疗手段。

目前肾移植的手术方式固定且成熟,但对于膀胱扩大的手术方式及移植肾输尿管吻合部位却存在多种选择。目前国内外已报道的膀胱扩大方式有胃肠道代膀胱术、膀胱自体扩大术、胃肠道膀胱扩大术及输尿管膀胱扩大术等。但各种手术方式均各有利弊:膀胱自体扩大术可避免胃肠道黏液及代谢物的产生或再吸收,无癌变的危险且手术操作简单,但并不能有效增加膀胱容量及降低逼尿肌压力。输尿管膀胱扩大术虽然避免了胃肠道膀胱扩大术的相关并发症,但其应用局限,仅限于具有扩张迂曲的输尿管的受者。胃肠道代膀胱或胃肠道膀胱扩大术可以实现理想的膀胱容量及顺应性,但术后尿路感染、电解质及代谢紊乱、胃肠道黏液所致结石等风险较高。罗敏等报道了 18 例行肠道膀胱扩大术的神经源性膀胱患者,结果提示回肠或乙状结肠膀胱扩大术可有效增加膀胱容量及其顺应性,降低膀胱内压,获得了良好的膀胱储尿功能,同时避免了上尿路功能的损害,且因为术前严格的肠道准备,减少了术后感染的发生,促进肠功能的恢复。但 Wang 等报道乙状结肠膀胱扩大术后,受者结石发生率增高,为减少术后感染的可能术前需更加严格的肠道准备,但回肠膀胱扩大术后有发生小肠梗阻的可能。对于输尿管吻合部位,国际上也众说纷纭。对于是将移植肾输尿管吻合于原膀胱上还是吻合于新膀胱肠管上的争论,当前也没有能达成一致的意见。Nahas 等报道了 25 例受者,其中供肾输尿管吻合于受者原膀胱有 16 例,吻合于新膀胱肠管的有 6 例。术后两组患者也未见明显并发症。Lynnette 等报道了 7 例接受移植肾输尿管吻合于新膀胱肠管上的病例,术后随访 4 年除一名患者因为 T 细胞排斥导致的呼吸衰竭死亡外,剩余的 6 名患者均未出现漏尿,移植肾功能减退等并发症。因此上述的各种手术方式并不存在绝对利弊,具体的手术方案一般需要根据患者的自身情况而定。

膀胱扩大手术的时机选择同样是一个值得讨论的问题。因为肾移植术后免疫抑制剂的使用将会增加术后吻合口感染、尿漏或出血等可能,增加手术失败风险。目前国际上大都选择先行膀胱扩大术,待二期行肾移植手术。Delis 等及 Basiri 等分别报道了 1 例及 19 例受者先一期实施膀胱扩大术,数月后再进行二期肾移植。术后所有受者均未发生相关的并发症,并获得了良好的移植物存活率。但一期行肾移植手术,二期行膀胱扩大手术或同期行肾移植+膀胱扩大手术是否会增加患者手术失败风险,一直是萦绕在众多肾移植医师心中的疑问。当前一些报告显示,移植后膀胱扩大术对肾移植的结果没有明显的影响,也没有额外的并发症、移植肾功能或生存风险。Basiri 等进一步对神经源性膀胱的治疗和尿毒症的治疗时机进行了探讨。在他们的研究中受者被分为三组:移植前行膀胱扩大组(组 1:21 例),移植后行膀胱扩大组(组 2:23 例),正常膀胱行肾移植对照组(组 3:45 例),结果显示虽然组 1 和组 2 受者术后尿路感染发生率显著高于组 3,但三组受者急性排斥反应无显著差异,组 1 和组 2 有相似的移植肾存活率且均高于组 3。因此,膀胱扩大术和肾移植手术先后实施或者同期进行,均未见其对移植肾功能有影响,但同期手术样本较少,仍需观察。

同时有研究表明:施行膀胱扩大术,改善神经源性膀胱患者膀胱容量,降低膀胱内压力时,并不需要同时进行输尿管抗反流手术。但是,Soygur 等对只进行回肠膀胱扩大术而没有进行抗输尿管反流术神经源性膀胱患者研究发现,47% 的患者术后即使膀胱内压力很低,膀胱输尿管反流仍然持续存在,在以后的随访过程中也发现这些患者存在明显的上尿路感染和损害症状,Soygur 等回顾这些患者术前的尿动力学检查发现,这些患者无一例外在充盈期就出现低压反流;本研究也证实了神经源性膀胱低压反流的现象。而 Zhang 等通过对术前存在低压反流的神经源性膀胱患者实施抗反流手术,随访表明术后效果良好。这表明低压反流神经源性膀胱患者是否进行抗反流手术治疗仍然存在很大争议,需要更多的研究来证实。

对于神经源性膀胱所致尿毒症的患者而言,膀胱扩大术+肾移植是其主要的治疗方式。依据目前相关报道而言,肾移植前,移植后或同期行膀胱扩大术对于移植肾功能及术后并发症并无较大影响。本报道中 2 例受者均因神经发育异常,长期逼尿肌收缩无力、排尿功能障碍,导致输尿管反流及充溢性尿失禁,最终肾功能衰竭。肾移植作为治疗的最佳方式,其中膀胱扩大术术式和移植肾输尿管吻合术式选择多种多样,需要充分评估患者情况进行选择,保证膀胱储尿和排尿功能,防止反流影响肾功能及预防泌尿系感染、膀胱结石及胃肠道功能障碍。两例受者仍需长期随访,定期复查肾功能、血药浓度等,以获得长期高生活质量、无并发症的人肾存活率。

【专家点评】

神经源性膀胱在中国并非少见。如能早期诊断,采用以保护肾功能为核心的治疗措施(间歇性导尿、膀胱扩大等),患者多不至于进展至尿毒症。如未及时诊断治疗,病情发展为终末期尿毒症,由于其病变部位在于膀胱,多数医院不支持此类患者接受肾脏移植。既往国内有神经源性膀胱患者肾脏移植的个例报道,采用回肠膀胱、输尿管造口等,患者生活质量影响较大。我们采用回肠或结肠膀胱扩大,同期肾脏移植,效果确切,患者不需腹部开口或用造口袋接尿,仅部分患者需要间歇性清洁导尿,总体生活质量高,外表美观,是目前治疗此类患者的最佳方式。

(林　涛)

参考文献

［1］罗敏,沈朋飞,朱玲,等.肠道膀胱扩大术治疗神经源性膀胱的护理［J］.护士进修杂志,2010(19):34-36.

［2］WANG K,YAMATAKA A,MORIOKA A,et al. Complications after sigmoidocolocystoplasty:review of 100 cases at one institution［J］.J Pediatr Surg,1999,34(11):1672-1677.

［3］NAHAS W C,MAZZUCCHI E,ARAP M A,et al. Augmentationcystoplasty in renal transplantation:a good and safe option:expe-rience with 25 cases［J］.Urology,2002,60:60(5):770-774.

［4］TAN L R L,TIONG H Y. Ureteric implantation into the bowel portion of augmented bladdersduring kidney transplantation:a review of urological complicationsand outcomes［J］.ANZ J Surg,2019,89(7-8):930-934.

［5］DELIS S,FILIPPOU D K,DERVENIS C,et al. Kidney transplantation with two donor ureters in patient with previous ileogastric conduit［J］.Transpl Int,2005,18(7):884-886.

［6］BASIRI A,SHAKHSSALIM N,HOSSEINI-MOGHDDAM S M,et al. renal transplant in patients with previous ileogastric conduit［J］.Exp Clin Transplant,2009,7(1):28-32.

［7］FONTAINE E,GAGNADOUX M F,NIAUDET P,et al. Renal transplantation in children with augmentation cystoplasty:long-term results［J］.J Urol,1998,159:2110-2113.

［8］BASIRI A,OTOOKESH H,ROZITA H,et al. Kidney transplantation before or after augmentation cystoplasty inchildren with high-pressure neurogenic bladder［J］.BUJ Int,2008,103:86-88.

［9］JUHASZ Z,SOMOGYI R,VAJDA P,et al. Does the type ofbladder augmentation influence the resolution of pre-existingvesicoureteral reflux［J］.Neurourol Urodyn,2008,27(5):412-416.

［10］SOYGUR T,BURGU B,SUERE,et al. The need for uretericre-implantation during augmentation cystoplasty:video-urody-namic evaluation［J］.BJU Int,2010,105(4):530-532.

［11］ZHANG F,LIAO L.Sigmoidocolocystoplasty with ureteral reim-plantation for treatment of neurogenic bladder［J］.Urology,2012,80(2):440-445.

三、常染色体显性多囊肾病患者接受肾移植 1 例分析

【摘要】

常染色体显性遗传性多囊肾病（autosomal dominant polycystic kidney disease，ADPKD）是一种常见的单基因遗传性疾病，占终末期肾病患者 5%~10%。目前，针对 ADPKD 的药物疗效有限，肾移植仍是进入终末期肾病 ADPKD 最有效的治疗手段。在此，我们总结 1 例多囊肾合并 Alport 综合征、多囊肝、全内脏反位、轻度 α-地中海贫血的患者先后接受肾移植术、多囊肾切除术，以及移植后 32 个月伴发尿路感染并最终治愈的病例。通过此病例，我们旨在探讨终末期 ADPKD 患者的移植治疗方案和术后常见并发症——尿路感染的管理策略。

【病例资料】

一般资料

受者，男性，47 岁，汉族，血型 O+，原发病为成年型多囊肾，透析类型为血液透析，移植等待时间为 10 个月 。供肾类型为 DCD，HLA 配型为 2/6 错配，PRA 阴性。受者病史 Alport 综合征，多囊肝，全内脏反位，轻度 α-地中海贫血，右侧腹股沟斜疝。

移植前多囊肾病程进展

2012 年体检时 B 超检出多囊肾，无明显临床症状并未接受任何治疗。该患者具有 ADPKD 家族史（见图 5-3-1，手机扫描本章末二维码阅图），并且早于 PKD1 平均年龄 58.1 岁进展为终末期肾病。该患者详细的遗传资料已在 *Genetic diagnosis of polycystic kidney disease，Alport syndrome，and thalassemia minor in a large Chinese family* 一文发表。

肾移植术

术前检查

肾移植术前 1 年，患者出现无明显诱因乏力、纳差。肾移植术前 10 个月上述症状加重，伴腹胀、腹泻，且活动后偶有胸闷气促，无发热，无恶心呕吐，无心悸、胸痛等。小便约 300~400ml/d。当地医院就诊，诊断为"尿毒症"，血清肌酐达到透析治疗指标，开始经左侧股静脉置管行血液透析治疗。

转入我院后体格检查：体温 36.7℃，脉搏 85 次/min，呼吸 19 次/min，血压 115/78mmHg，慢性病容、贫血貌，心尖搏动可见位于右侧胸壁乳头下，听诊心音于右侧胸壁最为清晰；左侧肋下 5 横指可触及肿大肝脏，右侧肋下 3 横指可触及肝脏，质韧，无压痛；右侧腹股沟区浅环可触及 3cm×2cm 囊性肿物，无压痛，平卧位可还纳，站立位或活动后肿物可逐渐变大，按压

浅环处咳嗽时有少许冲击感,双肾可触及肿大,均可在脐下两指,表面光滑,质硬,无压痛;双侧肋脊角、肋腰点无压痛,双肾区无叩痛。双侧输尿管走行区无压痛,膀胱区无隆起,无压痛,叩浊音,外阴成人型,发育无异常。双下肢未见明显水肿。

辅助检查

胸片:符合右位心(见图 5-3-2,手机扫描本章末二维码阅图)。

胸部 CT:①胸腹部器官全反位;②右肺上叶前段及左肺下叶背段少许陈旧性病灶;③主动脉硬化;心腔密度降低,提示贫血;左侧胸膜增厚;④肝脏体积增大,多囊肝。

PET-CT:①胸腹部器官全反位;②多囊肝;PET 于部分肝囊肿内见代谢轻度增高,考虑为多囊肝合并感染(图 5-3-3A);③双肾呈多囊肾改变;双肾内伴有多发钙化灶;双肾功能重度受损(见图 5-3-3B,手机扫描本章末二维码阅图);④腹膜后区多发淋巴结炎性增生;⑤双侧胸腔少量积液;盆腔少量积液;⑥全身其他部位未见异常。

血常规:血红蛋白 61g/L;白细胞 $9.32×10^9$/L。

血生化:肌酐 1 193μmol/L;肾小球滤过率 7.27ml/min/1.73m^2;尿素氮 37.6mmol/L;尿酸 647μmol/L;血钾 4.75mmol/L。

肿瘤标志物:CA199 2 042.34U/ml。

基因检查:全基因组测序患者新型 PKD1 移码突变(NM000296.3:c.3903delC);COL4A5 基因突变,提示还存在 Alport 综合征。

诊断

成年型多囊肾,Alport 综合征,慢性肾功能不全尿毒症期,多囊肝,全内脏反位,轻型地中海贫血,右侧腹股沟斜疝。

鉴别诊断

感染:患者存在多囊肝、多囊肾,不排除囊内感染所致 CA199 升高。使用头孢曲松钠、甲硝唑治疗后 CA199 明显下降。

肿瘤:CA199 升高明显,行 PET-CT 检查后排除肿瘤可能。

十二指肠乳头不完全性梗阻:患者存在增大多囊肾,不排除多囊肾长期压迫至十二指肠梗阻导致 CA199 升高。

手术指征:①成年型多囊肾;②慢性肾功能不全尿毒症期,双肾功能无恢复可能;③血液透析生活质量差,肾移植为最佳治疗方法;④目前检查无明显手术禁忌。术前 5d,患者左侧踝关节疼痛,皮温稍高,少许潮红,活动后好转;考虑为痛风急性发作,予以依考昔康、秋水仙碱治疗后好转。

手术情况

移植肾放置右髂窝,供肾动脉与髂外动脉端侧吻合,移植肾肾盂输尿管留置 DJ 管。恢复血液循环后移植肾立即排尿。

术后情况

免疫抑制方案：免疫诱导治疗应用抗胸腺球蛋白（ATG）和巴昔利单抗，ATG 0.1g 静脉滴注 3d，术前 2h 和术后第 4 天分别给予巴利昔单抗 20mg。甲泼尼龙静脉使用 3 天以预防急性排斥反应。免疫抑制维持方案为他克莫司+霉酚酸酯+甲泼尼龙。术后第 10 天患者出院，移植肾功能恢复良好，肌酐 78μmol/L，肾小球滤过率 111.17ml/(min·1.73m^2)，血钾 4.57mmol/L，血红蛋白 107g/L，CA199 210.68U/ml。

移植术后右侧多囊肾切除术

术前检查

移植术后 5 个月余，反复右侧季肋区胀痛 3 个月后入院。

患者术后移植肾功能恢复顺利，肌酐波动于 78~100μmol/L。右侧多囊肾增大伴疼痛 3 个月余，无伴移植肾区疼痛，无尿量明显减少，无伴血尿或泡沫尿。大便无异常，体重无明显变化。

体格检查

体温 36.8℃，脉搏 85 次/min，呼吸 18 次/min，血压 126/83mmHg。肝脏左位，左侧肋下 2 横指可触及肿大肝脏，右侧肋下 1 横指可触及肝脏，质韧，无压痛；双肾肿大，均可在脐上 1 横指触及，表面光滑，质硬，右侧肾脏轻压痛。双下肢未见明显水肿。

辅助检查

血常规：血红蛋白 129g/L；白细胞：7.37×10^9/L。

血生化：肌酐 80μmol/L；肾小球滤过率 107.24ml/(min·1.73m^2)；血钾 4.25mmol/L。

B 超：两侧多囊肾较前增大，形态饱满，轮廓欠清晰，被膜欠光滑，双肾内满布多个液性暗区，壁薄，内透声可，伴后壁增强效应，左肾较大者位于上极，大小为 7.3cm×3.9cm，右肾较大者位于中极，大小 4.8cm×3.5cm；移植肾上方右肾下极可见一大小为 3.6cm×3.2cm 的实性低回声，边界清，内回声欠缺。右侧下极囊肿较前增大，有压迫移植肾风险。

诊断

成年型多囊肾，多囊肝，全内脏反位，α-地中海贫血，肾移植术后。

手术指征：①诊断明确；②右肾下极有一囊肿较前增大，压迫移植肾肾门，如囊肿持续增大，严重可影响移植肾血流及压迫输尿管，导致移植肾功能受损，患者本人及家属坚决要求行手术治疗；③原肾感染出血；④目前检查无明显手术禁忌。

手术情况

术程顺利，切除右侧多囊肾（见图 5-3-4，手机扫描本章末二维码阅图）。

术后情况

病理检查:切除多囊肾肾实质间质见大小不等囊肿(见图 5-3-5,手机扫描本章末二维码阅图)。

药物治疗:维持原免疫抑制方案。移植肾功能稳定,出院时肌酐 74μmol/L,肾小球滤过率 115.93ml/(min·1.73m^2);尿酸 388μmol/L,血钾 4.18mmol/L,血红蛋白 114g/L。

术后泌尿系感染

肾移植术后 32 个月(右肾切除术后 26 个月)患者出现无明显诱因出现发热伴寒战,体温达 39℃,伴尿频、尿急、尿痛。大便无异常,体重无明显变化。

体格检查

体温 38.1℃,脉搏 98 次/min,呼吸频率 18 次/min,血压 100/62mmHg。肝脏左位,左侧肋下 2 横指可触及肿大肝脏,右侧肋下 1 横指可触及肝脏,质韧,无压痛;可在脐上 1 横指触及肿大的左肾,表面光滑,质硬,无压痛。双下肢未见明显水肿。

辅助检查

胸片:符合全内脏反位,双肺未见明显异常。

B 超:右肾缺如,原肾区未见明显异常包块;左侧多囊肾。

血常规:血红蛋白 127g/L;白细胞 14.85×10^9/L,中性粒细胞计数 12.55×10^9/L,中性粒细胞比例 84.5%。

血生化:二氧化碳总量 21.8mmol/L;肌酐 74μmol/L;肾小球滤过率 113.44ml/(min·1.73m^2);尿素氮 388mmol/L;尿酸 647μmol/L;血钾 3.49mmol/L。

感染二项:降钙素原 3ng/ml,CRP 22.36mg/L。

尿常规:白细胞++,尿白细胞 1 524.80/μL,尿红细胞 25.60/μL。

血培养和尿培养:阴性。

免疫抑制剂浓度:Tac 5.30ng/ml,吗替麦考酚酯 2.51μg/ml。

诊断

泌尿系感染,成年型多囊肾,多囊肝,全内脏反位,α-地中海贫血,肾移植术后,右肾切除术后。

鉴别诊断

泌尿系结石:支持点为患者既往有双肾结石病史;不支持点为患者无局部疼痛,无尿流中断、排尿困难等不适;行原左肾、输尿管、膀胱 B 超和移植肾彩超检查,必要时行膀胱镜检查。

泌尿结核、肿瘤:患者长期服用免疫抑制剂,属易感染人群;可行 PPD 试验和相关肿瘤标志物、脱落细胞学检查。

尿路附近器官疾病：如急慢性前列腺炎、精囊腺炎等。

药物治疗：使用莫西沙星(0.4g/d)抗感染治疗 7 天，免疫抑制方案同前，尿频、尿急、尿痛等膀胱刺激症明显好转，尿中白细胞转阴，移植肾功能良好。

【拓展】

ADPKD 是最常见的遗传性肾病，具有多发性、双侧性、肾脏囊肿及随年龄进展等特点，可导致肾肿大和肾衰竭，全世界发病率为 1/400~1/1 000，占终末期肾病患者肾脏替代治疗病因的 5%~10%。85% 的 ADPKD 由 PKD1 基因突变所致，15% 由 PKD2 基因突变所致。PKD1 突变患者终末期肾病发病平均年龄为 58.1 岁，而 PKD2 则为 79.7 岁。ADPKD 是一种具有复杂特征的单基因疾病，与细胞极性、增殖、凋亡等相关信号转导和反应密切相关。由于囊肿存在多克隆起源的可能，托伐普坦、奥曲肽等单一靶点的治疗药物仅能对病程进展起到一定的延缓作用，目前仍然缺乏有效的内科对因治疗措施，肾移植被认为是终末期肾病 ADPKD 最有效的治疗方式。

本例患者经全基因检查，提示 PKD1 移码突变(NM000296.3∶c.3903delC)，属于新型突变，同时伴有 COL4A5 基因突变，提示 Alport 综合征。这解释了患者属于 PKD1 基因突变的多囊肾，但疾病进展较快，在 46 岁时进入终末期肾病，早于 PKD1 突变患者发病平均年龄 58.1 岁。提示临床上疾病进展较快的多囊肾患者应行基因检测，了解有无共病因素，加重肾脏损害。

国际上对 ADPKD 患者行肾移植术前是否应该切除原肾仍存在较大争议。2000 年 3 月至 2018 年 1 月年因 ADPKD 在南方医院行首次肾移植术的 68 位终末期 ADPKD 患者原肾切除率为 25%(17/68)。由于终末期肾病患者肾功能不全，凝血功能欠佳，切除多囊肾可能出现的巨大的创面和空腔，无论开放手术还是腹腔镜手术，均具有较大的手术风险，国内各移植中心普遍认为应审慎把握原肾切除的指征：①多囊肾巨大，压迫下腔静脉或影响髂窝处手术操作；②反复发作尿路感染；③持续血尿、脓尿；④腰部持续胀痛；⑤难以控制的高血压；⑥合并肾结石或肿瘤。为减少泌尿系感染等术后并发症的发生率及短期内再次手术的风险，最大限度地减低手术所带来的风险和损伤，避免额外的麻醉风险，对于符合原肾切除指征的肾移植患者我们首先推荐肾移植联合原位肾脏切除术。对于凝血功能较差或者贫血严重的患者，如本例中患者合并地中海贫血，应先行肾移植术，待凝血功能或贫血状况明显改善后再行原肾切除。

值得注意的是，ADPKD 患者肾移植术后使用的免疫抑制方案应有别于其他疾病导致的 ESRD 患者。研究表明 ADPKD 患者肾脏内囊壁上皮细胞建立的微环境中巨噬细胞分泌抗炎和免疫抑制因子，本身存在一定的免疫抑制效应，因此建议配型良好的 ADPKD 肾移植术后免疫抑制强度低于普通移植受者。我中心的数据显示移植后 10~12 个月 ADPKD 移植受者他克莫司和霉酚酸酯谷值血药浓度均低于对照组肾移植患者，而急性排斥反应发生率则无显著差异。因此对于 ADPKD 患者应强调个体化用药，积极调整免疫抑制策略，平衡术后排斥和感染的风险。哺乳动物雷帕霉素靶蛋白(mammalian target of rapamycin，mTOR)信号靶点在 ADPKD 囊肿发育中起到一定作用,而使用 mTOR 抑制剂或可以减少 ADPKD 患者囊肿生长:有研究表明以 mTOR 抑制剂作为免疫抑制剂的 ADPKD 肾移植受者与接受钙调神经蛋白抑制剂者相比,原肾囊肿体积减小。

ADPKD 患者肾脏解剖学结构的改变和引流不畅造成了适合微生物繁殖的环境,并影响到微生物的有效清除,因此与其他疾病导致终末期肾病的患者相比,ADPKD 患者移植术后泌尿系统感染更为常见。最常见的 ADPKD 上尿路感染是急性肾盂肾炎和囊肿感染,此时患者出现发热、原肾肾区疼痛等症状,诊疗应根据病史和体格检查,结合血尿培养和药敏试验。对于因急性肾盂肾炎或囊肿感染引起如发热、腰痛、呕吐和恶心等症状的患者,建议静脉注射头孢哌酮钠舒巴坦钠和喹诺酮类抗生素进行治疗。此外,尿量增加可对 ADPKD 患者尿路感染有一定预防作用,这可能与液体对泌尿道定植微生物的冲刷作用有关。

综上,临床上对终末期 ADPKD 患者实施肾移植术前应全面掌握患者既往史和各种合并疾病,严格评估原肾切除指征,慎重选择移植术式。由于 ADPKD 特殊的免疫微环境,术后应实施个性化的免疫抑制策略并重视各类感染的管理,当原肾反复发作感染、结石时应予以切除。

【专家点评】

ADPKD 是最常见的遗传性肾病,患者多于 60 岁之后进入终末期肾病,肾移植被认为是最有效的治疗手段。若患者远早于平均年龄发展为终末期肾病,应考虑合并其他类型肾病,及时的肾穿刺活检和基因检测对预后评估、后续治疗和移植后复发的预防至关重要。ADPKD 患者进入终末期肾病后,如考虑移植,应尽快接受外科治疗,避免因囊肿进行性增大并严重占位导致切除困难、全身消耗严重和重度贫血而失去手术机会。对终末期肾病 ADPKD 患者行外科治疗时应严格把握切除原肾的指征。ADPKD 患者肾移植术后给予的免疫抑制剂方案应强调个性化和动态化,强度应略低于普通患者以降低感染风险。

(徐 健　苗 芸　王於尘)

参考文献

[1] CORNEC-LE G E, AUDRÉZET M P, CHEN J M, et al. Type of PKD1 mutation influences renal outcome in ADPKD [J]. J Am Soc Nephrol, 2013, 24(6):1006-1013.

[2] MIAO Y, XIONG J, ZHANG X, et al. Genetic diagnosis of polycystic kidney disease, Alport syndrome, and thalassemia minor in a large Chinese family [J]. Clin Sci (Lond), 2017, 131(19):2427-2438.

[3] BERGMANN C, GUAY-WOODFORD L M, HARRIS P C, et al. Polycystic kidney disease [J]. Nat Rev Dis Primers, 2018, 4(1):50.

[4] CORNEC-LE G E, ALAM A, PERRONE R D. Autosomal dominant polycystic kidney disease [J]. Lancet, 2019, 393(10174):919-935.

[5] HARRIS P C, TORRES V E. Genetic mechanisms and signaling pathways in autosomal dominant polycystic kidney disease [J]. J Clin Invest, 2014, 124(6):2315-2324.

［6］CRISTEA O,YANKO D,FELBEL S,et al. Maximal kidney length predicts need for native nephrectomy in ADPKD patients undergoing renal transplantation［J］. Can Urol Assoc J,2014,8(7-8):278-282.

［7］YANG Y,CHEN M,ZHOU J,et al. Interactions between Macrophages and Cyst-Lining Epithelial Cells Promote Kidney Cyst Growth in Pkd1-Deficient Mice［J］. J Am Soc Nephrol,2018,29(9):2310-2325.

［8］李琼,李江涛,杨帆,等.免疫抑制剂在常染色体显性遗传性多囊肾患者肾移植术后的应用[J].南方医科大学学报,,2020,40(04):538-543.

［9］KANAAN N,DEVUYST O,PIRSON Y. Renal transplantation in autosomal dominant polycystic kidney disease ［J］. Nat Rev Nephrol,2014,10(8):455-465.

［10］GAO C,ZHANG L,ZHANG Y,et al. Insights into cellular and molecular basis for urinary tract infection in autosomal-dominant polycystic kidney disease［J］. Am J Physiol Renal Physiol,2017,313(5): F1077-F1083.

四、肾移植患者发生乙肝肝衰竭行序贯性肝肾联合移植 1 例分析

【摘要】

中国是慢性乙型病毒性肝炎(乙肝)大国,约有 2.7% 的肾移植术后患者感染乙肝;因长期服用免疫抑制剂,部分患者会出现乙肝病毒复制,并导致肝硬化或肝功能衰竭,严重者会出现肝肾综合征,导致移植肾功能快速丢失。在此,我们总结了 1 例肾移植术后患者感染乙肝导致肝功能衰竭并发移植肾功能衰竭,随后行序贯性肝肾联合移植。通过此病例,我们意在探讨肾移植患者感染乙肝导致肝功能衰竭后的诊治方案。

【病例资料】

主诉

肾移植术后 2 年余,腹胀伴少尿 1 周。

一般资料

受者,女性,28 岁,汉族,血型 A+,原发病为乙肝肝硬化,供肝类型为 DCD,透析类型为血液透析。

临床表现

患者 2016 年 1 月因"尿毒症"在外院行同种异体肾移植术,术前为乙肝小三阳,乙肝 DNA 阴性,术后常规使用他克莫司+吗替麦考酚酯+醋酸泼尼松(TAC+MMF+Pred)三联免疫抑制剂治疗,移植肾功能恢复可,同时患者不规律服用抗乙肝药物。患者于 2016 年 10 月因"肾移植术后 10 月,腹胀 1 周"入住我院,入院诊断为"①慢性乙型病毒性肝炎;②异体肾移植状态",随后多次因肝功能异常入院,同时出现肌酐缓慢升高。患者 2018 年 4 月在当地医

院诊断为"①慢性乙型病毒性肝炎;②肝硬化失代偿期;③移植肾功能不全;④异体肾移植状态"。并出现明显的消化道及移植肾相关症状。

消化道症状:病程中,患者曾腹痛后大量呕血两次,腹胀明显,伴有少尿。

移植肾相关症状:自发病开始,患者血肌酐逐渐升高。贫血逐渐加重,促红素生血效果差。

检验结果:血常规:血红蛋白 83g/L,血小板 62×10⁹/L,白细胞 8.94×10⁹/L。

凝血功能:凝血酶原活动度 48%,凝血酶原时间 19s,国际标准化比值 1.76。

肝肾功能:ALT 92U/L,AST 131U/L,TB 58.5μmol/L,DB 36.6μmol/L,ALB 36g/L,肌酐 321μmol/L,尿素氮 32.59mmol/L。

检查结果:腹部门脉系统 CTA 提示:肝硬化、脾大、门脉高压并侧支循环开放(胃底静脉曲张、脾胃及胃肾分流),腹腔大量积液。移植肾彩超提示肾移植术后,阻力指数减低。

体格检查

体温 37.3℃,脉搏 96 次/min,呼吸 18 次/min,血压 115/80mmHg,血氧饱和度 96%,双肺呼吸音稍粗,未闻及明显干湿啰音。腹部膨隆,移动性浊音阳性,未触及明显包块,无压痛及反跳痛。移植肾触诊质地偏韧,大小正常,无压痛。双下肢轻度水肿。

【诊断与鉴别诊断】

诊断

1. 肝炎后肝硬化失代偿期;
2. 门脉高压腹水;
3. 慢性乙型病毒性肝炎;
4. 移植肾功能不全;
5. 异体肾移植状态。

【治疗与转归】

患者入院后完善相关检查,于 2018 年 10 月 29 日行同种异体肝移植术,术中无肝期予以乙型肝炎免疫球蛋白(4 000IU)治疗,术中免疫诱导治疗应用巴利昔单抗,术中及术后第 4 天分别 20mg 静脉滴注,术后常规使用他克莫司+吗替麦考酚酯+醋酸泼尼松三联免疫抑制剂抗排斥治疗,术后肝功能逐渐恢复,复查乙肝 DNA 阴性,但患者肌酐逐渐升高至 400μmol/L,随后给予规律血透治疗,并于 2018 年 12 月 28 日出院。

出院后患者规律服用免疫抑制剂,定期复查,规律透析,术后 3 个月患者肌酐逐渐升高至 771μmol/L,已达到慢性肾功能不全尿毒症期,患者为求进一步诊治,于 2019 年 5 月 29 日再次入住我院,完善相关检查后无明显手术禁忌,于当日行同种异体肾移植术,术中免疫诱导治疗应用巴昔利单抗,术中及术后第 4 天分别 20mg 静脉滴注,术后继续使用 FK506+MMF+Pred 三联免疫抑制剂治疗,术后患者恢复顺利,未出现急性排斥及肾功能延迟恢复,患者一周内肌酐降至 70μmol/L,于 2019 年 6 月 25 日出院,出院时复查乙肝 DNA

为阴性,并嘱患者长期规律服用恩替卡韦抗乙肝治疗。同时,在该病例中,发现此患者的乙肝肝硬化程度较未做肾移植的患者程度轻,病理 masson 染色同样发现胶原沉积少(见图5-4-1,手机扫描本章末二维码阅图),这可能与先前报道的免疫抑制剂可减轻肝脏损伤及炎症程度有关。

免疫抑制剂应用情况

患者免疫诱导治疗应用巴利昔单抗,术中及术后第 4 天分别 20mg 静脉滴注。初始免疫抑制剂方案为他克莫司+吗替麦考酚酯+醋酸泼尼松,肝移植及第二次肾移植患者均采用此免疫抑制剂方案。术后患者常规激素治疗,按疗程减量,肝肾功能恢复可。

【诊疗思维】

我国是乙肝大国,很多尿毒症患者存在乙肝感染,而肾移植术后需长期服用免疫抑制剂,部分患者会出现乙肝病毒复制,并导致肝硬化或肝功能衰竭,严重者会出现肝肾综合征,导致移植肾功能快速丢失;同时该类患者临床表现进展快速,影像学表现轻,但症状重,故病死率高。该病例中,患者为乙肝感染者,肾移植术后一年内出现肝功能异常,并在两年内进展为肝硬化失代偿期,病情发展迅速,结合患者的肝肾功能衰竭情况,考虑移植肾功能减退是由于肝硬化失代偿及低蛋白血症加重导致,行肝移植后移植肾功能部分恢复可能性大,若同时行肝肾联合移植患者身体基础状态难以承受手术打击,故予以行肝移植治疗,但患者术后移植肾功能逐渐减退至透析治疗,遂半年后待患者基础状态好转后行二次肾移植治疗。所以对于合并乙肝感染的肾移植术后患者需定期复查乙肝 DNA 复制情况,尽量做到早发现,早干预,降低病死率。治疗方面,肾移植术后患者一旦合并肝功能衰竭,宜早期行肝移植术,部分患者肝移植术后移植肾功能好转,甚至肌酐降至正常,如若肾功能不能恢复或继续恶化,则考虑行二次肾移植治疗,如一期行肝肾联合移植因患者的基础营养状况较差,会增加患者的术后感染病死。

【拓展】

目前肾移植是治疗终末期肾病有效的手段,可明显改善患者的生活质量。但该类患者因长期服用免疫抑制剂,免疫力低下,乙肝病毒的控制相对较难,容易导致乙肝病毒复制,引起肝功能衰竭。我国是乙肝大国,所以这类肾移植患者治疗上面临较大的挑战。本移植中心发表的关于 10 例肾移植术后乙肝感染导致肝衰竭患者的诊治经验为国内外病例数最多的研究报道。本次选取 1 例肾移植术后患者行序贯性肝肾联合移植的病例进行分享,希望借此总结该类患者的诊治经验和体会。

肾移植术后患者出现肝衰竭时往往表现为较早出现肝肾综合征,营养状态下,免疫力低下,低蛋白血症明显,容易并发感染。虽说该类患者已达到肝肾联合移植的手术指征,对于该类患者的治疗首先考虑行单纯肝移植治疗,从本中心的治疗经验分析,因单纯肝移植手术时间短,打击小,患者术后恢复较快,同时部分患者在行肝移植后肾功能可逐渐恢复,即使不能恢复,3~6 个月后可行二次肾移植治疗。肝肾联合移植手术因手术打击大,导致患者术后感染的发生率较高,病死率增加。

该类患者因肾功能差,导致 MELD 评分明显升高,故该类患者得到肝脏器官的概率明显升高,但该类患者因手术复杂,手术打击大,感染及病死率高,手术适应证的把握至关重要。同时,供体的质量对该类患者的预后影响较大,本中心经验发现供体质量对于术后的恢复及是否行二次移植影响较大。

对于该类患者的乙肝治疗至关重要,首先在无肝期需给予乙型肝炎免疫球蛋白 4 000IU 治疗,术后规律服用抗乙肝药物(如恩替卡韦或替诺福韦),因患者的免疫力低下,甚至有些患者服药依从性不好,故该类患者容易出现乙肝再次复制,建议 3~6 个月定期复查 HBV-DNA。

免疫治疗方面,因该类患者长期服用免疫抑制剂导致免疫力低下,故术中诱导可选择巴利昔单抗进行诱导,激素按疗程常规减量使用,术后发生急性排斥的可能性较小。

综上所述我们认为,对肾移植术后发生肝功能衰竭的患者,移植肾功能可迅速丢失,首先建议行单纯肝移植治疗,必要时 3~6 个月后行二次肾移植,相比肝肾联合移植可明显缩短住院时间,同时显著降低感染率及病死率。

【专家点评】

中国是乙肝大国,肾移植患者感染乙肝的比例为 2.7%,因为肾移植患者需长期服用免疫抑制剂,故乙肝病毒复制的概率更高,极易出现肝功能衰竭,同时,该类肾移植患者一旦出现肝功能衰竭,移植肾功能可迅速丢失。对于该类患者的治疗方式选择首先考虑肝移植,部分患者肝移植后移植肾功能可逐渐恢复,同时单纯肝移植手术时间短,对机体的影响小,感染发生率较低;即使有些患者的移植肾功能不能恢复,也可在远期行二次肾移植治疗。诊断方面,该类患者的临床表现与器官的影像学表现相对不符,临床表现重,检查结果相对较轻,故对该类患者的诊治需谨慎。最后,肾移植患者一旦出现乙肝复制病情进展较快,故预防治疗极其重要,建议肾移植术后患者每 3~6 个月复查乙肝 DNA 情况,早发现,早干预,减少该类患者急性肝衰竭的发生率。

专家建议

肾移植术后因为乙肝病毒感染导致肝功能衰竭重点在预防:

肾移植术前:乙肝阳性,乙肝 DNA 阳性,术前开始抗病毒治疗。

肾移植术后:乙肝阳性,无论乙肝 DNA 是否阳性,终身抗病毒治疗,定期监测乙肝 DNA,及时调整治疗方案。

序贯性肝肾联合移植免疫抑制方案,因该类患者在肝移植术前长期服用免疫抑制剂,故术后发生排斥可能性较小,免疫诱导及术后无特殊变化,可继续使用肾移植期间免疫抑制方案。

(明英姿 成柯 张朋朋)

参考文献

［1］FABRIZI F,MESSA P. The management of dialysis patients seropositive for HBsAg,anti-HCV,or anti-HIV antibodies［J］. Giornale italiano di nefrologia:organo ufficiale della Societa italiana di nefrologia,2012,29: S78-84.

［2］LU,K.,WANG,H.,CHEN,Y. Outcomes of kidney transplantation recipients with hepatitis in the antiviral therapy era:a single-center experience［J］. Transplant Proc. 2014,46(2):460-463.

［3］MAN K,SU M,NG K T,et al. Retracted:Rapamycin Attenuates Liver Graft Injury in Cirrhotic Recipient—The Significance of Down-Regulation of Rho-ROCK-VEGF Pathway［J］. American journal of transplantation, 2006,6(4):697-704.

［4］MATSUDA T,YAMAGUCHI Y,MATSUMURA F,et al. Immunosuppressants decrease neutrophil chemoattractant and attenuate ischemia/reperfusion injury of the liver in rats［J］. Journal of Trauma and Acute Care Surgery,1998,44(3):475-484.

［5］TONELLI M,WIEBE N,KNOLL G,et al. Systematic review:kidney transplantation compared with dialysis in clinically relevant outcomes［J］. American journal of transplantation,2011,11(10):2093-2109.

五、肾移植联合胰岛移植治疗糖尿病肾病 1 例分析

【摘要】

中国人群糖尿病患病率的最新全国流行病学调查显示,我国大陆地区糖尿病总体患病率为 12.8%,糖尿病前期患病率为 35.2%。据此估计,大陆地区糖尿患者群约为 1.298 亿。单纯肾移植并不是糖尿病肾衰竭患者的最佳选择。糖尿病肾病及移植后糖尿病是困扰移植患者和移植医师的常见问题。在此,我们总结 1 例肾移植术后胰岛移植治疗糖尿病肾病的病例,患者为 2 型糖尿病,血糖控制不佳且频发低血糖,肾移植术后半年为患者实施胰岛移植,并调整免疫方案,效果良好,到目前已经脱离胰岛素两年余。通过此病例,我们意在探讨胰岛移植在移植后患者血糖管理方面的应用价值。

【病例资料】

主诉

血糖升高 10 余年,肾移植术后 5 个月余。

一般情况

受者,男性,38 岁,汉族,身高 170cm,体重 52kg,血型 AB+,原发病为糖尿病,肾移植手术时间为 2017 年 8 月 9 日,胰岛移植时间为 2018 年 1 月 28 日。

现病史

患者 10 余年前无明显诱因出现多饮、多食、消瘦,在当地医院诊断为糖尿病,先后给予二甲双胍、瑞格列奈片及胰岛素治疗,但血糖控制不佳。2015 年因为双下肢无力在当地医院活体组织检查考虑"糖尿病神经性病变",继续以血糖胰岛素泵控制血糖。2016 年因"左眼底出血,右眼视网膜脱落"先后进行手术治疗,也均考虑与糖尿病有关。2017 年 3 月因肾功能衰竭,病理活体组织检查提示"糖尿病肾病",给予血液透析治疗,并于 8 个月行肾移植手术,术后给予环孢素 A+吗替麦考酚酯二联免疫抑制方案。虽采用早期去激素方案,血糖仍控制不佳,今为进一步控制血糖入院,患者自发病以来,精神可,睡眠可,体重无明显改变,大小便未见明显异常。

既往史

患者糖尿病病史 10 余年,原发性高血压病史 1 年,最高 180/100mmHg;否认其他手术史,无外伤史,无输血史,无食物、药物过敏史,预防接种史不详。

辅助检查

肾移植术后第 3 天肾功恢复正常,肌酐稳定在 43~104μmol/L 之间(见图 5-5-1,手机扫描本章末二维码阅图)。

胰岛移植前血糖在 1.32~23.57mmol/L 之间波动,采用胰岛素泵控制血糖,胰岛素基础量 22U,早餐前 8U,午餐前 10U,晚餐前 8U,总用量 48U(见图 5-5-2,手机扫描本章末二维码阅图)。

【诊断与鉴别诊断】

诊断

2 型糖尿病,糖尿病肾病,糖尿病周围神经病变,糖尿病视网膜病变,玻璃体摘除术后,左前臂动静脉瘘,异体肾移植状态,高血压。

【治疗与转归】

胰岛移植术前检查(表 5-5-1)。

表 5-5-1　胰岛移植术前检查结果

C 肽	1.16	抗胰岛细胞抗体 64KD	(-)
胰岛素	2.78	环孢素 A 谷浓度	200+
抗谷氨酸脱羧酶抗体	(-)	PRA	(-)
抗酪氨酸磷酸酶抗体	(-)	传染病、肿瘤标志物	未见异常
胰岛素自身抗体	(-)	心肺功能	未见异常
抗胰岛细胞抗体 40KD	(-)	肝脏 MRI、肝肾功	未见异常

胰岛移植经过

患者于 2018 年 1 月 28 日在上海长征医院行胰岛细胞移植手术,供体胰腺由青岛大学附属医院器官捐献患者脑死亡后捐献,捐献者为男性,35 岁,胰腺功能状态良好,C 肽 9.48ng/ml,INS 20.3uIU/ml;糖化血红蛋白 5.5%。

胰腺获取后转运到上海长征医院,在 GMP 实验室进行胰岛细胞提取,过程顺利,胰岛纯度:95%,总胰岛当量:420 万 IEQ,结果满意,胰岛移植前给予巴利昔单抗一支作为免疫诱导,同日在介入手术室行局麻下经皮经肝门静脉穿刺胰岛细胞移植术,患者移植顺利,术后恢复良好。

胰岛移植后血糖

患者移植后 10 天脱离胰岛素,血糖控制良好,到目前已经脱离胰岛素 2 年余,血糖控制良好(见图 5-5-3,手机扫描本章末二维码阅图)。

移植后糖化血红蛋白:糖化血红蛋白术前最高 10.2%,目前维持在 6.2%~6.7% 之间(见图 5-5-4,手机扫描本章末二维码阅图)。

空腹 C 肽水平变化:胰岛移植前空腹 C 肽最低 0.98ng/ml,术后维持在 1.27~1.98ng/ml 之间(见图 5-5-5,手机扫描本章末二维码阅图)。

肾移植术后环孢素 A 浓度监测:环孢素 A 谷浓度目前维持在 150ng/ml 左右(见图 5-5-6,手机扫描本章末二维码阅图)。

【诊疗思维】

糖尿病是困扰肾移植患者的常见问题之一,并影响移植肾的长期存活。首先,糖尿病是导致慢性肾功能衰竭的主要原因之一,其次,移植后糖尿病(post-transplantation diabetes mellitus,PTDM)又是肾移植术后常见的并发症。因此,所有肾移植患者都应关注血糖问题。本例患者为 2 型糖尿病,血糖控制不佳并发肾功能衰竭等并发症,患者 2017 年肾移植手术时未行胰肾联合移植(simultaneous pancreas-kidney,SPK),患者血糖控制差,并发症多,频发低血糖,生活质量较差,与患者沟通治疗方案,患者不能接受肾移植后胰腺移植(pancreas after kidney,PAK)手术风险,而胰岛移植具有并发症少,创伤小,安全方便、成本低等优势,考虑到患者体重较小,且依从性较好,故而选择单一供体胰岛移植,在上海长征医院的帮助下患者完成了胰岛移植,术后不再依赖胰岛素,无低血糖发作,减少了糖尿病并发症的发生,生活质量显著改善。

【拓展】

目前国内因糖尿病肾病接受肾移植的患者在肾移植受者中占比 30% 左右,国外报道则高达 70%。随着生活水平的提高,国内肾移植受者中糖尿病肾病的占比很可能进一步上升,这部分患者都是肾胰岛联合移植的潜在受者。糖尿病患者术后血糖如得不到有效控制,移植肾五年生存率仅为 30%~50%,而肾-胰岛联合移植后移植肾五年生存率能够提高到 70%

以上。还有一个不可忽视的因素是免疫抑制剂的副作用,目前肾移植临床使用的主要免疫抑制剂都会导致血糖升高,如不接受胰岛移植,会加速移植肾肾病的进展。肾移植后由于已经在常规服用免疫抑制剂,对其后接受胰岛移植而言没有额外长期治疗措施,不存在免疫抑制治疗方面的顾虑。1 型或 2 型糖尿病肾病患者均可考虑行胰岛移植,且我们认为 2 型糖尿病患者疗效更好。

移植的目的在于恢复葡萄糖调节的内源性胰岛素分泌、控制糖尿病并发症的进展,以及提高生存质量。胰腺和胰岛移植均需终身服用免疫抑制剂,以防发生移植物排斥反应。接受胰肾联合移植或胰岛移植的终末期肾病患者因肾移植本身就需要接受免疫抑制治疗,因此免疫抑制治疗对生存质量的额外作用较小。故肾移植的糖尿病患者是可以考虑胰岛移植的。

尚无直接随机试验对胰腺整体移植与胰岛移植的结局进行比较。此外,比较胰腺移植术和胰岛移植术的观察性研究也很少。一项报道纳入了在单个中心进行的 33 例 PTA 和 33 例胰岛移植,平均随访 1 年发现,PTA 受者不依赖胰岛素率更高(75% *vs.* 57%)。远期不良事件(住院的时长和次数、因急性外科或免疫并发症而需再干预、感染)的发生率在接受胰腺移植的患者中更高。另一项回顾性研究比较了 15 例 PTA 和 10 例胰岛移植,发现两类患者 3 年时不依赖胰岛素率相近(64% *vs.* 70%)。来自胰腺和胰岛移植登记处的数据表明,胰腺移植 1 年时不依赖胰岛素率更高(85% *vs.* 50%),但普通外科手术并发症发生率也更高。胰岛移植术的创伤性较小,因此并发症发生率更低;但远期成功(定义为不依赖胰岛素)率更低。胰岛移植合作登记处(collaborative islet transplant registry,CITR)的第 9 项报告纳入了 1 011 例胰岛同种异体移植受者的信息(1999—2013 年间进行的 819 例单独胰岛移植和 192 例肾移植后胰岛移植),结果显示,约 50% 接受胰岛移植(单独胰岛移植或肾移植后胰岛移植)的 1 型糖尿病成人患者在 1 年时不依赖胰岛素,但不依赖胰岛素率逐渐降低,5 年时为 30%(单独胰岛移植)或 20%(肾移植后胰岛移植)。

自 2000 年以来,出现了更有效且毒性更小的免疫抑制剂方案且胰岛获取技术也得到改善,这明显提高了胰岛移植的成功率。根据移植时间不同分组分析了 677 例胰岛同种异体移植受者(214 例受者于 1999—2002 年接受移植,255 例于 2003—2006 年,208 例于 2007—2010 年),发现在 2007—2010 年间接受移植的受者中有 55% 在 2 年时仍不依赖胰岛素。这 3 组受者在移植后 3 年时不依赖胰岛素率分别为 27%、37% 和 44%,而在 1999—2006 年与 2007—2010 年间的移植受者中接受序贯胰岛注入的患者比例分别为 60%~65% 和 <50%。在 3~5 年随访期间,这 3 个时间段的受者中约有 60% 血糖控制在接近正常水平(A1C<6.5%)。虽然这 3 个时间段的受者有超过 90% 在移植前存在重度低血糖,但超过 90% 的患者在 5 年随访期间未出现重度低血糖事件。

综上所述,我们认为糖尿病肾病患者可考虑进行胰肾联合移植或胰岛移植,胰肾联合移植患者远期不依赖胰岛素率更高,但手术风险高,并发症多;胰岛移植术的创伤性较小,因此并发症发生率更低;但远期成功(定义为不依赖胰岛素)率更低。目前对于肾移植患者合并糖尿病治疗需综合考虑,根据患者的血糖控制水平、一般情况、经济情况等因素,选择合适的治疗方案,并进行免疫方案的调整。随着胰岛移植技术的不断改进,我们相信胰岛移植可以改善大部分肾移植患者的高血糖问题。

【专家点评】

我国是世界糖尿病患者最多的国家,目前国内因糖尿病肾病接受肾移植的患者在肾移植受者中占比 30% 左右,国外报道则高达 70%。随着生活水平的提高,国内肾移植受者中糖尿病肾病的占比很可能进一步上升,这部分患者都是肾胰岛联合移植的潜在受者。糖尿病患者术后血糖如得不到有效控制,移植肾五年生存率仅为 30%~50%,而肾-胰岛联合移植后移植肾五年生存率能够提高 70% 以上。还有一个不可忽视的因素是免疫抑制剂副作用,目前肾移植临床使用的主要免疫抑制剂都会导致血糖升高,如不接受胰岛移植,会加速移植肾肾病的进展。肾移植后由于已经在常规服用免疫抑制剂,对其后接受胰岛移植而言没有额外长期治疗措施,不存在免疫抑制治疗方面的顾虑。1 型或 2 型糖尿病肾病患者均可考虑行胰岛移植,且我们认为 2 型糖尿病患者疗效更好。

移植的目的在于恢复葡萄糖调节的内源性胰岛素分泌、控制糖尿病并发症的进展,以及提高生存质量。胰腺和胰岛移植均需终身服用免疫抑制剂,以防发生移植物排斥反应。接受胰肾联合移植或胰岛移植的终末期肾病患者因肾移植本身就需要接受免疫抑制治疗,因此免疫抑制治疗对生存质量的额外作用较小。故肾移植合并糖尿病患者是可以考虑胰岛移植的。

(董 震 曹延炜 王清海)

参考文献

［1］LI Y,TENG D,SHI X,et al. Prevalence of diabetes recorded in mainland China using 2018 diagnostic criteria from the American Diabetes Association:national cross sectional study［J］. BMJ,2020,369:m997.

［2］MAFFI P,SCAVINI M,SOCCI C,et al. Risks and benefits of transplantation in the cure of type 1 diabetes:whole pancreas versus islet transplantation. A single center study［J］. Rev Diabet Stud,2011,8(1):44-50.

［3］MOASSESFAR S,MASHARANI U,FRASSETTO L A,et al. A comparative analysis of the safety,efficacy,and cost of islet versus pancreas transplantation in nonuremic patients with type 1 diabetes［J］. American Journal of Transplantation,2016,16(2):518-526.

［4］Organ Procurement and Transplantation network/United Network for Organ Sharing［EB/OL］.https://optn. transplant.hrsa.gov/data/organ-datasource/pancreas/(Accessed on June 27,2018).

［5］BARTON F B,RICKELS M R,ALEJANDRO R,et al. Improvement in outcomes of clinical islet transplantation:1999-2010［J］. Diabetes care,2012,35(7):1436-1445.

六、小儿双供肾移植 1 例分析

【摘要】

供肾短缺是制约肾移植发展的主要障碍,近年来随着公民逝世后器官捐献的大力推行,小儿供肾成为供肾来源的有效补充。在此,我们总结 1 例极低体重小儿双供肾移植,包括手术方式、围手术期管理以及随访结果。通过此病例,我们意在探讨更加安全、有效利用小儿双供肾的可能性。

【病例资料】

主诉

发现肌酐逐渐升高 7 年余。

一般资料

受者,女性,47 岁,汉族,体重 50kg,血型 B,原发病为慢性肾病(无病理诊断),透析类型为血液透析。HLA 配型为 3/6 错配(A/B/DR),PRA Ⅰ类和Ⅱ类均为阴性。

供者,男性,年龄 25 天,汉族,体重 1.3kg,血型 B。捐献类型为 DCD。

【诊断与鉴别诊断】

手术过程

器官获取:沿白线自剑突下至耻骨联合水平纵行切开,因小儿腹腔压力较高,切开腹膜时需避免损伤肠管。

向上方推开肠管,暴露双侧髂总动脉分叉处,此时应注意辨认双侧输尿管,避免误伤。

自腹主动脉远心端插入 9F 无菌吸痰管,后者保留前端开口和一个侧孔即可。插入约 1cm 使其侧孔进入腹主动脉即打结固定。

因下腔静脉远心端距离肾静脉汇入处较近,为避免误伤并方便植入手术,不建议经其插管或者直接剪开下腔静脉,而是选择打开膈肌后剪开右心建立灌注流出道。

双侧肾窝塞入冰屑降温,等待经腹主动脉灌注量达到约 500ml 以上或者胸腔流出液体颜色基本清亮。

自后尿道处离断尿道,自下而上游离膀胱及双侧输尿管背侧,提起膀胱及双侧输尿管。注意避免损伤输尿管下段汇入膀胱处。

打开肝脏游离肝后下腔静脉,并在距离右肾静脉上方 >1cm 处横断下腔静脉。

双肾游离时需尽量保留脂肪囊以利于术中固定。

打开胸腔,游离并离断胸主动脉后将其提起,自背侧剪断腹主动脉各分支。

供肾修整(见图 5-6-1,手机扫描本章末二维码阅图):

结扎腹主动脉背侧所有分支,腹侧腹腔干、肠系膜上动脉和肠系膜下动脉根据残端长度选择丝线结扎或者 6-0 PDS 线缝合关闭。

紧贴两侧肾上腺游离结扎肾上腺动静脉,并切除两侧肾上腺。

仔细游离下腔静脉远心端,结扎离断右侧生殖静脉等相应属支至两侧髂总静脉汇合处。

双侧肾动脉、肾静脉包括其起始部周围组织,全部保留。

供肾植入:

摆放:双肾左右颠倒摆放,即左肾置于受者髂外动脉外侧,右肾置于受者髂外静脉内侧。

血管吻合:供者肝后下腔静脉腹侧面剖开后,与受者髂外静脉行端侧吻合(6-0可吸收PDS线,单纯间断缝合),供者胸主动脉与受者髂外动脉起始部端侧吻合(6-0可吸收PDS线,单纯间断缝合)。供者腹主动脉远心端残端尽量留短以靠近双肾动脉水平,5-0 PDS单纯间断缝合关闭,供者下腔静脉远心端残端尽量留短以靠近肾静脉水平,3-0丝线结扎。

输尿管吻合:供者两根输尿管分别与受者膀胱行吻合。外侧(左)肾因距离膀胱较远,需保留输尿管全长及少许膀胱瓣吻合;内侧(右)肾因距离膀胱近,仅需保留输尿管中上段,背侧剖开后使用6-0 PDS线与膀胱行单纯间断缝合。若输尿管管径允许,建议留置3F双J管;但若输尿管管径过细,则建议暂时置入3F双J管软导丝,至输尿管膀胱吻合完毕后即刻拔除。

【治疗与转归】

治疗措施与方案

免疫抑制剂:患者免疫诱导治疗应用兔抗人胸腺细胞免疫球蛋白,术中和术后第1天各50mg,术后第2天25mg。初始免疫抑制剂方案为他克莫司、吗替麦考酚酯、醋酸泼尼松。

降压药:术后14d内,使用静脉泵或/和口服降压药将收缩压控制在120mmHg以下。

抗凝/抗血小板聚集药物:未使用。

转归

术后第14天患者方下床活动,第32天出院,恢复可。未见血管栓塞、漏尿、移植肾周血肿等外科并发症。术前血肌酐628.5μmol/L,术后1个月出院时降至404μmol/L,3个月229μmol/L,6个月115μmol/L,2年64μmol/L。术后第8个月出现带状疱疹,免疫抑制剂减量联合抗病毒治疗后治愈(见图5-6-2,手机扫描本章末二维码阅图)。

患者移植术后1年肾CTA(见图5-6-3,手机扫描本章末二维码阅图)。

双肾相对位置如图所见,外侧肾为双支肾动脉供应,此时肾脏长轴约7cm。

【拓展】

在器官来源供需矛盾日益突出的情况下,小儿器官来源已成为国内外解决这一矛盾的重要补充。1969年,首例小儿双供肾移植被报道。此后,部分移植中心对此做出了尝试和改进,但未被推广。从国外报道来看,小儿供肾移植的早期并发症如急性排斥反应、血栓形成、尿漏、移植肾周血肿、移植肾功能延迟恢复等并发症发生率较高,但远期预后较好,与活体相当,甚至优于成人供肾。

影响小儿供肾存活率的一个重要因素是移植后早期的血栓形成,且供体年龄越小,血栓形成概率越高。手术技巧、肾脏的位置摆放、受者低血压等都与血栓形成有关。Dharnidharka等认为在术中及术后应用抗凝药物可预防血栓形成,但Laube等认为早期应用抗凝药物并不能降低小儿供肾血栓形成的概率。目前小儿双供肾给成人肾移植在血栓形成方面仍缺乏大量的临床研究。

影响小儿供肾存活率的一个重要因素是移植后的高灌注损伤。Thomusch 等总结了他们所行的 78 例小儿供肾移植发现婴幼儿供肾在移植后 6 个月和 1 年蛋白尿水平明显较成人供肾升高,但术后 5 年和 10 年蛋白尿水平与成人供肾接近,并提示小儿供肾早期蛋白尿与高灌注损伤有关。根据高滤过理论,当机体的体重和肾脏大小不匹配时将发生高滤过性损伤,将产生高血压、蛋白尿和肾小球硬化。因此合理匹配供/受者以及如何控制肾小球灌注压成为预防高灌注损伤的关键。

小儿双供肾成人肾移植围手术期管理较一般肾移植复杂。在术后早期需要注意维持控制血压。小儿的基础血压较低,因此供肾能耐受的血压也较低。成人受者一般有长期的肾性高血压病史,移植后血压过高会影响移植肾功能的恢复和引起高灌注损伤甚至血栓形成等。术后建议将受者收缩压控制在 120mmHg 以下。

对于双肾整块移植的手术方式选择,国内外尚无统一意见。有些学者采用腹主动脉远端缝合,近端与受者右侧髂外动脉或髂内动脉行端侧或端端吻合,以符合肾脏的生理解剖;有些学者将供者腹主动脉近端、远端分别与受者右侧髂外动脉近端、远端行端侧吻合,或者供者腹主动脉远心端与受者腹壁下动脉行端端吻合起分流作用,降低移植肾的高灌注损伤,但这些手术方式是否有利于移植肾的功能恢复或减少并发症的发生仍缺乏大量的临床研究。根据本中心经验,供者体重越小,其腔静脉近心端相对远心端管径越为宽大,所以极低体重供者务必选用腔静脉近心端与受者髂外静脉行端侧吻合。而且静脉吻合口需足够大,方可有助于避免受者术后出现肉眼血尿和蛋白尿等高灌注损伤。

选择小儿供体面临供肾肾单位不足的问题,需要术前仔细评估,以达到最优的移植肾功能及长期存活率。但小儿供肾一般没有内在的疾病并有很强的代偿性肥大的能力。移植后肾脏体积随时间逐渐增大。2~3 周内体积与功能增加 1 倍,18 个月后达到成人肾脏的水平。目前,对于小儿供肾选择整块双肾移植还是单肾移植的问题上仍有争议,现国内外对于小儿供肾单肾移植普遍采用的标准是"三选一",即①单肾长径 >6cm,②体重 >10~15kg,③供者 >2~3 岁,否则行整块双肾移植。

因小儿供成人肾移植极具特殊性,因此在受者筛选上也遵循一定的原则以保证移植效果。目前国外学者认为接受整块双肾移植受者的高危因素包括:①糖尿病、冠心病史、高凝状态、尿路异常和相关手术史、服用两种以上降压药物,②PRA>15%,二次移植,红斑狼疮,儿童受者,③既往依从性差,<25 岁受者。Tittelbach-Helmrich 等推荐受者的 BMI(体重指数)应 <25kg/m^2,以防供肾单位不足。

综上所述,极低体重小儿双供肾给成人肾移植可取得较理想的临床预后,有经验的中心可推广。但需注意的是,仍有可能具有较高的并发症发生率,特别是移植肾血管并发症是导致移植肾早期失功能的主要原因。其长期预后还有待进一步评估。

【专家点评】

极低体重小儿供肾较少使用,主要障碍包括术后早期的血栓并发症和远期的高灌注损伤。关于手术方式,最早提出的就是使用供者下腔静脉和腹主动脉的近心端进行吻合,但后来因为肝脏移植的需要,提出了经典的"Newcastle"术式(Talbot D,1999)将下腔静脉和腹主动脉远心端重建到近心端后进行吻合。然而对于极低体重小儿供者,因肝脏及其血管、胆管过小不适于移植,仅获取肾脏,所以可完整保留管径明显较粗的下腔静脉和腹主动脉的近心端进行吻合,方便手术的同时,也大大减少了血栓形成的可能性。关于术后是否需要抗凝/抗血小板药物治疗,国内外大多数移植中心常规使用抗凝/抗血小板药物进行血栓预防,但少数中心未使用相关药物也取得了良好的预后,因此是否有必要也有待进一步论证。关于高灌注损伤,术后早期一般都会出现一过性的蛋白尿,但如果早期血压控制理想,大多数患者尿蛋白定量会在移植半年后消失,更大样本量的观察以及程序性活体组织检查的开展,有助于进一步确定高灌注损伤是否存在。

极低体重小儿双供肾给成人肾移植可有效缓解供肾不足,并可取得较理想的临床预后,可在有经验的中心推广。

(王振迪)

参考文献

[1] MARTIN L W,GONZALEZ L L,WEST C D,et al. Homotransplantation of both kidneys from an anencephalic monster to a 17 pound boy with Eagle-Barret syndrome [J]. Surgery,1969,66(3):603-607.

[2] SHARMA A,FISHER R A,COTTERELL A H,et al. En bloc kidney transplantation from pediatric donors: comparable outcomes with living donor kidney transplantation [J].Transplantation,2011,92(5):564-569.

[3] SURESHKUMAR K K,REDDY C S,NIGHIEM D D,et al. Superiority of pediatric en bloc renal allografts over living donor kidneys:a long-term functional study [J].Transplantion,2006,82(3):348-353.

[4] DHARNIDHARKA V R,STEVENS G,HOWARD R J. En bloc kidney transplantion in United States an analysis of united network of ergan sharing(UNOS)data from 1987 to 2003 [J].Transplant Proc,2010,42(9): 3521-3523.

[5] LAUBE G F,KELLENBEGER C J,KEMPER M J,et al. Transplantation of infant en bloc kidneys into paediatric recipients [J].Pediatr Nephrol,2006,21(3):408-412.

[6] THOMUSCH O,TITTELBACH-HELMRICH D,MEYER S,et al. Twenty-year graft survial and graft function analysis by a matched pair study between pediatric en bloc kidney and decreased adult donors graft [J]. Transplantion,2009,88(7):920-925.

[7] EL-AGROUDY A E,HASSAN N A,BAKR M A,et al. Effect of donor/recipient body weight mismatch on patient and graft outcome in living-doner kidney tranplantion [J]. Am J Nephrol,2003,23(5):294-299.

[8] KAYLER L K,ZENDEJAS I,GREGG A,et al. Kidney transplantation from small pediatric donors:does recipient body mass index matter? [J]. Transplantation,2012,93(4):430-436.

[9] TITTELBACH-HELMRICH D,DROGNITZ O,PISARKI P,et al. Single kidney transplantation from young pediatric donors in the United States [J]. Am J Transplant,2010,10(9):2179.

七、马蹄肾供肾移植 3 例分析

【摘要】

当前我国肾移植供肾全部来自公民逝世后器官捐献和亲属活体捐献,每年肾移植手术量与等待肾移植患者的数量之间存在较大差距,有相当一部分患者在等待供肾的过程中死亡。马蹄肾是一种较为少见的先天性融合肾畸形,绝大多数马蹄肾具有正常的肾脏功能。在经过充分、仔细评估的前提下,利用马蹄肾进行肾移植可扩大供体池,并且是安全、可行的。我中心曾成功完成 3 例公民逝世后器官捐献的马蹄肾供肾移植,总结经验并结合目前文献汇报如下。

【病例资料一】

马蹄肾整块移植

供肾情况

器官捐献者为男性,45 岁,血型为 O+。因脑出血治疗无效发展为脑死亡而捐献。捐献时血肌酐 $112\mu mol/L$,尿蛋白阴性,无肾脏相关病史。获取前常规床旁超声检查提示肾脏结构异常,马蹄肾可能。由于肾脏功能未见明显异常,遂决定进行获取。获取完毕后供肾情况如图 5-7-1A(手机扫描本章末二维码阅图)所示,双肾下级相互融合形成相连的峡部,两侧输尿管从腹侧跨过峡部向下走行,为典型的马蹄肾畸形。供肾动脉见图 5-7-1B(手机扫描本章末二维码阅图)所示,左侧肾脏及右侧肾脏各有 2 支肾动脉且相距较远,峡部有 1 支独立的动脉直接发自腹主动脉。供肾左、右侧各有 2 支静脉,左肾 2 支静脉相距较远,在游离肾脏时已经分别自汇入下腔静脉开口处离断。右肾 2 支静脉相距较近,仍与下腔静脉相连带有下腔静脉袖片。双侧肾盂及输尿管未见明显异常。

手术决策

获取前评估发现马蹄肾畸形,故拟行供肾整块移植。由于供肾动脉及静脉存在较大变异,故血管的重建及吻合是本例手术的关键。

供肾动脉的处理:供肾共有 5 支动脉,分别为左肾动脉 2 支、右肾动脉 2 支、峡部动脉 1 支。峡部动脉细小且距离其余动脉较远,故妥善结扎处理,未予重建。取捐献者带有髂外、髂内动脉分支的髂总动脉一段,髂内、髂外分叉处有 1 分支,于根部剪断并显露出开口,备重建用(见图 5-7-2A,手机扫描本章末二维码阅图)。将 2 支左肾动脉分别与髂内动脉及髂内、外动脉分叉处的开口吻合,将 2 支右肾动脉与髂外动脉做裤衩状吻合,髂总动脉近心端备吻合用(见图 5-7-2B,手机扫描本章末二维码阅图)。

供肾静脉的处理:将 2 支左肾静脉与下腔静脉袖片近心端做一裤衩状重建,右肾静脉与下腔静脉袖片相连无需重建,留下腔静脉袖片远心端备吻合用(见图5-7-2C,手机扫描本章末二维码阅图)。

受者手术

将供肾修整后备吻合用的髂总动脉及下腔静脉断端分别与受者髂外动脉及髂外静脉行端侧吻合(见图5-7-3A,手机扫描本章末二维码阅图)。开放血流后,移植肾迅速充盈,颜色张力未见明显异常(见图5-7-3B,手机扫描本章末二维码阅图)。约1分钟开始泌尿,将两侧输尿管分别与膀胱进行吻合(见图5-7-3C,手机扫描本章末二维码阅图)。

围手术期管理

免疫诱导方案为:兔抗人胸腺细胞免疫球蛋白,POD 0~4分别给予50mg、50mg、25mg、25mg静脉滴注;甲泼尼龙,POD 0~4分别给予500mg、250mg、250mg、120mg静脉滴注;基础免疫抑制方案为:他克莫司+吗替麦考酚酯+甲泼尼龙。

预后

患者术后移植肾功能立即恢复,术后24h尿量为3 800ml,之后逐渐稳定在2 000ml/d左右。血肌酐由术前760μmol/L降至160μmol/L时出院,目前已随访10年,最近一次血肌酐114μmol/L。

【病例资料二】

马蹄肾分别移植

供肾情况

供者,男性,33岁,血型为A+。因颅脑外伤发展为脑死亡而捐献。捐献时血肌酐180μmol/L,尿蛋白阴性,无肾脏相关病史,常规床旁超声检查未提示肾脏结构异常。获取完毕后供肾情况(见图5-7-4A,手机扫描本章末二维码阅图)所示,双肾下级相互融合形成相连的峡部,两侧输尿管从腹侧跨过峡部向下走行,为典型的马蹄肾畸形。供肾管道系统如图5-7-4B(手机扫描本章末二维码阅图)所示,左侧肾脏及右侧肾脏各有1支肾动脉,峡部有1支独立的动脉直接发自腹主动脉而后立即分为3个分支分别进入峡部。供肾左、右侧各有1支静脉,左肾静脉自汇入下腔静脉开口处离断,右肾静脉与下腔静脉相连带有下腔静脉袖片。双侧肾盂及输尿管未见明显异常。

手术方案

因为双侧肾脏各有一套独立完整的管道系统,双侧肾脏大小无明显差异,故决定从峡部离断左右侧肾脏,分别移植给两位受者。由于峡部动脉分为3个分支,且相距较远,故离断峡部时的断面选择及峡部动脉的处理是本例手术的关键。

经过仔细观察,峡部动脉右侧分支较粗,予以保留。左侧 2 分支较细,决定结扎切断(见图 5-7-5A,手机扫描本章末二维码阅图)。沿动脉断端边缘离断峡部,断端用 4-0 可吸收线间断 8 字缝合(见图 5-7-5B,手机扫描本章末二维码阅图)。将峡部动脉袖片与右肾动脉袖片重建为 1 个动脉袖片,余管道均完整无需重建。

受者手术

受者 1 接受左肾、受者 2 接受右肾。两名受者手术方式相同,肾动脉袖片与髂外动脉行连续端侧吻合,肾静脉与髂外静脉行连续端侧吻合。开放血流后,移植肾均迅速充盈,颜色张力未见明显异常。1 分钟开始泌尿,将两侧输尿管分别与膀胱进行吻合。

围手术期管理

2 名受者免疫抑制方案相同。免疫诱导为:POD 0-4 分别给予兔抗人胸腺细胞免疫球蛋白 50mg、50mg、25mg、25mg 静脉滴注;甲泼尼龙 500mg、250mg、250mg、120mg 静脉滴注;基础免疫抑制方案为:他克莫司+吗替麦考酚酯+泼尼松。

预后

两名受者术后均恢复顺利,术后移植肾超声提示移植肾血流丰富,各级动脉阻力指数正常(见图 5-7-6,手机扫描本章末二维码阅图)。移植肾功能术后即刻恢复,肌酐逐渐下降(见图 5-7-7,手机扫描本章末二维码阅图),未出现漏尿、出血等并发症,于术后 2 周出院。目前已规律随访 3 年,移植肾功能稳定,受者 1 最近一次随访时血肌酐 85μmol/L,受者 2 最近一次随访时血肌酐 114μmol/L。

【诊疗思维】

马蹄肾作为一种并不少见的肾脏发育畸形,本身并不是供肾绝对禁忌,合理利用马蹄肾进行肾移植可扩大供体池,诊疗重点在于肾脏功能及解剖形态的评估。由于输尿管需要跨越肾下级融合形成的峡部,马蹄肾患者易发生肾积水、尿路结石、继发感染,甚至肾功能受损。因此,除血肌酐、蛋白尿等肾功能常规评估外,还需对获取后供肾的质地、颜色、灌注情况、血管分布、肾盂输尿管扩张情况等进行综合评估。

目前腹部超声已成为供体评估的常规项目,马蹄肾畸形通常能在获取术前被发现,从而能提示获取人员在术中注意解剖变异,避免损伤马蹄肾峡部、变异的血管、扩张的输尿管或肾盂等。

关于马蹄肾整块移植还是分别移植,取决于供体一般情况、肾脏功能及解剖形态。在肾脏功能无明显异常的前提下,如马蹄肾左右两侧均有独立的动脉、静脉;肾盂输尿管无明显畸形;血管及肾盂输尿管支配、分布区域无明显重叠,可考虑将马蹄肾从峡部劈开,左右两侧分别移植。马蹄肾峡部常有直接发自腹主动脉的峡部动脉,此动脉的处理应充分评估其支配区域,根据其分布将其保留在适宜的一侧,在移植时一并予以吻合。

【拓展】

马蹄肾是指两侧肾的上极或下极在脊柱大血管前相互融合在一起,形成"马蹄铁"形的先天性肾畸形。马蹄肾是最常见的融合肾畸形之一,在正常人群中的发生率约为 0.5%,男女比例为 2∶1。此症首先由 Decarpi 在 1521 年尸检中发现,Botallo(1564 年)做了全面描述并示以图解,Morgagni(1820 年)报道了第一例有并发症的马蹄形肾患者。该病家族性遗传的证据尚不足,目前认为在胚胎发育的 4~6 周,后肾组织相互靠近,此时许多影响因素均可导致其下极相融合,只有少数为上极融合。两肾融合的部位称为峡部,多位于腰 3 或腰 4 水平,有时甚至在盆腔内位于膀胱后。通常连接的峡部是由有血供的肾实质组成,偶尔只是由一些纤维组织将两肾连接起来。峡部血供的变化较大,可以接受来自肾动脉主干的分支,也可有其自身单独的血管供应。部分患者可无症状,由于肾融合后阻碍其正常上升和旋转,因而它常位于盆腔内或稍高的位置,其输尿管较正常短。异位肾血管的高发率以及输尿管呈拱形围绕或跨过峡部肾组织,马蹄肾易发生输尿管梗阻。因此,肾积水、结石和感染多见,可出现腰部疼痛、尿频、脓尿和下腹部包块等临床表现。也有部分患者可无症状,因体检或其他疾病就诊时偶然发现。

本文两例供者既属于无症状患者,之前无肾脏疾病史。其中供者 1 在捐献前筛查发现马蹄肾畸形,经过病史及辅助检查等详细的评估,我们认为马蹄肾不是供肾的绝对禁忌,遂决定行器官获取。获取时,特别要注意保护峡部肾组织、血管以及跨越峡部而向前凸的输尿管,避免损伤。在修肾时,由于马蹄肾血管变异多见,肾下级或肾峡部多有单独发自腹主动脉的副肾动脉,剪开腹主动脉后壁后,应仔细检视各血管开口,注意有无可能的副肾动脉,并仔细解剖追踪,不随意剪断。静脉亦是如此,尽量保留每一根肾静脉。在除去多余组织,肾脏及管道充分显露后,综合肾脏解剖及肾脏功能来决定行马蹄肾整块移植或分别移植。我们的经验是,如果左右两侧肾脏都有各自完整的管道系统(肾动脉、肾静脉、输尿管)、无肾脏病史且获取前肾功能正常,可考虑行分别移植。这时,难点往往在于峡部动脉的处理。通常会有 1-3 支峡部动脉直接发自腹主动脉供应相连的峡部,要根据血管的分布、粗细来评估其重要性,从而决定是否予以保留。除峡部动脉外,肾下级的副肾动脉多见,副肾动脉通常要予以保留,并在修肾时视情况其他肾动脉行多支重建,从而减少术中血管吻合次数。如分支动脉相距较远或直径较细,也可与腹壁下动脉行端端吻合。同时,由于马蹄肾易伴发尿路结石,故修肾时应注意发现有无结石。峡部离断平面的选择应结合峡部动脉及肾实质的分布情况,在尽量保留峡部血供的同时,选择断面横截面积最小的部位进行离断,远离肾盂及输尿管。离断后仔细观察断面,缝扎较粗大的管道结构,间断 8 字缝合整个断面。开放血流后仔细观察断面有无活动性出血或漏尿,少量的创面渗血可予以压迫止血。

通过文献学习,目前认为马蹄肾供肾与正常供肾在远期预后方面没有差异。结合这两例成功的经验,我们认为在充分的评估及妥善的手术处理,利用马蹄肾进行移植是可行且安全的。

【专家点评】

马蹄肾供肾移植目前国内鲜有报道,1975年国外首次报道使用马蹄肾作为供肾的肾移植术并获得成功,随后陆续又有多例马蹄肾供肾移植的成功报道,系列文献显示马蹄肾供肾移植的长期及短期疗效与正常肾移植的差异均无统计学意义。

由于马蹄肾的解剖特殊性,通常需要对肾动脉、肾静脉进行较为复杂的吻合重建,对外科医师的操作技术要求较高。围手术期管理也有一些区别于常规肾移植手术的要求,如术后抗凝、峡部断面渗血、漏尿的观察和处理等。结合本病例,尽管马蹄肾有复杂的解剖结构及血管变异,只要术前精准评估、术中精细操作、术后精心管理,马蹄肾作为供肾进行肾移植是安全、可行的。

(潘光辉)

参考文献

[1] HAU H M,MORGUL H M,UHLMANN D,et al. Horseshoe kidney for transplantation:technical considerations [J]. Scandinavian Journal of Urology,2013,47(1):76-79.

[2] RODRIGUEZ M M. Congenital anomalies of the kidney and the urinary tract(CAKUT)[J]. Fetal and Pediatric Pathology,2014,33(5-6):293-320.

[3] NATSIS K,PIAGKOU M,SKOTSIMARA A,et al. Horseshoe kidney:a review of anatomy and pathology [J]. Surgical and Radiologic Anatomy,2014,36(6):517-526.

[4] PÉREZ J A,TORRES F G,TORIBIO A M,et al. Angio CT assessment of anatomical variants in renal vasculature:its importance in the living donor [J]. Insights into imaging,2013,4(2):199-211.

[5] STROOSMA O B,SCHURINK G W H,KOOTSTRA G. Current opinions in horseshoe kidney transplantation[J]. Transplant international,2002,15(4):196-199.

[6] KUMAR S,AGARWAL D,GULERIA S,et al. Expanding the living renal donor pool by using a horseshoe kidney [J]. Indian Journal of Nephrology,2015,25(2):124.

[7] PONTINEN T,KHANMORADI K,KUMAR A,et al. Horseshoe kidneys:an underutilized resource in kidney transplant [J]. Experimental and Clinical Transplantation:Official Journal of the Middle East Society for Organ Transplantation,2010,8(1):74-78.

[8] ZIPITIS C S,AUGUSTINE T,TAVAKOLI A,et al. Horseshoe kidney transplantation [J]. The Surgeon,2003, 1(3):160-163.

[9] STROOSMA O B,SCHURINK G W H,SMITS J M A,et al. Transplanting horseshoe kidneys:a worldwide survey [J]. The Journal of urology,2001,166(6):2039-2042.

八、横纹肌溶解综合征供肾肾移植 2 例分析

【摘要】

横纹肌溶解综合征(rhabdomyolysis,RM)是指由于挤压、剧烈运动、高热、药物、炎症等原因导致横纹肌破坏和崩解,引起大量肌红蛋白、磷酸肌酸激酶(creatine kinase,CK)、乳酸脱氢酶等细胞内成分进入外周血的一组临床综合征,是常见的引起急性肾损伤(acute kidney injury,AKI)因素之一。随着我国公民逝世后器官捐献工作的逐步开展,公民逝世后器官捐献的器官移植数量快速增长,其中存在外部创伤、中毒、电解质紊乱、休克等诱发横纹肌溶解综合征因素的供者并不少见。为探求这一方面的临床经验,我们总结 2 例横纹肌溶解综合征供肾肾移植的相关资料进行了回顾分析,以期通过此病例探讨横纹肌溶解综合征供者维护、评估及其供肾肾移植的安全性、可行性等。

【病例资料】

主诉

车祸致意识不清约 1h。

一般资料

供者,男性,26 岁,汉族,血型 B+,原发病为重型颅脑损伤,住院时间 6d,供体类型 DBD,手术时间 2017 年。

入院病史

患者于 2017 年 9 月 30 日近 8 时因车祸致伤,伤后未做特殊处理由他人呼叫 120 出诊,出诊医师到达现场后即发现患者意识不清,呼之不应答,尚安静,四肢可活动,无呕吐及抽搐发作,即予输液后接入院,拟"颅脑损伤"收入院。入院后予以脱水降颅内压,营养脑神经,止血、护胃等治疗,并急诊行开颅手术,术后未脱机拔管,因严重内环境紊乱于 10 月 4 日出现心搏骤停,抢救后出现持续低血压,使用大剂量血管活性药物维持血压,于 10 月 5 日临床判定脑死亡。器官获取组织(organ procurement organization,OPO)团队介入时供者已出现尿量减少,尿液呈深棕红色。

辅助检查

尿常规:隐血(++),红细胞未见。血浆肌酸激酶(CK)最高值为 12 055U/L,血浆肌红蛋白最高值为 112 045μg/L。血钾 6.5mmol/L。彩超肝脏未见异常,双肾回声稍增强,肾内血流正常。

体格检查

体温 36.5℃，心率 116 次/min，血压 85/43mmHg，身高 170cm，体重 65kg，双肺呼吸音清晰，未及明显干湿啰音。腹软，双肾触诊质偏韧，大小正常。四肢肿胀。

【诊断与鉴别诊断】

诊断

1. 横纹肌溶解综合征；
2. 急性肾损伤；
3. 重型颅脑损伤。

诊断依据

横纹肌溶解综合征：①供者有外伤、电解质紊乱及休克病史；②供者少尿，尿呈深棕红色；③血浆肌酸激酶（CK）最高值为 12 055U/L，血浆肌红蛋白最高值为 112 045μg/L；④尿隐血试验阳性但红细胞少。

【治疗与转归】

予以器官功能维护：①纠正内环境紊乱：纠正高钾血症、酸中毒等；②水化治疗：碱化尿液、生理盐水和胶体扩容及营养支持；③连续肾脏替代疗法（CRRT）治疗。经过器官捐献和移植伦理委员会审核同意，中国人体器官分配与共享计算机系统分配，于 2017 年 10 月 6 日获取供者器官，双肾外观均呈暗紫色（见图 5-8-1，手机扫描本章末二维码阅图），灌注一般。肾穿刺活检：肾小管内广泛肌红蛋白沉积、不同程度急性肾小管坏死（表现为肾小管上皮细胞颗粒及空泡变性，肾小管上皮细胞扁平，刷状缘消失，部分上皮细胞脱落坏死，基膜裸露，管腔内可见管型）、肾小球结构完整，无肾小球硬化及微血栓形成（见图 5-8-2，手机扫描本章末二维码阅图）。经评估，获取 2 枚肾脏用于移植，肝脏因缺血时间过长弃用。

手术方式：供肾动静脉-受者髂外动静脉端侧吻合。

术后免疫抑制方案：免疫诱导治疗为术中及术后 6 天静脉滴注兔抗人胸腺细胞免疫球蛋白 50mg/d。初始免疫抑制剂方案为他克莫司、吗替麦考酚酯、醋酸泼尼松。

供肾病理提示肾小管内广泛肌红蛋白沉积、不同程度急性肾小管损伤、肾小球结构完整。

临床转归

左肾受者，女性，22 岁，因双下肢水肿伴尿少 10 个月余入院。右肾受者为男性，48 岁，因纳差乏力 3 年余入院。完善术前准备后在全身麻醉下行同种异体肾移植术，术程顺利，开放供肾血液循环，移植肾即刻充盈，色泽乌红，有张力，术中无尿。术后无尿，移植肾彩超未见异常，考虑为移植肾功能延迟恢复（DGF），予以血液透析过渡治疗。两者分别于术后第 34 天、第 25 天尿量开始增加,移植肾功能缓慢恢复,现术后 3 年,两受者均移植肾功能平稳,左肾受者血肌酐维持在 150μmol/L 左右,右肾受者血肌酐维持在 100μmol/L 左右。

【诊疗思维】

移植器官的来源紧缺,减少边缘供体丢弃率是增加供体来源的有效手段。横纹肌溶解综合征是导致供肾发生急性肾损伤的常见原因之一,因供者无法表达主观感受,症状多不典型,早期易被忽视,如不及早干预往往肾功能恶化较快。本例供者有明确外部创伤史,曾因严重内环境紊乱出现心搏骤停,抢救后出现低血压休克,存在多种横纹肌溶解综合征的诱因,结合少尿、尿液棕红的临床症状、四肢肿胀的体征及血浆肌酸激酶、血浆肌红蛋白明显升高等辅助检查,临床诊断横纹肌溶解症明确。因供者有较长时间低血压,使用大剂量血管活性药物,肾脏长时间灌注不足,缺血缺氧严重,进一步加重肾功能损伤。维护人员介入后进行积极干预,调整内环境,碱化尿液,使用血液净化手段清除血液中的肌红蛋白,维持血流动力学平稳,改善肾脏供血供氧,获取前尿量有所增加,经病理穿刺提示供肾无慢性肾病及微血栓形成,综合评估肾脏能够利用。术后使用即复宁免疫诱导,CNI 类药物开始使用时间延后至术后第 3 天,DGF 期间他克莫司浓度维持在 6~8ng/ml,减少 CNI 类药物肾毒性作用,监测淋巴细胞亚群及移植肾彩超变化,出现尿量增加、移植肾功能恢复时适当增加他克莫司剂量,预防急性排斥反应发生。经血液透析过渡治疗后两受者移植肾功能均恢复,随访 3 年中移植肾功能平稳。

【拓展】

器官捐献工作中应高度重视 RM,RM 常引起肌红蛋白尿,其中 13%~50% 的患者可出现急性肾损伤(AKI),是导致 AKI 的重要原因之一。其常见的临床表现包括少尿、无尿、水电解质及酸碱平衡代谢紊乱,如未及时处理,可发生循环衰竭、弥散性血管内凝血甚至多器官功能不全综合征(multiple organ dysfunction syndrome,MODS),造成不可逆损伤,以至器官被弃用。

及早明确横纹肌溶解症诊断极其重要,但横纹肌溶解综合征的早期诊断具有一定的难度。包括早期症状不典型、早期忽视肌酸激酶、肌红蛋白的检查,或者相关指标升高不明显。诊断横纹肌溶解症,血和尿肌红蛋白浓度较血清 CK 浓度特异度更高。但是血浆肌红蛋白半衰期短,容易导致假阴性。本例供者在发现出现肢体明显肿胀和严重血尿时检查肌酸激酶、肌红蛋白已经急剧上升。加强对 OPO 合作医院医师的培训,对于存在横纹肌溶解综合征的高危因素的供者包括:①机械性因素:创伤或压迫、车祸、工伤、地震等事件后长期固定卧床;肌肉长时间缺血,如血栓、休克等;肌肉过度运动。②非机械因素:水电解质紊乱及代谢性疾病,高钠血症、低钠血症、低钾血症、低钙血症、糖尿病高渗昏迷、药物中毒、毒蛇或昆虫咬伤、多发性肌炎等,都应视可能发生横纹肌溶解综合征的潜在供者,应重视体格检查,及早进行尿常规、肌酸激酶、肌红蛋白的监测。

早期进行全面的器官功能维护,尽早获取器官。横纹肌溶解综合征时,横纹肌细胞膜遭到破坏,细胞内的成分外渗,释放到组织间隙,进一步引起低血容量,以及本案例出现的顽固性低血压。严重的水电解质及酸碱平衡紊乱时,渗出到肾小管中的肌红蛋白堆积形成肌红蛋白管型,堵塞肾小管或通过其降解产物游离铁与过氧化氢化合物发生反应,产生活性氧自由基,造成肾小管坏死。低血容量、代谢性酸中毒和肌红蛋白沉积是 RM 引起 AKI 的重要机制,也是早期治疗的重点。本例供者在使用大剂量血管活性药物后仍出现顽固性低血压,及时的生理盐水和胶体扩容以及营养支持是关键。严重的水电解质及酸碱平衡紊乱时,如高钾血症、代谢性酸中毒均应及时纠正并碱化尿液。血液净化治疗对于此类供者有着多重优势,不仅能清除炎症介质、毒素、维持内环境稳定,还有助于清除肌红蛋白,预防 AKI 的发生。肌红蛋白相对分子质量 17 800,传统透析膜对肌红蛋白的筛漏系数偏低以及横纹肌溶解时肌肉组织持续破坏致使肌红蛋白不断释放至循环中,使得传统的间歇性血液透析模式对于肌红蛋白的清除并不理想。因此 CRRT,尤其是选用高截留滤器的清除效果优于间歇性血液透析模式。有条件情况下选用血浆透析滤过(plasma dialysis filtration,PDF)的治疗模式,将取得更高的清除率。

总而言之,对供者的横纹肌溶解综合征应高度重视,尽早发现并阻断其进程,以免出现器官弃用等严重后果。严格的病史采集、规范的体格检查及敏感指标的监测都是提高早期诊断率的重要方法。横纹肌溶解综合征供者的维护需要对于低血容量、代谢性酸中毒和肌红蛋白沉积等问题采取系统的治疗。

【专家点评】

横纹肌溶解综合征合并急性肾功能损伤是公民逝世后器官捐献供者较为常见的并发症,合理利用能在一定程度上改善供肾质量,取得良好的移植效果。我们提倡三早:①早期诊断:早期明确横纹肌溶解综合征诊断至关重要,主要依赖血浆 CK 水平、血浆肌红蛋白水平显著升高,往往尿隐血试验阳性但红细胞少。有条件可进行肌肉活体组织检查及肾活体组织检查,但非诊断必须。②早期治疗:为避免肌红蛋白沉积在肾小管,纠正电解质紊乱、碱化尿液、生理盐水和胶体扩容及营养支持,非高钠血症的供者尽可能 CRRT 治疗。③早期获取:捐献程序启动后,尽早调整供者全身情况,尽早获取器官,让供肾脱离高肌红蛋白水平环境,避免肾功能进一步恶化。横纹肌溶解综合征供者,给予积极维护后部分肾功能能改善,充分评估供肾功能、病理等综合因素后,此类供肾可应用于移植,并可取得良好的近期效果。

(孙煦勇)

参考文献

［1］李世军,许书添,高二志,等.横纹肌溶解症相关急性肾损伤［J］.肾脏病与透析肾移植杂志,2016,25(01):14-19.

［2］LAPPALAINEN H,TIULA E,UOTILA L,et al. Elimination kinetics of myoglobin and creatine kinase in rhabdomyolysis:implications for follow-up［J］.Crit Care Med,2002,30(10):2212-2215.

［3］ZHENG C X,CHEN Z H,ZENG C H,et al. Triptolide protects podocytes from puromycin aminonucleoside induced injury in vivo and in vitro［J］. Kidney Int,2008,74(5):596-612.

［4］BAGLEY W H,YANG H,SHAH K H. Rhabdomyolysis［J］.Intern Emerg Med,2007,2(3):210-218.

［5］BOUTAUD O,MOORE K P,REEDER B J,et al. Acetaminophen inhibits hemoprotein-catalyzed lipid peroxidation and attenuates rhabdomyolysis-induced renal failure［J］.Proc Natl Acad Sci U S A，2010，107(6)：2699-2704.

［6］ HEYNE N，GUTHOFF M，KRIEGER J，et al. High cut- off renal replacement therapy for removal of myoglobin in severe rhabdomyolysis and acute kidney injury：a case series［J］. Nephron Clinical practice，2012，121(3-4)：c159-164

第五章　病例插图

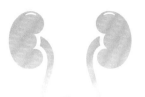

第六章　其他病例

一、肾移植术后妊娠 1 例分析

【摘要】

肾移植术后女性患者内分泌功能改善,妊娠概率较术前明显增加。但肾移植术后妊娠属于高危妊娠,其妊娠合并症或并发症的发生率仍显著高于普通人群。在此,我们总结 1 例肾移植术后妊娠病例,回顾患者妊娠前、妊娠中、分娩后的病情变化,以期通过此病例探讨肾移植术后妊娠的安全性、可行性,以及妊娠时机的选择、免疫抑制剂的调整以及妊娠并发症的防治等。

【病例资料】

主诉

肾移植术后 8 年,孕 35 周。

一般资料

受者,女性,32 岁,汉族,血型 B+,原发病为慢性肾病(无病理诊断),透析类型为血液透析,手术时间 2011 年。供肾类型 DCD,HLA 配型为 2/6 错配,PRA Ⅰ类 5%、Ⅱ类 5%。住院时间 6 天,供体类型 DCD,手术时间 2017 年。患者有原发性高血压病史,服用佩尔降压治疗(妊娠前血压 130/80mmHg 左右)。

免疫抑制剂应用情况

患者免疫诱导治疗为巴利昔单抗,术中及术后第 4 天分别 20mg 静脉滴注。初始免疫抑制剂方案为他克莫司、吗替麦考酚酯、醋酸泼尼松。术后出现移植肾功能恢复延迟（delayed graft function，DGF），3 周后逐渐恢复，出院时血肌酐为 60μmol/L。术后无急性排斥反应或感染病史，随访期间尿常规均为阴性，且患者血肌酐稳定，维持在 60~70μmol/L 左右，他克莫司浓度波动在 6ng/ml 左右。因备孕需要于 2018 年 2 月将吗替麦考酚酯切换成硫唑嘌呤片（50mg/d），余免疫抑制方案不变。

临床表现

患者末次月经为 2019 年 2 月 13 日，孕早期伴有恶心呕吐及先兆流产表现；予以口服达芙通保胎治疗，伴有慢性高血压。孕晚期无发热、头晕头痛、视物模糊、心慌、腹胀、腹痛、阴道流血流液等不适。孕期无泌尿系感染或急性排斥反应病史。孕 34 周感胸闷气促，休息后可缓解。

辅助检查

妊娠前肾功能正常，尿蛋白阴性，移植肾彩超正常，无积水。

孕早期行 NT、无创 DNA 检查均未见明显异常；中孕、晚孕胎儿排畸筛查：胎儿左心室两个强光斑。孕期口服葡萄糖耐量试验（oral glucose tolerance test，OGTT）：妊娠期糖尿病。

孕中期、孕晚期移植肾彩超均正常，无积水。

妊娠前、妊娠中、分娩后患者血肌酐变化情况见图 6-1-1（手机扫描本章末二维码阅图）。

妊娠前、妊娠中、分娩后患者他克莫司浓度变化情况见图 6-1-2（手机扫描本章末二维码阅图）。

孕 29 周出现尿蛋白弱阳性。

孕 34 周查 24h 尿总蛋白 0.7g，尿蛋白电泳提示均为白蛋白。

孕 35 周查 24h 尿总蛋白 1.59g，尿蛋白电泳提示均为白蛋白。

体格检查

发育正常，营养良好，意识清楚，自动体位，查体合作，全身皮肤黏膜无黄染，浅表淋巴结未及明显肿大，双瞳孔等大等圆，气管居中，胸廓对称无畸形，双肺呼吸音清，未闻及明显干湿性啰音，心律齐，未闻及明显病理性杂音，腹膨隆，无明显压痛及反跳痛，肝脾肋下未及，双下肢无水肿，生理反射存在，病理反射未引出，腹围 101cm，宫高 32cm，胎心 143 次/min，律齐，未及明显宫缩。

【诊断与鉴别诊断】

诊断

1. 孕 35 周；
2. 慢性高血压并子痫前期；
3. 异体肾移植状态。

诊断依据

根据病史、体征及辅助检查可初步诊断。

鉴别诊断

妊娠主要与腹水及巨大卵巢囊肿相鉴别。腹水多有基础疾病的相关症状,如肝功能异常所致腹水多伴发食欲差、厌油、黄疸等症状,巨大卵巢囊肿B超可鉴别。妊娠期高血压疾病主要从以下几个方面进行鉴别:①妊娠期高血压:血压大于或等于140/90mmHg,妊娠期出现,并于产后12周内恢复正常;尿蛋白(−),患者可伴有上腹部不适或血小板减少,产后方可确诊;②子痫前期:妊娠20周后出现血压大于或等于140/90mmHg,且尿蛋白大于或等于300mg/24h或(+),可伴有上腹部不适、头痛、视力模糊等症状;③子痫:特点为子痫前期孕产妇抽搐,且不能用其他原因解释;④慢性高血压并发子痫前期:特点为高血压妇女于妊娠20周以前无蛋白尿,若20周后出现尿蛋白增加、血压进一步升高、或血小板减少;⑤妊娠合并慢性高血压:妊娠前或妊娠20周前检查发现血压升高,但妊娠期无明显加重;或妊娠20周后首次诊断高血压并持续到产后12周后。

【治疗与转归】

2019年10月19日,孕35周+3天,因尿蛋白不断增多行剖宫产,生产一女活婴2.5kg。婴儿无明显先天畸形,Apgar评分一分钟评9分,5分钟评9分。

目前小孩健康,其智力、生长发育等方面均无异常,未发生免疫系统缺陷等。

母亲:目前血肌酐维持在50~60μmol/L左右,尿量良好,空腹血糖及餐后血糖恢复正常,维持吗替麦考酚酯片+他克莫司+激素的免疫抑制方案,尿常规提示尿蛋白(±)至(+)。

【诊疗思维】

肾移植术后患者妊娠需考虑患者自身状态、移植肾功能和免疫抑制剂的影响,需在特定的时机或满足特定的条件时才可考虑妊娠,目前已有比较公认的标准。由于免疫抑制剂可穿透胎盘屏障进入胎儿体内,可能对胎儿生长发育造成不良影响,且妊娠期间患者药物代谢动力学可发生相应变化,因此,妊娠期间免疫抑制剂的选择与调整仍是目前比较关注的热点与重点。而患者孕晚期终止妊娠的时机与方式也需妇产科医师和移植科医师共同研究与决定,本例患者在孕35周时,因尿蛋白不断加重,及时选择剖宫产终止妊娠,最后母婴预后均良好,患者肾功能无明显受损。肾移植术后妊娠属于高危妊娠,其妊娠合并症或并发症发生率显著高于普通人群。因此,肾移植术后妊娠需选择合适的时机、调整合适的免疫抑制方案、严密监测各项指标并全面评估身体状况以减少孕妇或胎儿并发症的发生,并且需要移植科医师和妇产科医师的共同参与并进行指导监测。

【拓展】

尿毒症为全身性疾病,可导致患者全身多个系统或器官出现损害。女性患者可出现下丘脑-垂体-性腺轴功能紊乱,并常伴有卵巢功能减退、月经紊乱,可引起患者性激素、生育功能的改变。随着肾移植术后患者肾功能、全身营养状况及内环境的改善,患者内分泌功能可逐步恢复,女性患者月经在术后平均4~6个月可逐渐恢复正常,妊娠成功率也将有所提高。据研究显示,肾移植术后受者妊娠分娩健康婴儿的概率较血液透析患者增加约10倍,但仍低于普通人群约10倍。目前,随着肾移植术后妊娠病例的不断积累、新型免疫抑制剂使用经验的累积,肾移植术后妊娠的安全性、可行性得到了广大移植科医师及妇产科医师的认可,但仍属于高危妊娠,其妊娠合并症或并发症的发生率仍显著高于普通人群。肾移植术后患者多数合并高血压,其先兆子痫、胎儿早熟及围生期死亡风险更高。有报道称肾移植术后妊娠受者胎儿早产发生率可高达40%~60%,本例中新生儿即为早产儿。因此,肾移植术后育龄期女性应该采取避孕措施,除非在肾移植患者自身条件、移植肾功能满足一定条件时,可以考虑妊娠。

目前比较公认的女性肾移植受者术后妊娠、生育比较适合的时机与条件为:①成功肾移植手术2年后,身体条件适合产科要求;②合适的免疫抑制方案:泼尼松5~10mg/d,硫唑嘌呤50mg/d,环孢素每天剂量在3mg/kg以下,禁用西罗莫司,如正在使用霉酚酸类药物而要求妊娠者,必须停用MPA至少6周后,才可以妊娠;③年龄在35周岁以下;④全身状况良好,无排斥反应发生;⑤肝、肾功能在正常范围内;⑥高血压或轻度高血压,即血压≤140/90mmHg,且单一药物可以控制;⑦无血尿、蛋白尿,或微量血尿、微量蛋白尿(蛋白尿<500mg/24h);⑧彩超检查移植肾无排斥反应迹象,无积水、结石或输尿管扩张等;⑨妊娠后需加强产前检查,以确保优生优育。

免疫抑制剂可穿透胎盘屏障进入胎儿体内,从而可对胎儿生长发育造成不良影响。因此,为保证孕期移植肾功能、胎儿的正常生长发育,孕期在无移植物排斥的前提下维持免疫抑制剂最低剂量是确保母婴安全的关键。此外,在妊娠期间,肾移植受者体重、药物分布容量及肝肾清除率的改变等均会导致孕期药代动力学参数的变化。Kim等研究显示,他克莫司和环孢素血药浓度在妊娠中期均有所下降,提出妊娠期间CNI剂量需增加20%~25%以维持合适的血药浓度。本例患者孕期他克莫司浓度较妊娠前即有明显下降,与既往研究相符。因此,肾移植受者妊娠期间需谨慎调整免疫抑制剂的种类及剂量,加强孕期体内药物浓度的监测,防止移植物排斥反应的发生。但目前也有研究认为,肾移植术后妊娠机体处于免疫耐受状态,这对孕妇和胎儿具有保护作用,妊娠可对移植肾产生较强的保护作用和较弱的排斥反应性,因此认为妊娠期间CNI血药浓度小范围波动并不会增加移植肾排斥的风险。根据美国食品药品管理局妊娠期用药分类法,CNI属于C类,有潜在但未被证实的致畸风险;糖皮质激素属于B类;虽然硫唑嘌呤与MMF同属于D类,理论上均会对胎儿产生不良影响,但硫唑嘌呤应用经验最多,使用时间最长,且动物实验证实该药只有超过6mg/(kg·d)时胎儿畸形发生率才会显著增加,另外,据研究显示,硫唑嘌呤50mg/d这个剂量对孕妇及胎儿应该是比较安全的。而MMF可导致严重的胚胎畸形、胎儿生长受限或死胎等,其产品说明书也明确将妊娠列为禁忌证。因此,目前器官移植术后要求妊娠与生育者,建议在停用MMF转换成硫唑嘌呤6周后,才可以妊娠,如果患者对硫唑嘌呤过敏或不耐受,可考虑更换为咪唑立宾。随着肾移植术后妊娠相关研究报道的增加,部分研究也表明肾移植术后妊娠期间维持单用他克莫司的免疫抑制方案也能较好地维持移植肾功能稳定,可一定程度上减少孕妇或胎儿并发症的发生,但仍需多中心大样本研究进一步证实。

妊娠期间,肾内血管扩张,肾内血流量增加,患者肾小球滤过率可相应得到提高,使其血肌酐可出现一定程度的下降,本例患者即与之相符。但持续过高的肾小球滤过率可引起肾小球硬化,从而对移植肾功能造成一定的影响。对于肾功能稳定者,妊娠期间发生排斥反应概率较小,但围生期为排斥反应高发期,应及时监测和调整抗排斥药物。由于免疫抑制剂的影响,肾移植术后妊娠并发症较多,发生概率可数倍于普通人群。若患者妊娠前已有肾功能损伤,其妊娠并发症及移植肾丢失的危险性可进一步显著增加。患者妊娠期间主要并发症包括妊娠高血压、子痫、泌尿道感染及妊娠糖尿病等,并且需警惕经胎盘传播的病毒性或寄生虫性感染,如巨细胞病毒、弓形虫等。同时,胎儿早产、畸形、低出生体重的概率也明显升高。据研究显示,移植患者妊娠周数一般为 36.5 周左右,而婴儿出生体重一般为 2.54kg±0.67kg。

当肾移植受者出现如下几个方面之一时,可考虑终止妊娠,主要为:①产科原因:重度妊娠高血压疾病、胎儿窘迫、胎膜早破、胎儿畸形、胎死宫内者;②发生排斥反应,肾功能严重损害者;③持续有尿蛋白或尿蛋白加重者;④泌尿生殖系统严重疾病者。为安全起见,国内学者一般建议剖宫产终止妊娠,对于可以耐受自然分娩,并且无并发症的肾移植患者,可以采用自然分娩的方式。而当患者出现以下情况时可考虑行剖宫产终止妊娠。①长期肾衰竭或长期透析,或长期使用皮质激素造成骨盆营养不良者;②产道狭窄、畸形、头盆不称者;③中、重度妊娠高血压疾病、胎儿宫内窘迫、脐带绕颈者;④移植肾受压者或移植器官功能受损并逐渐加重者。婴儿分娩后,因他克莫司或环孢素可通过乳汁排泄,故主张非母乳喂养。然而目前也有研究认为,只要能准确监测婴儿的血药浓度水平,母乳喂养也是安全的。但因长期随访经验的缺乏,服用免疫抑制剂的产妇母乳喂养婴儿的长期影响尚需进一步研究。

总之,肾移植术后妊娠的安全性、可行性得到了广大移植科医师及妇产科医师的认可,但仍属于高危妊娠,其妊娠合并症或并发症发生率仍显著高于普通人群。肾移植术后妊娠需制定合理的计划、选择合适的时机、调整合适的免疫抑制方案、严密监测各项指标并全面评估身体状况以减少孕妇或胎儿并发症的发生,并且需要移植科医师和妇产科医师的密切随访并参与指导监测,从而帮助患者顺利成功分娩一个健康婴儿。

【专家点评】

器官移植术后移植受者妊娠成功,并生育正常小孩是器官移植走向成熟的重要标志,也是器官移植被社会大众认可的重要因素。但移植受者妊娠仍然面临着多重风险,包括移植肾损害甚至失去功能,胎儿的早产,发育不良甚至畸形等。因此,需要在孕前进行准确的评估,包括全身脏器功能,肾功能评估,以及卵巢内分泌功能等评估。在评估可以受孕后,调整免疫抑制剂方案,选择合适时机进行受孕,而妊娠后进行严密的监测,及时调整用药。这些需要产科医师同移植医师共同努力保护移植受者的安全。

(周江桥 邱 涛)

参考文献

［1］VIJAYAN M,PAVLAKIS M. Pregnancy and the kidney transplant recipient［J］. Curr Opin Nephrol Hypertens,2017,26(6):494-500.

［2］张丹波,倪晓洁,杨亦荣,等.肾移植术后妊娠九例十次临床分析［J］.中华移植杂志(电子版),2017,11(04):206-210.

［3］KIM H,JEONG J C,YANG J,et al. The optimal therapy of calcineurin inhibitors for pregnancy in kidney transplantation［J］. Clin Transplant,2015,29(2):142-148.

［4］韩志友,吴振起,吴雅冰,等.肾移植术后妊娠4例次报告并文献复习［J］.器官移植,2011,2(04):201-204.

［5］XU L,HAN S,LIU Y,et al. Timing,conditions,and complications of post-operative conception and pregnancy in female renal transplant recipients［J］. Cell biochemistry and biophysics,2011,61(2):421-426.

［6］李浩,黄展森,齐涛,等.女性肾移植患者妊娠的研究进展［J］.中国男科学杂志,2015,29(04):63-65.

［7］COSCIA L A,CONSTANTINESCU S,ARMENTI D P,et al. The 25th Anniversary of the National Transplantation Pregnancy Registry［J］. Clin Transpl,2015,31:57-68.

二、肾移植术后顽固性体位性低血压 1 例分析

【摘要】

在本病例中,患者于肾移植术后 4 月余出现顽固性体位性低血压(orthostatic hypotension,OH),多种手段(α 受体激动剂及糖皮质激素等)治疗效果不佳。肾素-血管紧张素-醛固酮系统(renin angiotensin aldosteron system,RAAS)结果提示醛固酮抵抗,最终诊断为假性醛固酮减少综合征。患者经口服盐皮质激素(氟氢可的松)治疗 1 个月后体位性体血压及乏力等症状明显好转,血浆肾素活性及、血管紧张素Ⅰ/Ⅱ、醛 RAAS 固酮含量及血尿电解质组均恢复正常。

【病例资料】

一般资料

患者,男性,44 岁,汉族,血型 B+,原发病为慢性肾小球肾炎,透析类型为血液透析,移植等待时间为 8 个月,供肾类型 DD。患者有糖尿病病史 4 年。

患者于 2019 年 2 月 20 日因终末期肾病接受了首次公民逝世后捐献(donation after citizen death,DCD)供肾肾移植。供体为 41 岁男性,死因为颅内动脉瘤继发的脑出血。获取前供体血肌 86μmol/L,血钠 134.6mmol/L,血钾 3.81mmol/L。移植后患者接受他克莫司、霉酚酸酯(MMF)和甲泼尼龙三联免疫抑制治疗。出院时患者血肌酐 110mol/L、他克莫司谷浓度 7.2ng/ml、钠 138.6mmol/L、血钾 5.18mmol/L、血压 148/98mmHg。

【诊断与鉴别诊断】

2019 年 6 月 27 日(定义为 d0),该患者因乏力、冷汗再次入院。入院时血压为 87/54mmHg,脉搏为 85 次/分,血氧饱和度为 96%。抽血结果示:血肌酐 166.8mol/L,降钙素原 0.118ng/ml,CMV-DNA(-),G 试验水平为 2 561.7pg/ml。支气管肺泡灌洗液(BALF)中六铵银染色呈阳性,肺部 CT 显示双肺弥漫毛玻璃密度影。上述结果均提示肺部感染为肺孢子菌肺炎。

【治疗与转归】

立刻停用所有免疫抑制药物,同时给予甲泼尼龙 40mg/d、SMZ 和卡泊芬净治疗。

在第 16 天(见图 6-2-1,手机扫描本章末二维码阅图),患者出现了轻度的低钠血症及严重的高钾血症,口服聚苯乙烯磺酸钠和补液盐后,低钠得以纠正,但高钾血症仍有反复。在第 20 天,复查肺 CT 显示感染灶基本吸收,但乏力和冷汗症状并没有因为感染的控制而缓解。

在第 24 天,患者开始出现明显的体位性低血压,起身活动时面色苍白、冒冷汗、黑蒙,乃至晕厥。当天测得患者卧位血压 104/73mmHg,立位血压 70/47mmHg,动脉血氧饱和度 98%,随机血糖 8.2mmol/L。随即要求患者绝对卧床休息并予以补液和血管活性药物升压。然而患者症状并未得到缓解,患者直立血压波动在 80~95/47~65mmHg(多巴胺+阿拉明同时泵入)。考虑到肾上腺皮质功能减退可能,在第 26 天予以静脉滴注氢化可的松 100mg,q12h,口服盐酸米多君片 2.5mg,q12h,但如图 6-2-2(手机扫描本章末二维码阅图)所示,患者立卧位血压的差值仍未改善。

在第 28 天,抽血结果示患者卧位醛固酮水平升高,且患者住院期间反复出现低钠血症和高钾血症(第 13~19 天,见图 6-2-1,手机扫描本章末二维码阅图),于是高度怀疑患者体位性低血压与假性醛固酮减少综合征有关。

遂开始给予患者口服氟氢可的松(盐皮质激素)0.1mg/d(体重 60kg)。同时行肾上腺增强 CT,结果未见异常。因患者血清 17-羟孕酮、促肾上腺皮质激素和皮质醇均正常,遂停用氢化可的松。如图 6-2-2 所示,外源性氟氢可的松治疗 3 天后(第 31 天),患者体位性低血压明显改善(立位与卧位血压的差值明显减小),乏力、冷汗、黑蒙等症状逐渐好转。患者于第 35 天出院,出院时立位血压波动在 103~115/64~70mmHg。因患者出院 2 个月后出现低钾血症,于是减少氟氢可的松剂量至每日 0.05mg。在随后一年的随访复查中,患者无明显不适,血压稳定,电解质紊乱、血清 RAAS 水平和直立性低血压得到了完全的纠正(表 6-2-1)。

表 6-2-1 患者长期随访实验室数据

OH 发生后时间	血标本				尿标本		
	血肌酐(μmol/L)	钠(mmol/L)	血钾(mmol/L)	他克莫司浓度(ng/ml)	尿钠(mmol/24h)	尿钾(mmol/24h)	尿量(mmol/24h)
1 天	128.9	138.5	4.73		133.3	17.8	1 450
10 天	99.1	144.5	3.56	6	57.1	13.4	1 400

续表

OH 发生后时间	血标本				尿标本		
	血肌酐 (μmol/L)	钠 (mmol/L)	血钾 (mmol/L)	他克莫司浓度(ng/ml)	尿钠 (mmol/24h)	尿钾 (mmol/24h)	尿量 (mmol/24h)
2 周	113.6	145.4	4.03	6.5	67.4	15.7	1 600
2 月	120	142.3	2.96	6.1	62.4	17.5	2 100
4 月	132	144.6	3.76	8.2	43.9	16.4	1 800
1 年	109.5	141.2	3.36	5.1	50	23.7	1 850
参考值	44~133	137~147	3.5~5.3	5~10	40~220	25~125	

如图 6-2-3(手机扫描本章末二维码阅图)所示,当体位性低血压发生时(第 24 天),患者仰卧位 ALD(313ng/L)和 AⅡ(527ng/L)升高而 PRA(41ng/L)降低。氟氢可的松治疗 1 周后,卧位 AⅡ 和 PRA 开始增高,而 ALD 则相应下降。开始氟氢可的松治疗后 2 周内立位和卧位 RAAS 水平均恢复正常,并在 1 年内保持接近正常水平。

【拓展】

假性醛固酮减少综合征(pseudo hypo aldosteronism,PHA)用以描述远端肾小管的醛固酮抵抗引起的相关临床表现,包括血压波动、血肾素活性(PRA)、血管紧张素Ⅱ(AⅡ)、醛固酮(ALD)的变化及血、尿电解质紊乱。其可分为原发性与继发性,原发性 PHA 是由常染色体基因突变引起的遗传性肾病,导致醛固酮抵抗或上皮钠通道(epithelial sodium channel,ENaC)无功能。而根据血压的变化,该综合征又可分为 PHA-1 和 PHA-2(也称 Gordon 综合征),前者表现为与失钠相关的低血压,后者表现为顽固性高血压。PHA-1 多发于儿童,在成人中较为罕见。原发性 PHA-1 是一种常染色体隐性遗传疾病,发病率约为 1/80 000。继发性假性醛固酮减少综合征(S-PHA)多见于存在尿路畸形或尿路感染的儿童,该类患者并无原发性 PHA 相关基因突变,其临床表现相对原发性 PHA 并不典型。

国外关于继发性 PHA 的诊断标准为:K^+>5mmol/L,Na^+<135mmol/L,HCO_3^-<24mmol/L,醛固酮 >0.44nmol/L,肾素 >0.4pmol/L,常伴肾小球滤过率的降低。本例假性醛固酮减少综合症的相关诊断依据主要有以下几点:

肾上腺增强 CT 未见异常;

RAAS 系统抽血结果示(卧立位试验):卧位血管紧张素Ⅰ升高,PRA 下降,血管紧张素Ⅱ(AⅡ)升高,醛固酮(ALD)升高;

24h 尿电解质组:尿钠正常,尿钾降低;

卧立位血压对比:顽固性体位性低血压,立位血压较卧位降低大于 40mmHg,且经补液及血管活性药物升压无效;

相关症状如乏力、大量虚汗;

低钠血症且伴高钾血症;

口服氟氢可的松有效:口服外源性盐皮质激素后 4 天起效,患者血压波动在 110~130/

70~80mmHg,卧立位血压差值波动在 20mmHg 以下,且再未出现乏力、冷汗、黑矇、晕厥等相关症状。

顽固性体位性低血压、难治性高钾血症和血清醛固酮的升高是该病例主要的临床特征,也是诊断 PHA-1 的主要临床依据。原发性或继发性 PHA-1 的鉴别诊断还需检测供体和受体是否携带相关致病基因。供受者留存血标本的基因测序结果提示常染色体基因 SCNN1A、SCNN1B、SCNN1G、NR3C2、WNK1 和 WNK4 无突变,提示 ENaC、MR 或 NaCl 共同转运体的全外显子组测序无异常。

移植术后假性醛固酮减少综合征的发生可能与 CNI 类药物有关。Deppe 等人就他克莫司及环孢素引起的醛固酮抵抗进行了相关基础研究,发现 CNI 类药物可以引起肾小管上皮细胞内免疫亲和素升高并与醛固酮受体相结合,致使醛固酮受体处于无功能状态,进而诠释了移植后醛固酮抵抗的病理机制。Higgins 等人的一项回顾性研究比较了他克莫司与环孢素对移植术后患者电解质水平的影响。该文章发现低钠血症和高钾血症在接受他克莫司治疗的患者中更为常见。接受他克莫司治疗的患者移植后 24h 尿钠水平随时间呈负相关变化,该类患者予以氟氢可的松治疗后效果良好,未观察到容量负荷过多或严重高血压的病例。当然还有一些醛固酮受体拮抗剂可以引起机体对醛固酮的抵抗,如药物螺内酯类、依普利酮等。

肾移植术后继发性 PHA 的诊断并没有特定的症状限定,甚至某些患者并没有出现症状,主要是通过血清电解质及醛固酮的变化判定,如低钠血症、高钾血症、尿电解质组中低钾、代谢性酸中毒及肾素-醛固酮的水平升高等。但部分肾移植患者低钠及酸中毒表现并不明显,如本例在出现体位性低血压前就给予纠正低钠血症及肾移植术后常规预防卡肺口服复方磺胺甲噁唑片(SMZ)同时补充碳酸氢钠片,导致低钠血症和酸中毒表现均并不明显。总而言之,肾移植术后患者出现高钾、低钠表现时需警惕S-PHA的发生,应及时补充电解质、口服盐皮质激素治疗。而对于肾移植术后 CNI 类药物及激素对 RAAS 轴的影响则需进一步的基础实验予以论证。

【专家点评】

假性醛固酮减少综合征(PHA)临床上表现为顽固性体位性低血压、难治性高钾血症和血清醛固酮的升高,但肾移植术后继发性 PHA 症状并不典型,主要是通过血、尿电解质及血肾素-醛固酮的动态变化进行诊断,补液和纠酸治疗可干扰诊断。当肾移植术后患者出现低钠血症、高钾血症表现时需警惕继发性 PHA 的发生,监测血清醛固酮水平,及时补充电解质,口服盐皮质激素治疗。

(谢续标 蓝恭斌 谢东东 张和栋)

参考文献

[1] HUBERT E L,TEISSIER R,FERNANDES-ROSA F L,et al. Mineralocorticoid receptor mutations and a severe recessive pseudohypoaldosteronism type 1 [J]. J Am Soc Nephrol,2011,22(11):1997-2003.

[2] NOBEL Y R,LODISH M B,RAYGADA M,et al. Pseudohypoaldosteronism type 1 due to novel variants of

SCNN1B gene [J]. Endocrinol Diabetes Metab Case Rep, 2016, 2016:150104.

[3] DELFORGE X, KONGOLO G, CAULIEZ A, et al. Transient pseudohypoaldosteronism: a potentially severe condition affecting infants with urinary tract malformation [J]. J Pediatr Urol, 2019, 15(3):265.e1-265.e7.

[4] DEPPE C E, HEERING P J, VIENGCHAREUN S. Cyclosporine a and FK506 inhibit transcriptional activity of the human mineralocorticoid receptor: a cell-based model to investigate partial aldosterone resistance in kidney transplantation [J]. Endocrinology, 2002, 143:1932-1941.

[5] HIGGINS R. Hyponatraemia and hyperkalaemia are more frequent in renal transplant recipients treated with tacrolimus than with cyclosporin. Further evidence for differences between cyclosporin and tacrolimus nephrotoxicities [J]. Nephrology Dialysis Transplantation, 2004, 19(2):444-450.

[6] MENEGUSSI J, TATAGIBA L S, VIANNA J G P, et al. A physiology-based approach to a patient with hyperkalemic renal tubular acidosis [J]. Brazilian Journal of Nephrology. 2018, 40(4):410-417.

三、肾移植术后淋巴增殖性疾病 1 例分析

【摘要】

移植后淋巴增殖性疾病(post-transplant lymphoproliferative disorders, PTLD)是实体器官移植或异基因造血干细胞移植情况下免疫抑制所致的淋巴和/或浆细胞增殖, PTLD 是移植最严重的潜在致命性并发症之一。在此, 我们总结 1 例肾移植术后 PTLD 病例, 通过影像学, PET-CT, 穿刺活检等检查明确诊断, 治疗上予以停用免疫抑制药物联合 R-CHOP 化疗方案治疗, 并定期使用利妥昔单抗巩固治疗, 取得了良好的效果, 患者预后良好, 肾功能稳定。通过此病例, 我们意在分享肾移植术后 PTLD 的诊治经验。

【病例资料】

主诉

肾移植术后 18 年, 发现颈部肿物 3 个月余。

一般资料

受者, 女性, 53 岁, 汉族, 血型 O+, 原发病为慢性肾炎(无病理诊断), 透析类型为血液透析, 移植等待时间为 8 个月, 供肾类型为尸体供肾, PRA 为阴性。2013 年因肝功能异常查 HCV-DNA 阳性, 否认结核病史。

简要病史

患者因"慢性肾功能衰竭-尿毒症期"于 2001 年在我院行尸体供肾移植术, 术后免疫抑制方案为环孢素 A+吗替麦考酚酯+醋酸泼尼松, 术后恢复好, 尿量满意, 血肌酐下降至 60μmol/L, 痊愈出院。出院后定期门诊复查, 一般情况稳定, 未出现其他不良事件, 血肌酐维持在 60~70μmol/L 左右, 免疫抑制方案仍为环孢素 A+吗替麦考酚酯+醋酸泼尼松。2018 年 12 月患者偶然发现双侧颈部肿物, 不伴有明显疼痛, 无发热, 无其他不适, 未引起重视。之后,

左侧颈部肿物逐渐增大,为求进一步治疗于 2019 年 3 月入我院。

辅助检查

CT 报告:双侧颈部血管鞘区及双侧胸锁乳突肌深面多发肿大淋巴结,大者位于左侧颈部血管鞘区(见图 6-3-1,手机扫描本章末二维码阅图),余头、胸、腹部 CT 平扫未见异常。

淋巴结穿刺病理:淋巴结结构大部分破坏,可见散在分布的异型的大细胞,聚集呈簇或散在分布,异型细胞多边形或上皮样,体积较大,约为 2~5 倍淋巴细胞大小,泡状核,染色质较细腻,核仁明显,核分裂象易见,其间大量小淋巴细胞分布于异型细胞间;免疫组化染色示异型细 CD20(+)、CD79a(+)、PAX-5(+)、CD30(−)、CD3(−)、CD45Ro(−)、Bc1-6(+)、MUMI(+)、Bcl-2(+)、CD10(−)、EBER(−)、CK(−)、Vim(+)、CD68(−)、ALk(−)、GrB(−)、CD56(−)、Ki-67 约 80%(+)。综合组织学形态、免疫组化及病史,符合弥漫大 B 细胞淋巴瘤,活化 B 细胞样型(见图 6-3-2,手机扫描本章末二维码阅图)。

骨髓穿刺病理:造血细胞增生活跃,未见淋巴瘤组织。

全身 PET-CT:双侧颈部Ⅱ~Ⅴ区、双侧锁骨区、左侧腋窝、双侧髂总动脉旁、左侧髂内血管旁、双侧髂外血管旁多发高代谢肿大淋巴结,考虑淋巴瘤可能性大。

乳酸脱氢酶(LDHL)205.4IU/L,EBV(−)。

体格检查

体温 36.3℃,脉搏 78 次/min,呼吸 18 次/min,血压 127/79mmHg。双侧颈部、双侧锁骨区、左侧腋窝、双侧腹股沟可扪及肿大淋巴结,其中左侧颈部淋巴结较大者约鸽蛋大小,质硬,固定,局部无红肿热痛。右侧下腹部可见已愈合手术瘢痕,移植肾区隆起,移植肾触诊大小正常,无明显压痛。

【诊断与鉴别诊断】

诊断

弥漫大 B 细胞淋巴瘤(活化 B 细胞样型,Ⅲ期 B 组)。

诊断依据

患者全身多处浅表淋巴结肿大,结合 CT,全身 PET-CT,淋巴结穿刺病理可明确该诊断。

鉴别诊断

结核性淋巴结炎:颈部淋巴结肿大是结核性淋巴结炎最常见的表现,可并发局部溃疡、瘘或脓肿形成,患者既往常有结核病史或结核接触史。本病例患者否认结核病史及接触史,颈部淋巴结活体组织检查确诊为弥漫大 B 细胞淋巴瘤,未见结核样病理改变。

实体器官移植受者的感染:PTLD 大多数患者表现为不明原因发热、夜间大汗淋漓或体重减轻等全身症状。这些症状也可见于各种机会性感染,存在全身症状的患者应进行血培养以排除播散性细菌、分枝杆菌及真菌感染;根据临床需要进行腰椎穿刺;有肺部症状的患者应评估痰液有无抗酸杆菌、耶氏肺孢子菌肺炎及真菌感染等。

移植物排斥反应:累及同种异体移植物的PTLD所见的病理特征在形态学上类似于移植排斥反应,本病例患者移植肾未受累计,结构功能良好,无需鉴别。

【治疗与转归】

患者入院后其他检查结果:环孢素A浓度144.9ng/ml,乳酸脱氢酶205.4IU/L,EBV(-),尿素5.85mmol/L,肌酐64μmol/L,群体反应性抗体(panel reactive antibody,PRA)阴性,凝血功能、肝功能、肿瘤指标、血常规、尿常规、粪便常规未见异常。心电图:窦性心律,正常心电图。彩超:肝、胆、胰、脾未见异常回声,右下腹移植肾未见异常回声。诊断明确后邀请本院血液科专家共同制定治疗方案:①免疫抑制药物全停;②采用R-CHOP(利妥昔单抗、环磷酰胺、阿霉素、长春新碱和醋酸泼尼松)化疗方案;③对症支持治疗。患者分别于2019年3月20日(第1次)、2019年4月5日(第2次)、2019年4月20日(第3次)、2019年5月5日(第4次)、2019年5月19日(第5次)、2019年6月2日(第6次)行R-CHOP方案化疗,过程顺利。

患者2019年7月9日返院复查:肌酐59.19μmol/L,尿素6.38mmol/L,PRA阴性,移植肾彩超未见异常。复查PET-CT示:淋巴瘤治疗后,右侧颈I区及左侧颈I-V区数个小淋巴结,糖代谢未见增高,与前次PET/CE(2019年3月15日)相比病灶明显减少,体积明显缩小,糖代谢明显减低,考虑为淋巴瘤治疗后基本缓解,建议定期复查(Deauville评分为1分)。此次住院予以恢复免疫抑制药物,方案为:环孢素A每天早晚各25mg,西罗莫司每天0.5mg,环孢素A药物谷浓度60~100ng/ml,西罗莫司谷浓度6~7ng/ml。

患者2019年9月6日、2019年12月3日、2020年9月9日分别予利妥昔单抗(375mg/m²)巩固治疗。2020年9月10日复查PET/CT示:与前次PET-CT(2019年5月17日)相比较:淋巴瘤治疗后,右侧颈Ⅱ区及左侧颈Ⅱ~Ⅴ区数个小淋巴结,糖代谢未见增高,同前相仿,考虑为淋巴瘤治疗后处于缓解期,请结合临床定期复查(Deauville评分为1分)。

患者目前共经历6次R-CHOP化疗,3次利妥昔单抗巩固治疗,免疫抑制维持方案为环孢素A+西罗莫司,目前病情稳定,肾功能稳定,预后良好。

【诊疗思维】

PTLD是最常见的并发于实体器官移植的恶性肿瘤,其主要危险因素包括受者T细胞免疫抑制的程度、EBV血清学状况、HLA配型以及受者移植后的时间、年龄和种族。EBV阴性的PTLD在临床上与EBV相关的肿瘤不同,非EBV引发的PTLD出现时间要晚得多,但肿瘤毒力要强很多。本例患者肾移植术后19年,长期服用免疫抑制药物,并且高龄,这些都是肿瘤发生的危险因素,患者EBV检测阴性,符合非EBV引发的PTLD的流行病学特点,但具体的机制尚不清楚。患者发病时仅以自我发现颈部肿块为主诉就医,并无PTLD患者常见的非特异性全身症状表现,如发热、体重减轻及乏力等,也无相应的器官功能障碍,这取决于PTLD的类型及累及的部位有关。病理学诊断是该疾病的金标准,我们同时完善影像学、PET-CT等检查,排除其他器官受累情况。治疗上应根据患者的病史、病理类型、全身器官功能状态及患者的依从性制订方案。该患者依从性好,在充分了解治疗方案及相应的副反应后表示愿意接受并配合治疗。我们采用了停用免疫抑制药物+R-CHOP 的治疗方案,在规范化疗的疗程中密切监测各器官功能、免疫状态等,并予以相应的对症支持处理,取得了良好的治疗效果。

【拓展】

PTLD 是实体器官移植或异基因造血干细胞移植情况下免疫抑制所致的淋巴和/或浆细胞增殖,PTLD 是移植最严重的潜在致命性并发症之一。大多数患者 PTLD 的发病机制与免疫抑制情况下 EBV 感染所诱导的 B 细胞增殖及 T 细胞免疫监视减弱相关。尽管大多数 PTLD 似乎与 EB 病毒的存在相关,但 EBV 阴性的 PTLD 也确实存在。EB 病毒阴性的 PTLD 多见于成人,往往发病时间较晚,并且预后差。已发现多达 30% 的 PTLD 为 EBV 阴性,EBV 阴性的 PTLD 的病因尚未完全明确,但有关基因表达谱分析的研究表明,EBV 阴性 PTLD 在生物学上与 EBV 阳性疾病截然不同。也有观点认为 EBV 阴性的 PTLD 可能仍与 EBV 感染有关,只是病毒水平检测不到而已。

组织病理学检查是诊断 PTLD 的金标准,2008 年 WHO 将 PTLD 分为早期病变、多形性 PTLD、单形性 PTLD 以及经典霍奇金淋巴瘤型 4 大类型,反映了病变从多克隆向单克隆演进,侵袭性逐渐增强。本例患者仅以自我发现颈部肿块为主诉就医,并无其他临床症状,依靠影像学、病理学以及 PET-CT 检查,明确诊断为弥漫大 B 细胞淋巴瘤,活化 B 细胞样型,属于单形性 PTLD,侵袭性较强。

PTLD 的初始治疗的主要选择是减少免疫抑制、应用利妥昔单抗进行免疫治疗(利妥昔单抗仅对 CD20+PTLD 有效)、化疗、放疗,或这些方法联合使用。采用 EBV 特异性细胞毒性 T 淋巴细胞(EBV-specific cytotoxic T lymphocytes,EBV-CTLs)的过继免疫治疗等其他治疗方法一般只用于初始治疗后病情仍持续的患者。选择治疗方案时必须考虑 PTLD 的侵袭性、每种治疗方法缓解疾病所需时间及相关毒性。本例患者为单形性 CD20 阳性 PTLD 患者,患者一般情况良好,我们在停用免疫抑制药物的基础上,同时并序贯给予利妥昔单抗与联合 CHOP 方案化疗,取得了良好的治疗效果。

综上所述我们认为,在制定 PTLD 的治疗方案前应充分明确 PTLD 的病因,病理类型,充分评估患者的免疫状态及移植物功能,制定个性化的治疗方案,以期取得良好的治疗效果。目前仍缺乏 PTLD 精准的流行病学数据,在治疗方面也仍需进一步的研究探索。

【专家点评】

PTLD 是实体器官移植受者的严重并发症,其总体病死率高达 50%,为移植术后死亡的重要原因之一。本文分享了 1 例肾移植术后 PTLD 的诊治经历,病理诊断为弥漫大 B 细胞淋巴瘤,活化 B 细胞样型,属于单形性 PTLD,侵袭性较强。治疗在停用免疫抑制药物的基础上,同时并序贯给予利妥昔单抗与联合 CHOP 方案化疗,取得了良好的治疗效果,为广大临床工作者对此类病例的诊治提供了参考。

(周松 刘永光 郭颖 赵明)

参考文献

[1] KOTTON C N, FISHMAN J A. Viral infection in the renal transplant recipient [J]. Journal of the American Society of Nephrology, 2005, 16(6):1758-1774.

[2] GHOBRIAL I M, HABERMANN T M, MACON W R, et al. Differences between early and late posttransplant lymphoproliferative disorders in solid organ transplant patients: are they two different diseases? [J]. Transplantation, 2005, 79(2):244-247.

[3] LEBLOND V, DAVI F, CHARLOTTE F, et al. Posttransplant lymphoproliferative disorders not associated with Epstein-Barr virus: a distinct entity? [J]. Journal of Clinical Oncology, 1998, 16(6):2052-2059.

[4] CRAIG F E, JOHNSON L R, HARVEY S A K, et al. Gene expression profiling of Epstein-Barr virus-positive and-negative monomorphic B-cell posttransplant lymphoproliferative disorders [J]. Diagnostic Molecular Pathology, 2007, 16(3):158-168.

[5] ALLEN U D, PREIKSAITIS J K, AST Infectious Diseases Community of Practice. Epstein-Barr virus and posttransplant lymphoproliferative disorder in solid organ transplantation [J]. Am J Transplant, 2013, 13(Suppl 4):107-120.

四、心脏死亡器官捐献肾移植后肾门处良性肿瘤 1 例分析

【摘要】

在此我们分享 1 例移植肾良性肿瘤的诊疗经过。此病例的特殊之处在于肿瘤位于移植肾肾窦之内,包裹于肾动脉分支之间,无法分离和切除,而肿瘤挤压肾盏、造成积水,肿块内坏死液化,又导致患者持续低热。此病例的另一个特殊之处在于,诊断中联合应用了多种影像学检查。通过这个病例,我们希望分享对于移植肾良恶性肿瘤的鉴别诊断、超声造影的诊断价值等心得,以及关于肾移植术后重建患者自身免疫功能的一些思考。

【病例资料】

主诉

肾移植术后 7 个月,发热 1 周。

背景资料

患者男性,因"慢性肾功能不全(尿毒症)"于我院就诊。肾脏原发病不详,术前接受血液透析 12 个月,透析后体重 58kg。患者接受公民逝世后捐献(donation after citizen death, DCD)的右肾完成同种异体肾移植术。供体乙肝系列指标中表面抗体阳性,其余乙肝指标均阴性,丙肝抗体、蛋白感染粒(proteinatious infectious particle, PrP)及 HIV 抗体均为阴性。移植肾修整术中未见异常,供肾动静脉各一支。移植术前予患者兔抗人胸腺细胞免疫球蛋白诱导治

疗,手术过程顺利,术后予他克莫司+吗替麦考酚+醋酸泼尼松三联药物治疗。修肾术中留取灌洗液送细菌培养,于术后第二日回报结果,检出表皮葡萄球菌(对红霉素耐药)。术后予以注射用头孢曲松钠预防性抗感染治疗。术后患者病情稳定,无发热。术后 15 日移植肾超声提示:移植肾大小 123mm×56mm×51mm,形态规则,边界清晰,血供丰富,肾盂未见分离。患者在术后第三周出院。当时血肌酐 130~140μmol/L。服用吗替麦考酚酯 2g/d,他克莫司浓度维持于 8~10ng/ml,服用醋酸泼尼松 20mg/d。

临床表现

患者术后规律门诊随访,术后 7 个月因"发热两天"再次入院。入院前两天开始,患者出现体温升高,最高至 38.2℃。体温升高的时间多在 7~14 点之间出现,不予特殊处理可逐渐降低至正常水平。发热的同时,无寒战、咳嗽、咳痰、腹痛、腹泻、血尿等症状。询问病史,移植术后患者未曾前往外地旅行,未曾接触家禽、家畜,不饲养宠物,不种植花草。患者独身,从事工程设计工作,症状出现前未曾前往人流密集场所活动。追问入院前活动轨迹,自述其工作、生活环境中没有发热患者。移植后随访期间,患者坚持按时足量服用免疫抑制剂,定期检查肾功能和血药浓度,定期门诊随访。因发热再次入院时血肌酐 108μmol/L,服用麦考酚酸钠 1.5g/d,醋酸泼尼松 10mg/d,他克莫司浓度 5.1ng/ml。

入院后患者主要检查结果见表 6-4-1。

表 6-4-1　入院后患者主要检查结果

第一阶段:感染相关检查		第二阶段:发现移植肾占位	第三阶段:探查占位性质
血常规	白细胞 4.3×10⁹/L	超声:移植肾中段见一个低回声团块,45mm×37mm。形态不规则,回声不均匀,内见散在血流信号	血液免疫球蛋白电泳,κ/λ 轻链(−)
降钙素原 *	0.063(0~0.05ng/ml)		骨髓穿刺:增生性骨髓象
内毒素	(−)		
G⁺试验	(−)	超声造影:移植肾中段不均质中等血供团块(考虑脓肿可能)	
CMV-DNA	(−)		骨髓活体组织检查:未见明显异常
抗结核抗体	(−)	增强 CT:移植肾肾窦占位性病变,MT? 占位大小 49mm×40mm,左肾盂内血管影受包埋、推移	
T-spot**	(−)		复查 T-spot:(−),G⁺试验 (−)
EBV 抗体	(−)		
尿常规	白细胞 (−)×3 次	增强 MRI:移植肾肾门区肿块,真菌感染? 淋巴增生性疾病?	尿液脱落细胞学 (−)×3 次
尿培养	(−)×3 次		

* 降钙素原 >0.05,但 <0.5,提示局部感染;**T-spot 结核菌感染淋巴细胞检测。

体格检查

体温 37.5℃,心率 75 次/min,律齐。呼吸 16 次/min,血压 128/85mmHg。心肺未及异常,全身浅表未扪及肿大淋巴结。腹部平软,压痛和反跳痛均阴性。移植肾质地中等,大小正常,无压痛。双下肢无水肿。

辅助检查

影像学检查结果(见图 6-4-1~图 6-4-4,手机扫描本章末二维码阅图)以及表 6-4-1。

【诊断与鉴别诊断】

诊断

移植肾肾门处占位(脓肿? 淋巴增生性疾病?)。

诊断依据

患者移植前接受诱导治疗,术后 7 个月出现移植肾肾门处占位,伴有低热。术后早期出现的占位组织首先考虑感染和快速增殖的恶性肿瘤。超声造影下占位组织不均匀强化,中心部位无灌注、低回声,这些特点提示占位组织内部坏死,坏死物质可导致患者发热,呈现反复低热的临床表现。另一方面,三维 CT 重建可见移植肾动脉分支包绕、穿越占位组织后进入肾门,但没有分支深入占位组织内部。上述两点提示此占位的血液供应并不丰富,也没有形成专门的滋养血管,是一个不需要太多营养供应就可以增殖的病灶。结合这些表现,考虑此占位组织为慢性感染后形成的脓肿,或淋巴增生性疾病。

鉴别诊断

1. 来源于肾皮质的恶性肿瘤(如透明细胞癌等) 来源于肾皮质细胞的恶性肿瘤,与皮质组织有延续关系,即使有包膜,也可以见到肿瘤与肾皮质紧密接合,而不像此例患者,占位组织游离于皮质边缘之外,包裹于肾窦中央。透明细胞癌和显色细胞癌都在增强 CT 上显示为高回声,而此例占位组织仅在边缘部分有强化表现,这些都不符合常见的肾实质来源恶性肿瘤。

2. 移植肾尿路上皮肿瘤 多种影像学(CT,MRI,超声)均提示移植肾旁直径 4cm 左右,但没有肾积水。这一点与常见的肾盂内新生物不一致。同时,患者移植术后至本次入院之间,一直没有血尿,入院后多次尿液脱落细胞学检查未发现恶性细胞。这些都不符合肾盂尿路上皮细胞肿瘤。

3. 真菌、结核感染 少见、罕见病原体感染是本病例鉴别诊断中的难点。真菌感染有可能在身体深部形成包裹性真菌球,而本例患者术前曾接受抗体诱导治疗,属于侵袭性真菌感染的高危人群。患者多次检查真菌葡聚糖(G 试验)都为阴性。入院后予以卡泊芬净等抗真菌药物治疗,体温没有改善。另一方面,结核感染的相关检查,包括肺部及肺外脏器影像学、T-spot 等,也都未获得阳性结果。要进一步排除这些机会感染病原体致病的可能,则需行移植肾占位活体组织检查,取材送病理及特殊检查(抗酸染色等)。

【治疗与转归】

患者因肾移植术后发热再次入院后继续原方案免疫抑制剂治疗。一方面完善各项相关检查,另一方面予以经验性抗生素治疗。先后予以头孢曲松钠、亚胺培南、甲硝唑、SMZ、卡泊芬净等药物治疗。经过上述治疗,患者症状无明显缓解。同时,入院后各项检查不能完全排除移植肾周围恶性占位组织可能。经过科室讨论,并和患者充分沟通,拟在全身麻醉下行移植肾探查术(见图6-4-5,手机扫描本章末二维码阅图)。术前告知患者,存在移植肾损伤、出血、移植肾丢失等风险。

术中见移植肾色泽红润,质地饱满。肾窦处可见5cm×6cm左右灰白色占位组织,质地较坚韧,局部粘连明显。占位延伸入肾窦内部,其内侧部分被肾窦处肾实质覆盖,无法充分显露。占位被多支肾动脉分支包绕,部分动脉分支紧贴占位表面行走,直至汇入肾窦(见图6-4-5,手机扫描本章末二维码阅图)。首先在占位组织边缘取小块组织送冰冻病理检查,提示为纤维增生组织,伴有炎性细胞浸润。于肉眼可见两动脉分支之间取长约1.2cm楔形组织送常规病理检查后,关闭切口。术后常规病理提示:坏死组织,其旁纤维组织增生,散在炎细胞浸润,抗酸染色(-)。

术后治疗

经过上述检查和手术,患者血肌酐从入院时的108μmol/L,逐渐升高到160μmol/L。尿量无减少,超声提示移植肾血流阻力正常。予以调整免疫抑制剂,从他克莫司胶囊+吗替麦考酚酯胶囊+醋酸泼尼松三联,换为他克莫司胶囊+吗替麦考酚酯胶囊+西罗莫斯+醋酸泼尼松四联,同时减少他克莫司的剂量。治疗过程中同时予以解热镇痛中成药(新癀片),患者体温逐渐恢复正常。调整后观察移植肾功能稳定,予以出院随访。出院后定期检查外周血淋巴细胞计数,发现CD4$^+$细胞和CD8$^+$细胞降低比较明显,降低西罗莫斯和他克莫司浓度后无明显缓解。从术后第15个月开始,将麦考酚酸钠换为咪唑利宾的四联药物治疗后,CD4$^+$细胞和CD8$^+$细胞缓慢升高。

转归

术后定期随访,3~6个月复查一次移植肾超声造影。可见移植肾周围占位内部液化面积逐渐增大,占位体积逐渐缩小。术后18个月开始,患者自行停用了解热镇痛中成药(新癀片),未再有体温升高。随着占位组织缩小,移植肾上盏出现积水,伴有小结石生成。考虑占位逐渐纤维化、皱缩,机化的占位组织挤压移植肾上盏,造成上盏流出道受阻,形成积水和继发结石。予以排石药物后,患者可自行排出数枚小结石。随访期间病情变化如(表6-4-2)所示。

表6-4-2 随访期间患者病情变化

时间	免疫抑制剂	血肌酐	CD4$^+$细胞	C84$^+$细胞	移植肾旁占位 (超声及超声造影所见)
术后15日	MMF+Tac+Pred	106	5	19	
术后7个月*	MMF+Tac+Rapa	160	13	191	45mm×37mm
术后15个月	+Pred	157	26	164	61mm×54mm
术后18个月	MZR**+Tac+Rapa	186.7	46	256	65mm×50mm
术后24个月	+Pred	176	191	608	43mm×35mm
术后29个月		171	115	410	23mm×30mm

*移植肾探查术后;**咪唑利宾;CD4$^+$/CD8$^+$细胞单位:个/μl;血肌酐单位:(μmol/L)

【诊疗思维】

本例患者诊疗的核心问题是明确移植肾占位的性质。术后 7 个月出现的移植肾周围占位,首先需要排除术后恶性肿瘤,尤其是进展迅速的血液系统肿瘤可能。其次需要排查是否有机会病原体感染引起的炎性肿块。本例患者的血液、尿液、骨髓等多种样本检查中,都未发现上述疾病的典型性改变。各种影像学检查又提示了不同的诊断可能,确诊十分困难。占位组织位于肾窦旁,被动脉分支包绕,超声或 CT 引导下活体组织检查容易导致移植肾血管损伤。综合各种影像学检查,可总结出移植肾占位的几个特点:①乏血供,增强 CT 组织无强化,超声造影蜂窝状造影剂填充,而且造影剂消退缓慢;②非肾源性,CT 可见占位组织始终和肾实质有比较清晰的界限;③自发性坏死倾向,占位组织中心无造影剂(超声造影)进入,符合液性脓肿的特征。患者反复低热,降钙素原提示局部感染,这些线索都提示占位组织中心部位自发性坏死、液化的可能。综合这些特征,考虑淋巴增生性疾病或脓肿的可能性大。

探查手术的必要性在于,前期各种诊疗所见的综合分析,始终无法完全排除恶性肿瘤的可能。探查术前和患者充分沟通,如冰冻病理提示恶性肿瘤则切除移植肾。病理诊断提示坏死组织伴纤维组织增生和散在炎细胞浸润。推测移植肾周围淋巴管囊肿,继发感染和炎性增生,挤压入肾窦并包绕移植肾动脉分支,形成了移植肾占位组织。占位组织位于肾窦内,体积较大,容易引起移植肾积水。在无法手术切除的情况下,我们换用四联药物治疗,希望借助西罗莫司控制占位组织的增长。在发现患者淋巴细胞计数偏低后,我们进一步降低了免疫抑制治疗的强度,将麦考酚酸钠换为了咪唑利宾,借以恢复和重建患者自身免疫功能。通过长期的随访观察,和多次超声造影结果比对,占位组织中心液化区域逐渐扩大,占位体积逐渐缩小。换用包含西罗莫司的低强度四联免疫制治疗,这个治疗策略是成功的。

回顾本例患者的临床表现,移植肾窦内炎性组织、外周血淋巴细胞减少,从不同侧面反映了患者自身免疫功能缺陷。虽然患者在第二次入院时的普乐可复浓度并不高(5~6mmol/L),我们还是主动地降低免疫治疗强度,包括用咪唑利宾替换麦考酚酸钠。与此同时,为了防止免疫功能过快、过强地恢复,导致排斥反应,密切观察外周血 CD4+ 和 CD8+ 细胞绝对计数变化,以此为标准调整免疫抑制剂剂量。

【专家点评】

本例患者是 DCD 肾移植术后 9 个月发现肾门处的新发肿瘤,按一般的临床逻辑应考虑移植后淋巴增殖性疾病或感染性肿块,但手术探查病理活体组织检查却提示"坏死组织伴纤维组织增生和散在炎细胞浸润",为良性肿瘤,后经免疫抑制剂调整为以西罗莫司、咪唑立宾为主的"小四联"免疫抑制方案后,肿块逐渐缩小,压迫输尿管的症状也明显好转,也说明降低免疫抑制强度,合并肿瘤的靶向药物西罗莫司治疗对肾移植后的良性实质性肿瘤也是行之有效的。

(王泳 李凡 邱建新)

五、移植肾先天性动静脉瘘 1 例分析

【摘要】

动静脉瘘是动脉与静脉之间的非正常通道。肾动静脉瘘分为先天性、后天获得性及特发性三种。先天性动静脉瘘病因不明,可能是出生即发生或先天性的动静脉瘤破溃入邻近的静脉引起;后天性大多是由于肾脏活体组织检查、钝性或开放性肾创伤、炎症、肿瘤及肾脏手术引起。随着目前经皮肾镜的推广和肾穿刺活检数量增加,移植肾动静脉瘘数量有所增加,然而先天性移植肾动静脉瘘仍少见。目前肾动静脉瘘治疗主要包括外科手术及介入栓塞治疗。本文报道 1 例先天性移植肾动静脉瘘患者,移植肾动静脉瘘范围约 11mm×8mm,考虑对总体肾功能影响小,患者无不良症状,未做特殊处理。术后随访 1 年,患者血尿素氮及肌酐均正常,无血尿等异常表现,现报道如下。

【病例资料】

主诉

确诊"IgA 肾病"22 年余,规律腹膜透析 2 年。

一般资料

患者,女性,45 岁,汉族,血型 A+,原发病为慢性肾病(无病理诊断),透析类型为腹膜透析,移植等待时间为 18 个月。供肾类型为 DCD 供肾,HLA 配型为 3/6 错配,PRA I 类 0、Ⅱ类 0。供者床边二维彩超提示双肾未见明显异常。

免疫抑制剂应用情况

患者应用巴昔利单抗进行免疫诱导治疗,分别于术中及术后第 4 天 20mg 静脉滴注。术后使用甲泼尼龙 500mg/d,连用 3d,免疫抑制维持期采用他克莫司+吗替麦考酚酯+醋酸泼尼松。他克莫司起始剂量为 0.10~0.15mg/(kg·d),术后 6 个月内将血他克莫司浓度谷值维持在 8~12ng/ml,6 个月后维持在 8~10ng/ml,1 年后维持在 5~8ng/ml,随时根据血药浓度调整他克莫司剂量;吗替麦考酚酯起始剂量为 2.0g/d,维持剂量为 1.0g/d。

临床表现

患者术后病情平稳,体温正常,移植肾区无明显疼痛不适,未见明显肉眼血尿,移植肾功能逐渐恢复。

辅助检查

血常规:

CRP:4.7mg/L;白细胞:9.3×10⁹/L;血红蛋白:114g/L;血小板数:272×10⁹/L。

胸部 CT:提示左下肺少许纤维灶。

头颅 CT:提示未见明显异常。

移植肾二维彩超:移植肾未见肿大,移植肾动脉主干阻力指数和波动指数正常(图6-5-1,手机扫描本章末二维码阅图)。

移植肾造影:移植肾中部见局部紊乱血流,最大流速为 267~208cm/s,范围为 11mm×8mm,可见动静脉频谱,考虑移植肾动静脉瘘可能(图 6-5-2,手机扫描本章末二维码阅图)。

体格检查

体温 36.9 ℃,脉搏 64 次/min,呼吸 19 次/min,血压 146/91mmHg,血氧饱和度 100%,双肺呼吸音稍粗,未及明显干湿啰音。腹软,未及明显包块及反跳痛。移植肾触诊质地尚可,大小正常,未及压痛。双下肢未见明显水肿。

【诊断与鉴别诊断】

诊断

移植肾先天性动静脉瘘。

诊断依据

患者临床表现未见明显特殊不适,无明显肉眼血尿。移植肾二维彩超提示移植肾未见肿大,移植肾动脉主干阻力指数和波动指数正常(图 6-5-1 手机扫描本章末二维码阅图)。研究显示普通 B 超对于肾动静脉瘘的诊断无价值。移植肾造影提示移植肾中部见局部紊乱血流,最大流速为 267~208cm/s,范围为 11mm×8mm,可见动静脉频谱,考虑移植肾动静脉瘘可能(图 6-5-2,手机扫描本章末二维码阅图)。彩色多普勒是一种非侵袭性诊断手段,肾动静脉瘘患者虽然肾动脉管径正常或扩张,但是阻力减低,流速加快,邻近深静脉内可探及动脉样血流频谱是本病特征性表现。结合移植肾造影检查及病史,诊断为移植肾先天性动静脉瘘。

鉴别诊断

该患者为移植肾先天性动静脉瘘,鉴别诊断相对简单。

肾结石:肾结石的形成过程是某些因素造成尿中晶体物质浓度升高或溶解度降低,呈过饱和状态,析出结晶并在局部生长、聚积,最终形成结石。影响结石形成的因素很多,与年龄、性别、种族、遗传、环境因素、饮食习惯和职业相关。肾结石的症状取决于结石的大小、形状、所在部位和有无感染、梗阻等并发症。肾结石的患者大多没有症状,除非肾结石从肾脏掉落到输尿管造成输尿管梗阻。常见的症状见于腰腹部绞痛、恶心、呕吐、烦躁不安、腹胀、血尿等。肾结石通常可通过 X 线、彩超及 CT 明确诊断。

肾动脉瘤:约占内脏动脉瘤的 19%,按照形态和部位可分为囊状动脉瘤、梭形动脉瘤、肾内动脉瘤、夹层动脉瘤和假性动脉瘤,其中以囊状动脉瘤最为常见,约占 93%。患者多无特异性症状,对于不明原因血尿、继发高血压且排除其他疾病,要考虑本病可能。肾动脉瘤可通过选择性肾动脉造影、数字减影血管造影、彩色多普勒超声以及磁共振成像检查等确诊。

肾脏肿瘤:是人体泌尿生殖系肿瘤常见者之一,欧美国家较亚洲国家发病率高,城市较农场发病率高,中国医学科学院肿瘤医院 770 例肾实质肿瘤中,良性肿瘤 48 例,占 6.29%。除原发性恶性肿瘤肾肿瘤外,尚有身体其他部分的恶性肿瘤转移到肾的称继发性肾肿瘤,以肺癌肾转移最常见,其他如恶性淋巴瘤、睾丸、卵巢。大小肠的恶性肿瘤亦可有肾转移,这类患者生前可能因转移广泛而未能处理,多数只在尸检中发现。通常运用 B 超、CT、MRI 可确诊本病。

【治疗与转归】

本例患者移植肾造影提示移植肾中部见局部紊乱血流,最大流速为 267~208cm/s,范围为 11mm×8mm,可见动静脉频谱,考虑患者肾动脉瘘对总体肾功能影响小,患者无不良症状,无明显肉眼血尿,血肌酐平稳,未做特殊处理。术后随访 1 年,患者血尿素氮及肌酐均正常,无血尿等异常表现。

【诊疗思维】

目前对于移植肾动静脉瘘的治疗主要包括保守治疗和外科手术治疗。如果患者无明显肉眼血尿,无恶性高血压与心力衰竭,血肌酐保持稳定,动静脉瘘大小无明显增大,则可给予保守治疗,定期每月复查移植肾造影;如果出现反复肉眼血尿,恶性高血压,心力衰竭,血肌酐升高明显,同时移植肾造影提示动静脉瘘大小逐渐增大,则需进一步行手术切除治疗。治疗的原则是解除血流动力学异常症状及临床症状,同时尽可能保留有功能的肾单位。

本文报道 1 例先天性移植肾动静脉瘘患者,移植肾动静脉瘘范围约 11mm×8mm,考虑对总体肾功能影响小,患者无不良症状,未做特殊处理。术后随访 1 年,患者血尿素氮及肌酐均正常,无血尿等异常表现。

移植肾动静脉瘘处理流程(见图 6-5-3,手机扫描本章末二维码阅图)。

【拓展】

移植肾动静脉瘘临床表现程度轻重差异较大,可表现为血尿、高血压、心腔扩张、移植肾萎缩失去功能等。严重血尿者可导致重度贫血,甚至失血性休克,尤其是医源性患者。目前治疗移植肾动静脉瘘方法主要有开放手术进行介入栓塞治疗及外科手术切除治疗。对于无症状的小动静脉瘘可不作处理。先天性肾动静脉瘘多由肾静脉发育异常所致,主要表现为静脉曲张或海绵状改变,常累及肾动脉分支、节段、叶间动脉支,通常发生在肾中央区域靠近肾门。先天性肾动静脉瘘常有明显的血管迂曲和血管螺旋状排列,涉及单血管或一簇血管。先天性肾动静脉瘘约占 14%~27%,肾动脉造影表现为多支迂曲的动静脉瘘,称曲张型肾动静脉瘘。后天性肾动静脉瘘占 70%~75%,多有创伤、肿瘤、炎症或医源性因素,肾动脉造影表现为单支扩张迂曲的动脉与静脉直接相通,称动脉瘤型肾动静脉瘘,因肾动静脉瘘的发病原因和病理不同,不同类型肾动静脉瘘先的临床表现不同。先天性肾动静脉瘘中72%的患者首发症状为肉眼血尿,出现高血压者约20%;后天性肾动静脉出现肉眼血尿仅为21%,而高血压占59%,高血压的发生机制可能是动静脉瘘导致瘘远端的肾组织相对缺血,引起肾素分泌增加。由于无明显血尿使获得性肾动静脉瘘的诊断困难,对肾外部创伤或肾脏手术后不明原因高血压者应考虑肾动静脉瘘的可能。输尿管镜可明确出血来源,同时还可发现出血部位,对明确病因有帮助还可鉴别上尿路肿瘤,因此有一定价值。目前肾动静脉瘘的诊断方法主要是彩色多普勒超声、磁共振血管造影(magnetic resonance angiography,MRA)、CT血管造影(CT angiography,CTA)等,但确诊仍主要依靠肾动脉造影。先天性肾动脉瘘的典型数字减影血管造影(digital substraction angiography,DSA)图像具有:①局部成团的纤曲、延长、环圈状扩张血管,无肿瘤血管染色相;②供应动脉常迂曲扩张;③有不同程度肾静脉早期显影,通常可提前10~20秒还可鉴别上尿路肿瘤;④常有多根动静脉间交通支呈曲张改变。彩色多普勒超声可以发现动静脉瘘所产生的血流动力学变化,但对仪器及技术水平要求较高。MRA和CTA是近几年出现的新的检查方法,可清楚显现动静脉瘘。MRA用于诊断肾动静脉瘘的报道较少,但与血管造影相比更加无创,还可用于肾功能降低和对造影剂过敏者,对高流量的肾动静脉瘘可显示供应动脉和分支血管,但对于小的供应血管显示不清。目前肾动脉造影仍是诊断肾动静脉瘘的金标准,尤其是采用数字DSA技术后图像更清晰,可发现很小的动静脉瘘,且在诊断同时可以进行治疗。介入治疗及外科手术是目前治疗移植肾动静脉瘘的主要方法,治疗原则是在解除症状的同时尽可能保留功能的肾单位。介入治疗具有创伤小、术后恢复快优势,成为近年来在临床中应用较为广泛,成为治疗肾动静脉瘘治疗趋势。本例患者肾动脉瘘对总体肾功能影响小,未做特殊处理,术后随访1年,患者血尿素氮及肌酐均正常,无血尿等异常表现。

【专家点评】

影像学检查是诊断肾动静脉瘘的主要手段,移植肾动静脉瘘活体移植供肾术前行肾血管CTA检查可以预防此类情况,对于尸体肾移植修肾时可发现血管主干动静脉瘘,对于肾内小动脉静脉瘘或细小动脉静脉瘘则需术后肾动脉造影明确。移植肾动静脉瘘可表现为血尿、高血压、心腔扩张、移植肾萎缩失去功能等,严重可出现失血性休克可能。目前治疗方案主要包括保守治疗、介入栓塞及外科手术切除治疗。如果患者无明显肉眼血尿,无恶性高血压与心力衰竭,血肌酐保持稳定,动静脉瘘大小无明显增大,则可给予保守治疗,定期每月复查移植肾造影;如果出现反复肉眼血尿,恶性高血压,心力衰竭,血肌酐升高明显,同时移植肾造影提示动静脉瘘大小逐渐增大,则需进一步行介入栓塞或外科手术切除治疗。经皮超选择性肾动脉栓塞术具有微创、安全、疗效确切等优点,还可最大限度保留患肾功能,是肾动静脉瘘的最佳治疗方法;对于栓塞治疗失败、动静脉瘘巨大且血流量高、肾挫裂伤严重者,应果断行外科手术切除治疗,挽救患者生命。治疗方式的选择需要综合考虑,本例移植肾动静脉瘘较小,暂时给予保守治疗,随访1年,血肌酐未见明显异常。

(张曙伟 唐莉 谢振华)

参考文献

[1] HÜBSCH P,SCHURAWITZKI H,TRAINDL O,et al. Renal allograft arteriovenous fistula due to needle biopsy with late onset of symptoms-diagnosis and treatment [J]. Nephron,1991,59(3):482-485.

[2] OSAWA T,WATARAI Y,MORITA K,et al. Surgery for giant high-flow renal arteriovenous fistula:experience in one institution [J]. BJU Int,2006,97(4):794-798.

[3] LOFFROY R,GUIU B,LAMBERT A,et al. Management of post-biopsy renal allograft arteriovenous fistulas with selective arterial embolization:immediate and long-term outcomes [J]. Clin Radiol,2008,63(6):657-665.

[4] LORENZEN J,SCHNEIDER A,KÖRNER K,et al. Post-biopsy arteriovenous fistula in transplant kidney:treatment with superselective transcatheter embolisation [J]. Eur J Radiol,2012,81(5):e721-726.

第六章　病例插图

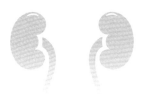

常用缩略语英中文对照表

AAMR-acute antibody mediated rejection（急性抗体介导排斥反应）

ADPKD-autosomal dominant hereditary polycystic nephropathy（常染色体显性遗传性多囊肾病）

AECA-anti-endothelial cell antibody（抗内皮细胞抗体）

AGXT-alanin glioxalate aminotransferase（丙氨酸草酸氨基转移酶）

AHR-acute humoral rejection（急性体液性排斥反应）

AKI-acute kidney injury（急性肾损伤）

ALD-aldosterone（醛固酮）

ALG-antilymphocyte globulin（抗淋巴细胞球蛋白）

AMR-antibody-mediated rejection（抗体介导的排斥反应）

ANA-antinuclear antibody（抗核抗体）

ANCA-anti-neutrophil cytoplasmic antibody（抗中性粒细胞胞质抗体）

ASO-antistreptohaemolysin O（抗链球菌溶血素 O）

AST-American Society of Transplantation（美国移植协会）

ATG-antithymocyte globulin（抗胸腺细胞免疫球蛋白）

BAL-bronchoalveolar lavage（支气管肺泡灌洗）

BALF-bronchoscopic alveolar lavage fluid（纤支镜肺泡灌洗液）

BKVAN-BK virus associated nephropathy（BK 病毒相关性肾病）

BKV-Bovine Kobu virus（BK 病毒）

BMSCs-bone marrow mesenchymal sten cells（骨髓间充质干细胞）

BUN-blood urea nitrogen（血尿素氮）

CA-carbohydrate antigen（糖类抗原）

CDFI-color Doppler flow imaging（彩色多普勒血流显像）

CK-creatine kinase（肌酸激酶）

CKD-5D-chronic kidney disease stage 5D（慢性肾脏疾病 5D 期）

CKD-chronic kidney disease（慢性肾脏疾病）

CREA-Creatinine（肌酐）

CRKP-carbapenem-resistant Klebsiella pneumoniae（碳青霉烯耐药肺炎克雷伯菌）

CRP-C-reactive protein（C 型反应性蛋白）

CRRT-continuous renal replacement therapy（连续性肾脏替代治疗）

CsA-cyclosporine A（环孢素 A）

CTA-computed tomography angiography（计算机断层摄影血管造影）

CTX-cyclophosphamide（环磷酰胺）

DB- direct Bilirubin（直接胆红素）

DBCD-donation after brain death awaiting cardiac death（中国过渡时期脑-心双死亡标准器官捐献）

DBD-donation of brain death（脑死亡器官捐献）

DCD-donation of cardiac death（心死亡供体捐赠）

DFPP-double filtration plasmapheresis（双重滤过血浆置换）

DSA-digital subtract angiography（数字减影血管造影）

DSA-donor specific antibody（抗体介导的排斥反应）

EBV-Epstein-Barr virus（EB 病毒）

EC-MPS-enteric-coated mycophenolate sodium（麦考酚钠肠溶片）

ENaC-epithelial sodium channel（上皮钠通道）

EPO-erythropoietin（促红细胞生成素）

ESBLs-extended spectyum β lactamase（超广谱 β-内酰胺酶）

FK506/TAC-tacrolimus（他克莫司）

FLOWPRA-flow panel reactive antibodies，PRA（流式法群体反应性抗体检测）

FSGS-focal segmented glomerulosclerosis（局灶性节段性肾小球硬化）

GBM-glomerular basement membrane（肾小球基底膜）

GFR-glomerular filtration rate（肾小球滤过率）

GM test-galactomannan antigen test（半乳甘露聚糖抗原实验）

GRHPR-glyoxalate reductase/hydroxy pyruvate reductase（乙醛酸还原酶/羟基丙酮酸还原酶）

GVHD-graft versus host disease（移植物抗宿主病）

HBIG-hepatitis B immune globulin（乙肝免疫球蛋白）

HBV-hepatitis B virus（乙肝病毒）

HCMV-human cytomegalovirus（人巨细胞病毒）

HLA-human leukocyte antigen（人类白细胞抗原）

HOGA1-4-OH-2-oxoglutarate aldolase（4-OH-2-酮戊二酸醛缩酶）

HSCT-hematopoietic stem cell transplantation（造血干细胞移植）

HUC-MSCs-human allogeneic bone marrow mesenchymal stem cells（人异基因骨髓间充质干细胞）

HUC-MSCs-human umbilical cord mesenchymal stem cells（人脐带间充质干细胞）

IEQ-islet equivalent quantity（胰岛当量）

IKMG-international kidney and monoclonal gammopathy research group（国际肾脏和单克隆性免疫球
　蛋白病研究小组）

INR-international normalized ratio（国际标准化比率）

INS-insulin（胰岛素）

IPFI-invasive pulmonary fungal infection（侵袭性真菌性肺部感染）

IVIG-intravenous immunoglobulin（静脉注射人免疫球蛋白）

KDIGO-Kidney Disease Improving Global Outcomes（改善全球肾脏病预后组织）

KPC-Klebsiella pneumoniae carbapenems（肺炎克雷伯菌碳青霉烯酶）

KPTT-kaolin partial thromboplastin time（高岭土部分凝血活酶时间）

KT-kidney transplant（肾移植）

LDH-lactate dehydrogenase（乳酸脱氢酶）

MCHC-mean corpuscular hemoglobin concentration（平均细胞血红蛋白浓度）

MCN-mixed cryoglobulinemia（混合型冷球蛋白血症）

MCV-mean corpuscular volume（平均红细胞体积）

MFI-mean fluorescence intensity（平均荧光强度值）

MGRS-monoclonal gammopathy ofrenal significance（单克隆性免疫球蛋白病）

MICA- major histocompatibility complex class I chain-related molecues A（主要组织相容性复合体
　I 类链相关基因 A）

MIC-minimum inhibitory concentration（最小抑菌浓度）

MLED-model for end-stage liver disease（终末期肝病模型）

MMF-mycophenolate mofetil（吗替麦考酚酯）

MODS-multiple organ dysfunction syndrome（多器官功能不全综合征）

MRA-magnetic resonance angiography（磁共振血管造影）

MRU-MR urography（磁共振泌尿系水成像）

MSCs-mesenchymal stem cells（间充质干细胞）

MSKCC-Memorial Sloan Kettering Cancer Center（纪念斯隆-凯特琳肿瘤中心）

MZR-mizoribine（咪唑立宾）

NEU-neutrophil count（中性粒细胞计数）

NGS-next generation sequencing（高通量测序技术）

NSAID-nonsteroidal anti-inflammatory drug（非甾体抗炎药）

NT- nuchal translucency（胎儿颈项透明层）

OGTT-oral glucose tolerance test（口服葡萄糖耐量试验）

OPO-organ procurement organizations（器官获取组织）

PCN-percutaneous nephrostomy（经皮肾造瘘）

PCT-procalcitonin（降钙素原）

PDF- plasma dialysis filtration（血浆透析滤过）

PED-prednisone（醋酸泼尼松）

PE-plasma exchange（单膜血浆置换）

PET-CT-Positron Emission Tomography-Computed Tomography（正电子发射计算机断层显像）

PKD-polycystic kidney disese（多囊肾）

POD-postoperative day（术后天数）

PPD-purified protein derivative（结核菌素纯蛋白衍生物）

PRA- panel reactive antibodies（群体反应性抗体）

PrP-proteinatious infectious particle（蛋白感染粒）

PSV-peak systolic velocity（收缩期峰值流速）

PTA-percutaneous translurninal angiography（经皮血管腔内成形术）

PTC-peritubular capillaritis（肾小管周毛细血管）

PTDM-post-transplantation diabetes mellitus（移植后糖尿病）

PT-prothrombin time（凝血酶原时间）

RA-renin activity（肾素活性）

RAAS-renin angiotensin aldosteron system（肾素-血管紧张素-醛固酮系统）

RFFIT-rapid fluorescent focus inhibition test（快速荧光灶抑制试验）

RICU-respiratory intensive care unit（呼吸重症监护病房）

RI-resistance index（阻力指数）

RM-rhabdomyolysis（横纹肌溶解综合征）

RTX-Rituximab（利妥昔单抗）

Scr-serum creatinine（血肌酐）

SIE-total situs inversus（全内脏反位）

SMX-sulfamethoxazole（磺胺甲基异噁唑）

SRL-siroIimus（西罗莫司）

TA-TMA-transplant-associated thrombotic microangiopathy（移植相关性血栓性微血管病）

TB-total bilirubin（总胆红素）

TCMR-T cell-mediated rejection（T 细胞介导的排斥反应）

TMA-thrombotic microangiopathies（血栓性微血管病）

TMP-trimethoprim（甲氧苄氨嘧啶）

TRAS-transplant renal artery stenosis（移植肾动脉狭窄）

TW-tripterygium wilfordii（雷公藤多苷）

UA-uric acid（尿酸）

UPCR-urinary protein creatinine ratio（尿蛋白肌酐比值）

VRS-virchow robin spaces（血管周围间隙）